KALEA Silvia Martinek

Krankheiten und ihre Ursachen aus spiritueller Sicht

K·A·L·E·A

Krankheiten
und ihre Ursachen
aus spiritueller Sicht

SILBERSCHNUR VERLAG

Hinweis

Die Angaben in diesem Buch sind nach bestem Wissen und Gewissen zusammengestellt. Sie sind weder ein Ersatz für Medikamente noch für irgendwelche ärztlichen oder psychotherapeutischen Behandlungen. Hinsichtlich des Inhaltes dieses Werkes und der darin dargestellten Resultate geben der Verlag und die Autorin weder indirekte noch direkte Gewährleistungen. Demzufolge können und sollen die Inhalte dieses Buches keinen Arztbesuch ersetzen und stellen keine Anleitung zur Selbstdiagnose dar. Empfehlungen hinsichtlich Diagnoseverfahren, Therapieformen oder Ähnlichem werden nicht gegeben. Autorin und Verlag übernehmen somit keinerlei Haftung.

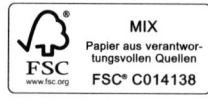

Alle Rechte vorbehalten.
Außer zum Zwecke kurzer Zitate für Buchrezensionen darf kein Teil dieses Buches ohne schriftliche Genehmigung durch den Verlag nachproduziert, als Daten gespeichert oder in irgendeiner Form oder durch irgendein anderes Medium verwendet bzw. in einer anderen Form der Bindung oder mit einem anderen Titelblatt als dem der Erstveröffentlichung in Umlauf gebracht werden. Auch Wiederverkäufern darf es nicht zu anderen Bedingungen als diesen weitergegeben werden.

© Copyright Verlag »Die Silberschnur« GmbH

ISBN: 978-3-89845-451-3

1. Auflage 2014

Gestaltung & Satz: XPresentation, Güllesheim
Umschlaggestaltung: XPresentation, Güllesheim; unter Verwendung eines Motivs von © PixelEmbargo, www.istockphoto.com
Lektorat: Wolfgang T. Müller und Mag. Lucia M. Pichler
Druck: Finidr, s.r.o. Cesky Tesin

Verlag »Die Silberschnur« GmbH · Steinstr. 1 · 56593 Güllesheim
www.silberschnur.de · E-Mail: info@silberschnur.de

Inhaltsverzeichnis

Wichtiger rechtlicher Hinweis 9
Vorwort von Manuel, meinem Geistführer 11
Vorwort von Wolfgang T. Müller 13
Vorwort von Kalea 16
Wer bin ich? 20
Prolog zum HEIL SEIN 23
Gebrauchsanleitung für sich selbst 27
Gebrauchsanleitung für Angehörige 33

Abszess (Furunkel, Karbunkel) 38
AIDS (Immundefektsyndrom) 41
Akne (Pusteln) 47
Allergien (Abwehrreaktionen des Immunsystems) 50
Alzheimer (Demenzerkrankung) 53
Amnesie (Gedächtnisstörung) 56
Anämie (Blutarmut, Blutmangel) 60
Arteriosklerose (Arterienverkalkung) 63
Arthrose (Gelenkverschleiß) 66
Asthma (Atemnot) 68
Atmungsorgane (Allgemein) 70
Autoimmunerkrankungen 74

Bandscheibenvorfall 78
Blasenentzündung 81

Bluthochdruck	83
Bronchitis	86
Brusterkrankungen	89
Burnout	92
Cellulitis/Welke Haut	95
Depression	97
Diabetes (Zuckerkrankheit)	100
Ekzem (Hautkrankheiten/Juckflechte)	103
Epilepsie (Fallsucht, Krampfleiden)	106
Erkältungskrankheiten	108
Fehlstellungen (Allgemein)	110
Fehlstellung des Fusses	112
Fettwechselstörung	114
Gehbeschwerden	116
Gelenksbeschwerden	118
Geschlechtskrankheiten	120
Gicht (Urikopathie)	124
Grippe	127
Gürtelrose (Herpes Zoster)	130
Hautkrankheiten	133
Herpes simplex	139
Herzerkrankungen	139
Herzinfarkt	142
Hüftbeschwerden	147
Ischialgie (Ischiassyndrom)	150
Knochengerüst-Erkrankungen	153
Krebs (Malignom)	156

Kreislaufstörungen 160
Kreuzschmerzen (Rückenschmerzen) 163
Lähmung 166
Lebensmittelunverträglichkeiten 169
Lebererkrankungen 171
Leberflecken (Melanome/Schönheitsflecken) 174
Lungenentzündung/Lungenerkrankungen 177

Magenprobleme 180
Magersucht/Ess-Brechsucht (Bulimie) 183
Menstruationsbeschwerden 187
Migräne 190
Mittelohrentzündung 192
Multiple Chemical Sensitivity/Vielfache
Chemikalienunverträglichkeit/MCS 195

Nebenhöhlenentzündung 198
Neurodermitis (atopisches Ekzem/
chronische Hautkrankheit) 200
Nierenerkrankungen 203

Osteoporose (Knochenschwund) 205

Panikattacken 208
Phobie (Krankhafte Angst) 211
Pilzerkrankungen 216
Plötzlicher Kindstod (Krippentod) 219
Polypen (Geschwulst) 222
Prostataerkrankungen 225

Reisekrankheit (Bewegungskrankheit/Seekrankheit) 227
Rheuma 229

Schilddrüsenerkrankungen: Überfunktion 231
Schilddrüsenerkrankungen: Unterfunktion 234
Schlaflosigkeit (Schlafstörungen) 237
Schlaganfall (Gehirnschlag) 240
Schnarchen (Rhonchopathie) 242
Schuppenflechte (Psoriasis) 244
Schwerhörigkeit 247
Sehkrankheiten (Augenkrankheiten) 250
Skoliose (Seitabweichung der Wirbelsäule) 253
Steine (Gallensteine/Nierensteine) 256

Thrombose 258
Tinnitus aurium (Klingeln der Ohren) 260

Übergewicht 262

Vaginalleiden 265
Verdauungsprobleme 267
Verspannungen 270

Warzen (Dornwarzen) 272
Wirbelsäulenprobleme 275

Zahnerkrankungen 277
Zeugungsunfähigkeit 280

Epilog 283
Danksagung 287
Stichwortverzeichnis 288
Über die Autorin 293

Wichtiger rechtlicher Hinweis

Aufgrund der derzeitigen Rechtslage erlaube ich mir den ausdrücklichen Hinweis, dass geistiges Heilen nicht die Arbeit eines Arztes, Heilpraktikers oder Apothekers ersetzt. Geistiges Heilen dient immer nur der Aktivierung der Selbstheilungskräfte und ersetzt nicht die Diagnose oder Behandlung beim Arzt oder Heilpraktiker.

Hier in diesem Buch evtl. angesprochene Heilungsmethoden und Hinweise sind zum Teil persönliche Erfahrungen und Empfehlungen. Die Anwendung dieser Methoden darf jedoch in keinem Falle dazu führen, eine ärztliche Behandlung abzubrechen oder vom Arzt verschriebene Medikamente abzusetzen oder deren empfohlene Dosierung zu verändern. Bitte besprechen Sie Ihre Absicht immer mit Ihrem Arzt oder Heilpraktiker.

Weder Autorin noch Verlag, Druckerei oder Vertrieb beabsichtigen, mit diesem Buch ärztliche Diagnosen oder Prognosen zu erstellen.

Dieses Buch dient nur zur Erweckung und Stärkung der Selbstheilungskräfte und dem Hinterfragen von Krankheitsursachen. Etwas anderes ist nie beabsichtigt worden.

Die Verantwortung für eine mögliche Umsetzung der Hinweise aus der geistigen Welt liegt einzig und alleine beim Leser.

Danke für Dein Verständnis.

Vorwort von Manuel, meinem Geistführer

Alles ist aus Licht und soll auch als solches gesehen werden. Bedenke die Zeilen, die Du nun lesen wirst. Sie sollen Dich nicht brechen, sondern Dich befruchten, Deine Bedenken über Deine "Einschränkungen", die Du Dir selbst erschaffen hast, über Bord zu werfen.

Du hast diese Be- und Einschränkungen selbst erschaffen aus der Not heraus, Dein wahres Sein zu erkennen.

Erkenne Dich als vollkommenes, lichtvolles Wesen, obgleich Dir das Leben hier auf Erden etwas anderes spiegelt. Es ist nur Schein und dazu da, dass Du zu Dir stehen kannst und durch diese Einschränkungen geleitet wirst, zu Deinem höheren Selbst aufzusteigen und Dich von einer anderen Warte aus zu betrachten.

Recke und rege Dich, mache Dich groß. Der wahre Segen liegt in Deiner Vergänglichkeit, denn nur so kannst Du die wahre Größe Deines Seins erkennen und Dich so lieben, wie Du bist. Du bist Aspekt der Göttlichkeit, der gelebt, geliebt und erkannt werden möchte.

So nimm diese Worte, die Deine Lebensumstände umschreiben, an in aller Liebe, zum allerhöchsten Wohl für Dich und für die Gesamtheit, die Dich erkoren hat, dem größeren Gut zu dienen, der Liebe, geschaffen aus Feuer und Wasser, aus Hitze und Kälte, aus Vergänglichkeit und Wiederkehr, aus Einsamkeit und Zweisamkeit.

Die Gesamtheit soll entstehen, wenn Du aus den für Dich vorherbestimmten Lebensumständen schöpfen kannst mit der Kelle der Erkenntnis und dem Drang nach Veränderung.

Sei getragen und geliebt, mein liebes Kind. Es ist für Dich gesorgt, der Tisch ist reich gedeckt, Du brauchst nur hinzulangen und das Beste für Dich auszusuchen.

Greif hin, es ist genug da für alle. Schau nach den Sternen, sie beinhalten den Anfang und das vermeintliche Ende. Das Leben setzt sich fort und gestaltet neue Umstände und Variationen, die neu gelebt und erlebt werden möchten, wenn Du es zulässt, Segen und Reichtum in Deinem Leben willkommen zu heißen.

Der Tag der Veränderung ist angebrochen; Du weißt es, Du hast es schon längst vernommen, dass ein neuer Wind Deine Wunden klärt und Aufschluss darüber gibt, warum sie entstanden sind. Gib Dich dem Fluss hin und hinterfrage nicht den Zweck oder die Richtung, aus dem er weht.

Er ist da, um Dich zu reinigen und zu heilen, um die neuen Aspekte, die von Dir gelebt und geliebt werden wollen, zu integrieren, damit etwas Neues entstehen kann; das Alte soll mit voller Demut zu Grabe getragen und den Ahnen zurückgegeben werden, ohne zu danken oder zu verfluchen die Zeit, wie sie einst war. Sie hat gedient dazu, dass Du so geworden bist, wie Du heute bist. Sei dankbar.

Die Reise zum Ich ist Dir wahrlich gelungen! Nimm das Ergebnis an und erfreue Dich Deiner Tage.

Namaste, Manuel

Vorwort von Wolfgang T. Müller

KALEA ist ein hervorragendes und sehr genaues Channelmedium. Sie versteht es wie keine andere, ihre persönlichen Befindlichkeiten und ihren Verstand, welcher pausenlos versucht, alles zu bewerten und zu katalogisieren, während der Durchsagen aus der geistigen Welt weitestgehend stillzuhalten.

Frappierend ist es immer wieder, live festzustellen, dass sie im normalen Wachzustand für die Formulierung eines Schriftstückes sehr lange braucht, da sie immer wieder nach einer noch besseren Ausdrucksweise sucht. Sie neigt eigentlich ein wenig zum Perfektionismus und zum Es-allen-recht-machen-Wollen. Deshalb ist oft auch ihr mündlicher Ausdruck, wenn sie etwas erklären möchte, sehr bedachtsam und nach den richtigen Worten suchend. Wenn sie jedoch mit der geistigen Welt verbunden ist und ihre Channelings schreibt, fliegen ihre Finger nur so über die Tastatur ihres Computers. Sie schreibt mit offenen Augen, aber sie registriert in diesem Moment bewusst nichts. Wenn es durch sie spricht – zumeist ist es ihr lyrischer und etwas altertümlicher Geistführer Manuel –, hört man eine andere Stimmfärbung und sie spricht plötzlich die blumigsten und schönsten Worte in einer Klarheit und Deutlichkeit, dass es einem selbst die Stimme verschlägt und man nur noch lauschen will.

KALEA ist darüber hinaus ein grandioses Musik-Channelmedium. Durch sie werden Kompositionen durchgegeben, die sofort über das Ohr ins Herz eindringen und dann die Seele in ihrer Ganzheit berühren.

Ich durfte KALEA während eines Workshops über Quantenheilung in Salzburg kennenlernen, sie war eine meiner Seminarteilnehmerinnen. Eine sehr unbequeme, auffällige und auffallende, jedoch starke Persönlichkeit mit einem eigenen Dickkopf. Solche Seminarteilnehmer "lieben" alle Dozenten. Sie blieb in meinem Herzen als ungeschliffener, spiritueller Rohdiamant und ich dachte, sie danach nie wiederzusehen. Doch kurze Zeit später tauchte sie wieder in meinem Leben auf: Sie hatte sich bei mir zur ganzheitlichen Ausbildung als Geistheilerin und spirituelle Lebensberaterin angemeldet. Und im Laufe eines der Ausbildungsmodule, als ich den Teilnehmern das Channeln vermittelte, stieg KALEA wie ein leuchtender Komet auf und zeigte ihre wahre, große Begabung. Sie war zum Channeln geboren und es musste nur noch geweckt, gefördert und zur Meisterschaft gebracht werden. Es ist extrem selten, dass ein Channelmedium später weiterhin in seiner naiven Unschuld bleibt und nicht versucht, mit dem Wachverstand die Botschaften zu deuten oder zu interpretieren oder sie für den Auftraggeber eines Channelings gefälliger zu formulieren.

KALEA ist ein solches naives, unschuldiges Channelmedium geblieben.

Irgendwann wurden wir ein Paar und leben nun schon über 4 Jahre glücklich zusammen; seit dem 21.12.2013 sind wir auch verheiratet.

Wir haben bereits viele Projekte gemeinsam realisiert, insbesondere spirituelle Dokumentarfilme und KALEAs erstes Debütalbum "KALEA - Healing" mit 8 fantastischen meditativen Kompositionen.

Und so bin ich überglücklich und im reinen Sinne stolz, meine Lebenspartnerin davon überzeugt zu haben, alle ihre derzeitigen Channelings über Krankheiten aus spiritueller Sicht in diesem vorliegenden Buch zusammenzutragen und die wertvollen Anregungen auf diesem Wege vielen hilfesuchenden Menschen zur Verfügung zu stellen.

In diesem gechannelten Buch geht es nicht nur darum, was die lichtvolle geistige Welt über die diversen "Krankheiten" zu sagen hat, sondern sie zeigt auch auf ganz subtile Art und Weise Lösungsansätze, wie die Ursachen dieser Befindlichkeiten transformiert werden können.

Oft legt die lichtvolle geistige Welt auch auf sehr unbequeme Art und mit ihren sehr direkten Fragen den energetischen Finger auf die Wunde, die Themen und einschränkenden Glaubenssätze, die dahinter verborgen sind.

Jede Krankheit ist letztlich nur Ausdruck der Seele, dass irgendetwas im Leben nicht so läuft, wie man es sich vorgestellt hat. Die Seele sucht sich die individuelle "Achillesferse" am Körper des Menschen und drückt durch den Schmerz nur aus, dass man hinschauen und das Thema hinter der Krankheit (man spricht gerne auch in diesem Zusammenhang von psychosomatischen Erkrankungen) annehmen und sich damit auseinandersetzen soll.

Lausche den heiligen und heilenden Worten Deiner eigenen göttlichen Seele. Denn diese Botschaften kommen letztlich aus Dir heraus und sind für Dich bestimmt, wenn Du in Resonanz gehst zu der Botschaft.

Wir sind ALLEINS und deshalb alle miteinander über das morphische Feld, die göttliche Matrix, verbunden. Gestern war morgen ist jetzt!

Lebe den Moment und schaffe Dir Deine eigene gesunde und liebevolle Welt. Alle Macht ist in Dir.

Wolfgang T. Müller
Geistheiler, Lebenslehrer, Autor und spiritueller Filmemacher

Vorwort von Kalea

Kalea ist mein Seelenname, der mir während einer Meditation gegeben wurde. Gleichzeitig wurde mir auch das Bild einer Frau übermittelt, einer petrolfarbenen Frau, mit langem schwarzem Haar und Kiemen vom Hals abwärts bis zu den starken muskulösen Oberschenkeln. Diese Frau ähnelt der aus einer TV-Nachmittagsserie bekannten Kriegerin Xenia, jedoch ohne Waffen und in einer mir unbekannten überirdischen Farbe.

Kalea stellte sich als mein Seelendouble vor. Doch weder damit noch mit dem mir übermittelten Namen konnte ich anfangs etwas anfangen. Diese petrolfarbene, amazonenhaft wirkende Frau sollte ich sein, sollte mein Seelenabbild sein?

Als ich meinem Lebenspartner von dieser Übermittlung erzählte, meinte er, dass sich "Kalea" irgendwie hawaiianisch anhöre. Wolfgang hat schon viele Male Hawaii und die Südsee bereist, wodurch ihm die polynesische Sprache bekannt ist. Die Recherche im Internet bestätigte schließlich seine Vermutung: Kalea ist ein hawaiianischer Name und bedeutet so viel wie "hell", "Licht" und "Glück". Diese Attribute konnte ich gut annehmen. Es blieb jedoch die Frage offen, wie diese positiv erscheinenden Eigenschaften mit einer starken, muskulösen, petrolfarbigen, kriegerisch anmutenden Frau vereinbar sind.

Zunächst konnte ich mit diesem Seelenbild also nicht wirklich etwas anfangen, aber es faszinierte mich dieser vermeintliche Widerspruch. Etwas später rückte ich diesen "Kalea-Seelenaspekt" in den Vordergrund, als ich das Gefühl hatte, ich könnte nun etwas mehr geballte starke Weiblichkeit gebrauchen. Trotz Integration dieser "kriegerisch-weiblichen" Seite in mir, blieb weiterhin offen, was das Licht und das Glück mit einem Bild einer starken Kriegerin ohne Waffen gemein haben.

Gerade als ich diese Frage wieder einmal in den Raum stellte, bekam ich plötzlich den starken Impuls, ganz einfach direkt meine Seelengefährtin Kalea nach dieser Widersprüchlichkeit zu fragen. Vielleicht sollte ja der Begriff "Kriegerin" neu definiert werden? Und so entstand das nachfolgende Channeling meiner Geistführerin Kalea über die Begrifflichkeit "Krieger" im spirituellen Sinne.

> *"Es ist an der Zeit, die alten Begrifflichkeiten über Bord zu werfen und eine ganz neue Definition für das alt gewordene Leid eines Kriegers zu entwerfen. In altertümlicher Zeit bedeutete es ein Krieger zu sein, sich der göttlichen Ordnung zu unterwerfen und sie auch gegenüber anderer Meinung zu verteidigen. Es bedeutet nicht, dass Du nun zur physischen Waffe greifen sollst, um Deinen Glauben an das Göttliche mit Brachialmacht zu verteidigen. Bedenke: Die Wege zur Allmacht gestalten sich für jeden ein wenig anders, und das genau ist die Essenz für eine gelingende Gemeinschaft, die den Fortschritt der Evolution garantiert. Krieger zu sein bedeutet vielmehr das Besinnen auf die eigenen Ideale, das Überdenken der Normen, die sonst von anderer Hand diktiert werden, einzutauschen gegen das eigene Gefühl und die Herzensqualität, damit ein neuer Aspekt des Göttlichen entstehen kann.*
>
> *Nur wenn Du in Dir einig bist und diese Attribute gegenüber feindlicher Ignoranz verteidigen magst, jeden Tag aufs Neue, wirst Du zu einem Lichtbringer für das Erdenvolk und somit Vorbild für all jene, die den Drang verspüren, ihr individuelles Licht in ihnen zu erforschen*

und gegenüber den fremden Einflüssen von außen zu verteidigen. Das bedeutet nicht, dass die von außen einfließenden Einflüsse falsch sind. Es bedeutet nur, dass sie für Dich nicht richtig sind.

Bedenke: Du bist ein individueller Strahl des Lichtes, der dann im Alleins ein wunderbares Spektrum ergibt, wenn Du Dir hier auf Erden Deiner Individualität und Deiner spezifischen Aufgabe bewusst wirst. Diese Bewusstmachung kann nur geschehen, wenn Du für Dich einstehst und Dich vor fremder Beeinflussung schützt. Das ist mit dem wahren Krieger gemeint. Er setzt um, an was er glaubt. Er herrscht über seine Lethargie, um das Größere in ihm zu beschützen und zu verteidigen. Er entwirft für sich einen Plan, dies auch umzusetzen. Das ist mit einem Krieger gemeint.

So sollten viele zu Kriegern werden im Kollektiv, aber jeder für sich alleine, damit die Brillanz des Lichtes zur Schau getragen werden kann und sich dadurch das Kollektiv weiter entwickeln kann. Amen."

Dieses von Kalea gezeichnete Bild von einem Krieger kann sich jeder zu eigen machen. Zu werden, wer man schon ist - ein in sich absurder Gedanke. Wie kann man zu dem werden, der man schon ist? Wie viele Menschen fühlen sich, obwohl sie ja offensichtlich sie selbst sind, fremdbestimmt, und hecheln dem Ideal nach, das sie nicht sind!

Oft erscheint das Abbild von dem, was man in Wahrheit ist, als viel zu groß, sodass man dieses Bild für sich nicht annehmen kann. Die Kluft zwischen diesen Welten - wer man glaubt, sein zu müssen, und dem Bild, wer man wirklich ist - ist manchmal so groß, dass die Seele sich über eine Krankheit Gehör verschaffen möchte.

Krankheiten sind dazu da, die für Dich schädlichen Muster sichtbar zu machen und damit eine andere Lebensweise zu erzwingen. Würde man die kleinsten Regungen der Seele über Gefühle und Vorahnungen wirklich ernst nehmen, bräuchte der Körper keinerlei abnorme Zustände zu entwickeln, um der inneren Stimme Gehör zu verschaffen.

Die nachfolgenden Texte sind Inspiration für Dich, Dein Leben und die Art und Weise, wie Du es gestaltest, ganz einfach einmal zu überdenken. Vielleicht sind sie auch Hilfestellung für Dich, die körperlichen Gebrechen verstandesmäßig einzuteilen, möglicherweise sind sie auch ein Startsignal für Dich, eine Kehrtwendung einzuleiten – Du hast es selbst in Deiner Hand.

Die Texte in diesem Buch sind kein Muss, sondern sollten vielmehr Muse für Dich sein, über die Prinzipien von Geben und Nehmen, vom Schöpfen und Sterben sowie über das verzeihende und unterstützende Prinzip nachzudenken und nachzufühlen, damit in Dir die wahre Erkenntnis über die Auswirkung der Fehlleitungen erwächst, was Heilung in Deinem Körper bewirken kann.

Die Erkenntnis über die Ursache Deiner Befindlichkeiten steht immer am Anfang des Heilprozesses, der nur durch Dich selbst angestoßen werden kann.

Wer bin ich?

Mein bürgerlicher Name ist Silvia Martinek, 1978 habe ich in Kärnten die ersten Erfahrungen als neue Erdenbürgerin gemacht. Die Hellsichtigkeit wurde mir bereits in die Wiege gelegt, doch konnte ich diese damals nicht einordnen, da sie für mich zur ganz normalen Sinneswahrnehmung gehörte und mit meinen physischen Sinnen verschmolz. Ich liebte meine Ausflüge in den Wald und fand es ganz normal, den Elfen bei ihren Spielen zuzusehen und die Zwerge in ihrer Geschäftigkeit zu beobachten. Eine väterliche Stimme in meinem inneren Ohr begleitete mich damals und spendete mir Trost, wenn dies vonnöten war. Diese sehr gerne vernommene Stimme wurde von mir jedoch radikal verdrängt, als ich von der Geisteskrankheit Schizophrenie hörte: Ich wollte nicht zu diesen von dieser Krankheit betroffenen und von meinem Umfeld verachteten Menschen gehören! Daher drängte ich diese "Off"-Stimme und die damit eng verbundene Medialität zusehends in den Hintergrund.

Meinen Lebensweg konnte man damals als nahezu klassisch bezeichnen. Mit zwanzig bekam ich meine Tochter und heiratete. Da mein damaliger Mann ein Unternehmen besaß, bildete ich mich in kaufmännischen Belangen aus. Die Arbeit mit Zahlen entsprach zwar auch meiner Begabung, machte mich jedoch auf Dauer nicht glücklich. Die Enge, die in meinem Herzen dadurch entstand, wirkte sich in Panikattacken aus. Die reine Fokussierung auf die materielle Welt ließ mich meine wirklichen Begabungen vergessen – und ein großes Vakuum entstand in mir. Ich fühlte mich leer und nutzlos. Durch die Panikattacken und auf der Suche nach irgendeiner Heilmöglichkeit für mich kam ich irgendwann mit Reiki in Kontakt. Diese Heilenergie brachte mich wieder zu meiner inneren Ruhe zurück.

Mit zweiundzwanzig Jahren begann ich, mich in Heilarbeit weiterzubilden und mich wieder für meine Medialität zu öffnen. Schon früh erkannte ich nun die Zusammenhänge von Psyche und Körper und holte mir unter anderem bei körperlichen Befindlichkeiten Rat in einem Buch von Louise Hay. Mein damaliger Mann empfand diese Form der energetischen Heilarbeit und die dazugehörigen Praktiken jedoch als eigentümlich, ja sogar bedrohlich.

Unsere gemeinsamen Wege trennten sich und ich war fortan alleinerziehende Mutter. Klar, dass ich auch nicht mehr im Unternehmen meines nun Exmannes weiterarbeitete, ich war also auch auf der Suche nach einer neuen Beschäftigung. Dabei hatte ich Glück: Ich durfte in einer Krankenkasse im Bereich Arztabrechnungen und Statistik eine Dreiviertel-Stelle annehmen; nebenher konnte ich wichtige Erfahrungen für meine weitere Laufbahn als geistige Heilerin sammeln. Während eines Heiler-Seminars knallte meine angeborene und so viele Jahre unterdrückte Medialität wieder durch und ich entdeckte meine immer schon vorhandene, nur wieder vergessene Channelbegabung aufs Neue. Ich fing dadurch wieder an, mir selbst zu vertrauen, meiner inneren Stimme Gehör zu verschaffen und als gegeben anzunehmen, dass ich offensichtlich einen besonders guten Draht zu einer jenseitigen Welt habe.

Irgendwann bekam ich von meinem Geistführer Manuel die sehr deutliche und drängende Eingebung, über die spirituelle Ursache von Krankheiten Channelings zu schreiben.

Nach anfänglichem Zögern, da ich ja überhaupt keine medizinische Ausbildung besitze, gab ich nach und fing mit dem automatischen Schreiben einfach an. Zumeist diktierte mir die geistige Welt sogar, zu welchen Krankheitsthemen sie über mich zu reden bzw. schreiben wünschte.

Diese Arbeit machte mir immer mehr Spaß, da ich die meisten der Krankheiten, die ich übermittelt bekam, selbst am eigenen Leib (Gott sei Dank) nicht verspürte, und das Ergebnis dadurch sehr spannend blieb.

Jedes dieser Channelings ist eine Botschaft für die Menschen, auch wenn sie diese Krankheit selbst nicht durchleben. Jede Botschaft umfasst viel mehr als die gängige Literatur, die man dazu erhält. Es wird der Seelenaspekt mit einbezogen - und hier kann wirklich Heilung geschehen. Wir sollten wieder lernen, uns als dreidimensionale Wesen zu betrachten: Seele, Psyche, Körper.

Letztlich ist es die Seele, die durch diese materielle Inkarnation in einen menschlichen Körper die größtmögliche Entwicklungsmöglichkeit hat. Aufgrund des Vergessens, dass wir ein göttliches, unbegrenztes und liebendes Wesen sind, sind wir - als Seele - erst in der Lage, die Erfahrungen zu machen, die wir uns einst als körperloses, universelles Wesen ausgesucht haben, um uns selbst erfahren zu dürfen.

Wenn Du einfach irgendeine Seite dieses Buches "zufällig" aufschlägst, hat vielleicht gerade in diesem Moment diese Botschaft eine besondere Bedeutung für Dich. Schaue genau hin und hinterfrage sofort, was diese Botschaft mit Dir - jetzt - zu tun hat.

Prolog zum HEIL SEIN

Die nachfolgende Seelenbotschaft war im Grunde eine "Auftragsarbeit" meines Lebenspartners Wolfgang T. Müller. Er war eingeladen, im Mai 2012 während des Rainbow Spirit Festivals in München einen Vortrag in seiner Eigenschaft als spiritueller Filmemacher zu seinem damals aktuellen Werk "Heile Dich selbst - Die besten und erfolgreichsten Selbstheilungsmethoden" zu halten. Dieser Vortrag über die Eigenverantwortlichkeit der Menschen gegenüber ihren Krankheiten und Befindlichkeiten sollte zweimal in den 4 Tagen des Festivals vorgetragen werden. Mein Lebensgefährte ist es als spiritueller Lebenslehrer gewohnt, vor Publikum zu reden, und das meist aus dem Stegreif heraus, ohne Manuskript. Aber hier wollte er von seiner sonstigen Eigenart abweichen, einfach "frei Schnauze" zu referieren. Er suchte nach den passenden Einstiegsworten, um von Anfang an das Publikum in seinen Bann zu ziehen. Und er wollte den Vortrag schriftlich festgelegt haben - ganz entgegen seiner sonstigen Gewohnheit.

Doch es fiel ihm nichts Passendes, wie er meinte, ein. Wir unterhielten uns darüber und plötzlich kam ihm die Idee, dass meine Geistführer die "Eröffnungsrede" schreiben sollten. Was würden sie sagen wollen zu einem Publikum, dem nach Heilung dürstet? Welche Botschaft hätten sie zu überbringen? Wolfgang war plötzlich ganz aufgeregt. Es war für ihn absolut stimmig, dass da jemand anderes - ohne verstandesmäßige Manipulation und ohne Ausfeilen der einzelnen Worte - eine so wichtige Botschaft über das Heilwerden verbreiten sollte.

So gab er mir spontan den Auftrag, meinen Geistführer namens Manuel zu bitten, für ihn einen einleitenden Vortragstext zum Thema "Der innere Heiler" zu schreiben.

Kaum hatte ich eine diesbezügliche Frage an die geistige Welt in das Textprogramm meines Notebooks eingetippt, flogen meine Finger mit unsagbarer Geschwindigkeit über die Tastatur. Auch wenn ich es gewollt hätte: In diesem Moment, der mich mit einem Hitze- und Kälteschauer abwechselnd begleitete, konnte ich nicht aufhören. Binnen zehn Minuten war die Botschaft geschrieben und ich konnte mich definitiv nicht an das erinnern, was ich da gerade geschrieben hatte. So las ich gemeinsam mit meinem Partner das Channeling zum ersten Mal mit meinem Wachverstand – und mir kamen die Tränen. Nicht wegen der vor Tippfehlern strotzenden Botschaft – die vorgelegte hohe Schreibgeschwindigkeit ließ mich Buchstaben vertauschen, und auf Interpunktion schien mein Geistführer sowieso keinen Wert zu legen –, sondern wegen des Inhaltes dieser so wertvollen Nachricht. Die Kernaussage überraschte uns beide: "Das Heilsein – nicht das Heilwerden" war offensichtlich die wichtigste Erkenntnis dieser göttlichen Nachricht.

Ich wünsche Dir eine großartige Erleuchtung bei diesem nun folgenden Channeling des "Inneren Heilers" zum Thema "Heil Sein".

"*Der innere Heiler.*

Der Weg zur Heilung ist ein anderer, als Du gedacht hattest.

Das Heilsein – nicht das Heilwerden – soll von Dir beachtet werden.

Der Unterschied liegt in der inneren Haltung, die Du zu Dir verändern solltest.

Vergiss die Abwesenheit vom Heil, die Unvollkommenheit, die andere Seite der Münze.

Betrachte Dich nicht als auf dem Weg von oder zu; wo endet dieser? Bist Du vom Heil wirklich so weit entfernt? Ist der Weg zum Heil beschwerlich und nahezu unüberwindlich, oder liegt vielleicht doch die Wahrheit im Auge des Betrachters?

Diese Fragen können ein für alle Mal betrachtet werden. Sicherlich ist das Heil das absolut Erstrebenswerte, jedoch solltest Du bedenken, dass Du von diesem Heil nie abgeschnitten warst.

Die Betrachtung, Dein Standpunkt zu Dir selbst, hat Dich daran gehindert, das volle Sein zu spüren, das volle Potenzial, was in Dir steckt, zu verstehen und Dich auf eine unendliche Reise in den Dir bekannten Raum der Glückseligkeit zu begeben.

Hier gibt es keinen Anfang – kein Ende, sondern nur ein Sein im Sein.

Keine unendliche Suche nach dem Heilwerden. Du bist, so wie Du bist, ein göttliches Wesen; beschneide Dich selbst nicht von der Erfahrung, ein göttliches Wesen zu sein und als solches zu wirken.

In Dir liegt so viel Potenzial, die Welten zu heben, so viel Liebe, die Welt damit zu bedecken und sie zu durchdringen.

Und Du bist immer noch im Zweifel, dieses Heil jemals zu erreichen. Wie kannst Du jemals gesunden, wenn Du in Dir den Schöpfer nicht erkennen kannst! Wer soll Dir dabei helfen?

Gott? Die Engel?

Wie glaubst Du, sollten sie Dir helfen, wenn Du den Glauben an Dein Heil in fremde Hände gibst?

Gehe in die Stille und fange an, Dich als göttliches Wesen zu sehen, egal, ob diese Erkenntnis schmerzt, durch Deine verklärten Augen Deine Göttlichkeit zu erkennen.

Nimm Deine verschmierte Brille ab, Du brauchst sie nicht mehr.

Sie gibt Dir keinen Aufschluss über Dein wahres Sein.

Dein Heil ist in Dir, was von Anbeginn an schon bestanden hat und darauf wartet, von Dir erkannt und angenommen zu werden.

So sei es!"

Gebrauchsanleitung für sich selbst

Um ein leichteres Auffinden Deines Themas, Deiner Befindlichkeit, Deiner Herausforderung – oder nenne es ruhig weiterhin "Krankheit" – zu ermöglichen, habe ich die Krankheiten einfach nach dem deutschsprachig geläufigsten Begriff alphabetisch sortiert.

Sicherlich wirst Du nachvollziehen können, dass ich nicht alle Krankheitsbilder mit einer spirituellen Botschaft niederschreiben konnte. Zum einen erzwingt der vorgesehene Umfang dieses Buches eine bewusste Selektion, zum anderen sind viele Krankheitsbilder doch eher selten. Ich habe mich deshalb bewusst für die wichtigsten und häufigsten Krankheiten entschieden und diese auch nicht in physische und psychische Leiden unterteilt, denn die meisten Befindlichkeiten sind sowieso psychosomatischen Ursprungs – um der medizinischen Sichtweise Rechnung zu tragen – bzw. seelischen Ursprungs – wenn man den Menschen ganzheitlich als Einheit von Körper, Geist und Seele betrachtet, was die Basis der von der geistigen Welt durchgegebenen Botschaften bildet.

Wer ein bestimmtes Krankheitsbild vermisst, kann mir gerne einfach schreiben an kalea@kalea-healing.com: Die Krankheitsbilder, die keinen Eingang mehr in dieses Buch gefunden haben, können als Einzelchannelings bei mir nachgefragt werden. Gerne verbinde ich diese auch mit persönlichen Worten und einer individuellen

Nachricht für Dich von jemandem aus der geistigen Welt, der zu Dir sprechen und Dir eine wichtige Botschaft geben möchte (oft handelt es sich dabei um ein Dir nahestehendes Geistwesen, also um jemanden, den Du bereits kennst).

Das Stichwortregister am Ende dieses Buches enthält auch die medizinischen oder andere gängige Namen, und verweist dann auf das entsprechende Channeling.

Die Channelings werden i. d. R. von drei Geistwesen durchgegeben, die manchmal auch als Einheit auftreten. Da ist zunächst einmal mein in Sachen Channelings "Haupt"-Geistführer *Manuel*.

Manuel ist ein sehr feinfühliges, lyrisches, oft in altertümlicher Sprache redendes Wesen. Seine Aussagen sind von sehr tiefer, göttlich-universeller Weisheit. Manchmal muss man die Worte immer wieder lesen und tief in sich aufnehmen und wirken lassen, bevor sie über den Umweg aus dem Unbewussten in das Bewusstsein, in Deinen Wachverstand transportiert werden. Deine Gefühlsebene hat alles schon längst verstanden, bevor der analytische Verstand die Botschaft sortieren, einordnen und für stimmig erklären kann. Lasse Dir Zeit zum "Verstehen". Deine Seele hat die Nachricht sowie längst in allen Facetten verstanden und heftig bestätigt.

Ein weiteres Geistwesen, welches gerade in letzter Zeit häufig dazukommt oder sich bei bestimmten Krankheitsbildern als zuständig erklärte, ist *Samuel*. Samuel liebt die geradlinigere, deutlichere Sprache ohne Wenn und Aber und gibt oft konkrete Anregungen, wie man die Ursache erkennt und transformieren kann. Er stellt auch die meisten zum Nachdenken anregenden Fragen zu den einzelnen Befindlichkeiten.

Wenn es um weibliche Themen geht (Männer aufgepasst: Hier ist auch die weibliche Seite beim "starken Geschlecht" gemeint), meldet sich manchmal auch meine Namensgeberin und weibliche "Kriegerin des Lichtes" - meine "Kalea" - in sehr kraftvoller Art und Weise.

Ergänzt werden meine Channelings immer wieder durch weitere Erläuterungen und Klarstellungen, meist in Form von Fußnoten, durch ein anderes, sehr pragmatisches, Klartext redendes Geistwesen namens *Alfons*, welches durch meinen Lebenspartner, Ehemann und Lebenslehrer Wolfgang T. Müller "spricht".

Auch "korrigiert" Alfons durch Wolfgang meine Texte dahingehend, dass sie vom Leser bestmöglich verstanden werden. Denn "meine" Geistwesen verlieren sich manchmal allzu sehr in ihrer äußerst blumigen, metapherreichen Sprache.

Beinahe sind einige Texte, insbesondere wenn Manuel beteiligt ist, schon als kryptisch zu bezeichnen. Auch das Vorhandensein von mehr als einer - zum Teil verborgenen - Bedeutung ist eher die Regel als die Ausnahme. Da hilft dann oft nur noch der "bodenständige" Geistführer Alfons, um das Ganze in unsere heutige Sprache und Leseart zu übersetzen; deshalb möchte ich darauf hinweisen, auch immer die ergänzenden Fußnoten zu lesen.

Alle zusätzlich gegebenen Hinweise sollen jedoch keine Interpretation oder gar ein Festzurren dieser wichtigen Botschaften sein, sondern nur ergänzende, teilweise erleuchtende Hinweise der geistigen Welt, das Channeling mit dem Herzen richtig anzunehmen.

Als sehr hilfreichen Tipp möchte ich Dir auch Folgendes mitteilen: Die geistige Welt spricht zu Dir - wie es auch Deine Seele tut - mittels Bildern und Gefühlen, und meist nicht über den Verstand. Wenn Du dieses Buch liest, so begib Dich an einen ruhigen und für Dich angenehmen Ort und sorge dafür, dass Du nicht gestört wirst. Lies mit den Augen und fühle mit dem Herzen.

Möglicherweise bleibst Du an bestimmten Channelings "hängen", mit denen Du im Moment wenig anfangen kannst, da es nicht "Deine Krankheiten" zu sein scheinen; wenn Du Dich dennoch davon angezogen fühlst, dann ignoriere dieses Gefühl nicht, sondern lasse Dich voll und ganz darauf ein. Möglicherweise ist gerade diese Botschaft für Dich enorm wichtig, um Dich rechtzeitig, möglicherweise vor der körperlichen Manifestation einer Krankheit, in die richtige, leichte Richtung zu "schupsen". Fühle hinein! Und wenn die Botschaft für Dich stimmig ist, hinterfrage Dich selbst:

"Was soll mir diese Botschaft sagen?", "Warum zieht mich gerade diese Botschaft so magisch an?", "Was habe ich damit zu tun?". Vielleicht siehst Du plötzlich Bilder oder Hinweise vor Deinem inneren Auge, die Dir die Richtung vorgeben, in die Du intensiver schauen sollst. Vielleicht ist die Botschaft auch nicht für Dich bestimmt, sondern für jemand anderen, den Du magst und der in Deiner Nähe ist?

Möglicherweise hast Du auch eine ganz große offene Frage und erwartest Dir darauf ebenfalls Antworten in diesem Buch. Eine mögliche Frage könnte z. B. lauten: "Was mache ich nun mit dieser Erkenntnis, mit der Botschaft aus der geistigen Welt, weshalb ich diese oder jene Befindlichkeit oder Krankheit bekommen habe? Was nützt mir das, wenn ich nun weiß, wo die Ursachen zu finden sind? Dadurch geht doch meine Krankheit nicht von jetzt auf gleich weg! Wie geht es denn nun weiter mit mir?"

Meine Antwort: Du darfst Dir zunächst einmal selbst gratulieren für die Erkenntnis, wo (möglicherweise) die Ursache (oder mehrere Ursachen) zu Deinem Unbehagen zu finden sind! Für den nächsten Schritt möchte ich Dir ein altes Indianer-Sprichwort mitgeben: "Erkannter Feind ist halber Feind". Das bedeutet in etwa Folgendes: Wenn Du mit dem Bewusstsein verstanden und erkannt hast, was Dich eingeschränkt hat, dann kannst Du auch beginnen, diesen einschränkenden Glaubenssätzen etwas Neues, Anderes, Besseres entgegenzusetzen. Das Unterbewusstsein, in welchem die Glaubenssätze tief abgespeichert und verankert sind, muss nun einbezogen werden in die Transformation.

Dafür gibt es nur ein erfolgreiches Mittel: Verändere Dein Leben! JETZT! Fange innerhalb der nächsten 48 Stunden nach Deiner Erkenntnis an, etwas in Deinem Leben so zu verändern und auch zu leben, dass Dein Unterbewusstes kapiert und klipp und klar versteht, dass Du es wirklich ernst meinst. Du musst dafür nicht Deine Familie verlassen oder den Job kündigen; zumeist genügt es für den Anfang einfach, immer häufiger zu hinterfragen, ob das, was von Dir gewollt oder erwartet wird, auch mit Deinen eigenen Plänen und Absichten übereinstimmt. Falls das nicht der Fall sein sollte und es für Dich im Moment nicht stimmig ist, dann raffe Dich endlich dazu auf, auch einmal ein klares deutliches NEIN auszusprechen. Natürlich im angemessenen Stil und wenn möglich mit einem lächelnden "In aller Liebe – Nein!". Und halte es auch aus, es nicht erklären zu müssen. Ein kleiner Schritt für Dich – ein großer Schritt für Deine Genesung! (Wer schon einmal in einem der vielen Seminare von Wolfgang T. Müller war oder anderwärtig das Vergnügen hatte, ihn kennenzulernen, der weiß beim Lesen dieser Textstelle wahrscheinlich ganz genau, mit welchem Lächeln im Gesicht und gleichzeitiger Bestimmtheit, die keine Fragen offenlässt, so ein Nein vorgebracht werden kann – und damit für alle, nicht nur für einen selbst, Klarheit bringt.)

Wenn Du einmal angefangen hast mit den kleinen oder vielleicht auch größeren Umkrempelungen in Deinem Leben, dann ziehe das mindestens 21 Tage hintereinander konsequent durch. Dann haben sich neue neuronale Verbindungen in Deinem Gehirn gebildet und Dein neues, spannendes Leben in neuer Freiheit wird für Dich immer mehr zur Selbstverständlichkeit und die Krankheit oder Befindlichkeit hat ihren Dienst getan und braucht nicht länger zu sein.

Hilfreich in dieser ersten wackeligen Phase ist es natürlich immer, sich von einem erfahrenen Geistheiler, Energetiker oder spirituellen Lebensberater begleiten zu lassen. Dieser kennt eine Menge solider, erfolgreicher und höchst wirksamer Methoden, wie z. B. *The Work*, die *Sedona-Technik*, *Ho'oponopono*, *Quantenheilung* oder die *EFT-Klopftechnik*, um nur einige zu nennen, um die Selbstheilungskräfte zu wecken und zu stabilisieren. Dann brauchst Du nur noch Geduld, Konsequenz und Durchhaltevermögen, um wieder auf die richtige Lebensspur zu kommen.

Bitte denke auch immer daran, dass die Anregungen zur Selbsthilfe in diesem Buch nicht den Arzt oder Heilpraktiker ersetzen können und dürfen, und dass Du immer die Verantwortung für

Deine Gesundheit trägst. Niemand in diesem Universum kann Dir Deine Entscheidungen abnehmen.

In diesem Sinne: allerbeste Gesundheit und tiefste Erkenntnisse zu Deinen Befindlichkeiten!

Gebrauchsanleitung für Angehörige

Immer wieder stellen mir meine Klienten, welche eine Erklärung haben wollen für Krankheiten bei Kleinkindern, die Frage, wie sie mit der Botschaft bei einem in Auftrag gegebenen Channeling umgehen sollen, da doch eigentlich die Informationen der geistigen Welt für die Betroffenen sein sollten. Kleinkinder oder auch hochbetagte und geistesabwesende Menschen könnten die Botschaften doch überhaupt nicht verstehen, geschweige denn umsetzen. Was nun? Alles vergebens? Wie kann ein kleines Kind von 3 oder 4 Jahren verstehen, dass es z. B. an Skoliose erkrankt ist – und was mit der Botschaft anfangen, eventuell an seinen Ursachen für die Krankheit zu arbeiten? Was ist mit einem 80-Jährigen, der an fortgeschrittenem Alzheimer leidet? Wie soll man ihm klarmachen, dass er dies selbst verursacht hat durch sein Verhalten und seine einschränkenden Glaubenssätze in seinem Leben? Wie ihm bewusst machen, dass er auch jetzt noch durch aktives Transformieren seiner Ursachen den Gedächtnisschwund aufhalten und sogar wieder umkehren kann?

Es klingt absolut nicht nachvollziehbar und kann sich leicht dem logischen Verstand entziehen und damit die gute Absicht der gechannelten Botschaft sabotieren.

Deshalb hier der wichtige Hinweis: Der Ansatz für die Umsetzung der göttlichen Botschaft bei diesen Personengruppen ist ein völlig anderer. Wir müssen zunächst anerkennen, dass jeder jeden bedingt und wir uns durch das universelle Gesetz der Resonanz gegenseitig anziehen und uns entsprechen.

Jeder Mensch, jedes Tier und jede Begebenheit, die in unser Leben tritt, hat unweigerlich auch etwas mit uns zu tun. Schaue genau hin und hinterfrage bei allem, was Dir in Deinem Leben begegnet, was das mit Dir zu tun haben könnte, wo Du hinschauen sollst und welche Botschaften es für Dich bereithält. Dann wirst Du schlagartig erkennen, dass Dein krankes Kind möglicherweise Deine eigene Befindlichkeit spiegelt, dass der an Gedächtnisschwund leidende Großvater Dir Deine eigenen einschränkenden und starren Sichtweisen zum Leben deutlich macht.

Wenn Du es schaffst, aufgrund der vorgelebten Krankheiten oder Einschränkungen Deiner Schutzbefohlenen Dein eigenes Verhalten zu Dir und zu Deiner Umwelt positiv zu verändern, dann wird auch die gespiegelte Krankheit ihre Aufgabe erfüllt haben und darf sich zurückziehen, Du wirst wieder gesunden, ihr Job wäre damit beendet. Das heißt: Lebe Du ein anderes, befreites Leben vor, und die Krankheit bei Deinen Lieben braucht nicht mehr zu sein. Heilung geschieht dann auf der ganzen Linie!

Zu dieser (für viele noch schwer zu verstehenden) Thematik habe ich auch meine Geistführerin Kalea um ein Channeling gebeten:

"Liebe Kalea, bitte gib mir Auskunft darüber, wie Angehörige mit der Krankheit umgehen sollen. Wie es bei Kleinkindern geschehen soll und bei alten Leuten, die nicht mehr viel verstehen, oder bei Angehörigen, die z. B. in Narkose liegen oder einen Unfall hatten. Wie sollen die Angehörigen mit dem Channeling umgehen, oder besser gesagt wie sollten die Angehörigen mit dem Channeling arbeiten?"

Ihre Antwort:

"Jeder bedingt jeden. Es handelt sich zumeist um ein Gruppenthema. Egal, ob es sich um Familie oder Be-

kanntschaften handelt. Löst sich ein Problem beim einen, wird es beim anderen folgen. In einer Gruppe gesellen sich immer Gleichwertige, die sich spiegeln, abstoßen oder anziehen. Schau genau hin, was Dir die Umwelt zu sagen hat und reflektiere, was Dich abstößt, beschäftigt, stört, freut, unterhält. Schaue genau hin, wenn Dir ein Mensch begegnet mit einem Symptom. Dieses Symptom spricht auch in einer gewissen Art und Weise zu Dir. Und Du sollst genau dorthin schauen, um zu reflektieren, was Deine Gedanken so lange dort fesseln. Es gibt kein Thema eines Menschen, das nicht auch auf eine Art und Weise das Leben eines anderen berührt, egal ob es sich um Familie, Freunde und zufällige Bekanntschaften handelt. Schau genau hin, wohin sich Dein Blick lenkt. Es ist eine Aussage über Dich und Deine Befindlichkeiten, die Du untersuchen und dem inneren Frieden zuführen solltest. In einer Familie wird immer zumindest einer das Thema auch körperlich spiegeln, egal ob es sich nun um eine körperliche, psychische oder seelische Krankheit handelt. Es sollte immer die gesamte Gruppe dort hinschauen, um den eigenen Anteil erkennen zu können. Eltern können ihren Kindern in der Genesung helfen, indem sie ihren eigenen Standpunkt zu diesem Thema anschauen und mit sich selbst Frieden schließen.

Jeder bedingt den anderen und so können Symptome erst entstehen. Niemand ist für sich alleine. Es geschieht immer in Gemeinschaft – und diese Gemeinschaft kann an der Genesung lernen und den geliebten Menschen unterstützen, damit er sich leichter tut, mit der veränderten Einsicht die Dinge umzusetzen. Unterstütze Deinen Nächsten, indem Du Dich erst mit dem geistigen Thema auseinandersetzt und somit auch für die

Schmerzen auf Seelenebene Verständnis hast. Es ist wichtig, dem Menschen für sein Sosein keine Vorwürfe zu machen und die Dinge nicht überzubewerten. Nimm einfach den Druck raus und bewerte und verurteile die Verursacher nicht. Niemand ist an der Krankheit Deines geliebten Menschen verantwortlich. Zeige mit keinem Finger auf einen Verursacher, so würdest Du die Aufmerksamkeit auf ein falsches Pferd lenken. Beachte stattdessen lieber die freudvollen Dinge, die Dir begegnen, und versuche durch Verständnis und Vorleben das veränderte Leben Deines Mitmenschen zu erleichtern. Lege nicht den Finger in die Wunde, sondern heile mit Leichtigkeit und Frohsinn, ohne die Nachhaltigkeit am stetigen Tun zu vergessen.

Bedenke, jeder Mensch, den Du unterstützen möchtest, ist Dir ein Spiegel und Du musstest das Symptom nicht selbst entwickeln, weil sich Dein Nächster dafür geopfert hat.

Sehe Deine Anteile daran und handle danach, egal, unabhängig vom anderen, dessen Einsicht noch ein wenig braucht. Unterbewusst wird Dein Nächster die Veränderung annehmen können, denn wir sind alle miteinander verbunden und verständigen uns auf mentaler Ebene, ohne dass wir uns dessen bewusst sind.

Eltern sollten sich fragen, ob das Thema hinter der Krankheit etwas mit ihnen selbst zu tun hat, und das Kind dadurch unterstützen können, indem sie dem Kind die Wendung vorleben. Es hat immer etwas mit den Eltern zu tun. So viel ist gesagt. Aber bitte nicht sich dafür verantwortlich fühlen, denn es haben sich immer die Seelen gefunden, die sich suchen sollten. Es gibt immer eine Verabredung vorab, damit alle voneinander das höchste Wohl erfahren können, die Rückkehr und Wiedererinnerung über das höchste Sein auf Seelenebene.

Nimm den ersten Stein, den Du auf Deinem Weg findest, und schaffe ihn aus dem Weg. Dein Nächster muss dann nicht mehr über diesen Stein fallen. Er wird andere Steine finden, die er Dir aus dem Wege schafft, egal, ob es sich um Dein Kind oder einen Elternteil handelt, um einen Nachbarn, Freund, Feind oder Unbekannten. Die Steine, die entfernt werden, dienen immer zum höchsten Heil der gesamten Menschheit. Alles ist mit allem verbunden und jeder Stein, der vom Weg entfernt wird, hindert andere daran, zu stolpern. Vergiss das nicht. Aber nehme alles mit Humor und hadere nicht über das Leid Deiner Nächsten. Schau zu Dir und frage Dich, welchen eigenen Beitrag Du leisten kannst, um Dein Leben lebenswert zu machen – und sei es nur, die Verantwortung dem Nächsten wieder zurückzugeben."

Nun folgen die Botschaften der geistigen Welt zu den einzelnen Krankheiten und Befindlichkeiten

Abszess
– Furunkel, Karbunkel –

Die Reinigung Deines Körpers ist nun angestoßen worden. Wehr Dich nicht gegen diese Maßnahme, sondern freue Dich, dass alles Alte, das Dich beengt hat und Dir zu klein geworden ist, nun endlich abgesondert werden darf. Natürlich ist dieser Vorgang mit Schmerzen und Unansehnlichkeiten verbunden. Aber wie es gekommen ist, muss es auch wieder raus. Dieser Schmerz, diese Verschmutzung ist von außen in Dich eingedrungen. Dein Inneres hat mit dieser Form von Energie nichts zu tun. Du hast Dir diese Energie künstlich herbeigewünscht, damit Du darunter leiden kannst, Dich von Deiner wahren Bestimmung abwenden kannst, um Dein großes Ganzes nicht zu leben. Frag Dich mal, warum Du Dir diesen Dreck angezogen hast!

Fühlst Du Dich dreckig, unwürdig, unschön und Ähnliches?

Was müsste passieren, Dich als reines Wesen zu betrachten? Ist das überhaupt möglich?

Warum hast Du Dir diese Energien herbeigeholt? Sie gehören gar nicht zu Dir. Sie sind nur ausgeliehen und sollen an den Besitzer wieder zurückgegeben werden.

Und genau das tut nun Dein Körper sinnbildlich für Dich. Geselle Dich zu ihm und tue das Gleiche mit den Energien, die Du angezogen hast und die Du nun wieder ausscheiden darfst. Das zu erkennen ist Heilung.

Nicht die Entzündung ist die wahre Krankheit, sondern das Auseinandersetzen mit Dingen, die Dich gar nichts angehen, und das Heraufbeschwören von Dingen, die Dir nicht dienlich sind und Dir nur schaden.

Gratulation! An dieser Situation bist nur Du einzig und alleine schuld. Das klingt zwar hart, aber das ist es letztlich, was ich Dir sagen muss.

Du bist der Herr über Dein Leben und nicht das Glück oder der Fall der anderen. Zieh Dir diese falschen Schuhe nicht an. Sie sind nicht Dein und sollen an ihren Besitzer zurückgegeben werden. Du hast sie regelrecht gestohlen und die wahren Besitzer um deren Weiterkommen bestohlen.

Du kannst niemanden vor seinen eigenen Erfahrungen schützen. Sie sind letztlich dazu da, dass sie wachsen können und Erfahrungen auf dieser Welt sammeln können. Aber Du hast sie beraubt um diese Chance, diese Erfahrungen machen zu können.

Gut ist es jedoch, dass Du nun endlich losgelassen hast. Und der fremde Ballast, den nur Du Dir aufgeladen hast, darf sich nun auflösen und über den körperlichen Weg sich transformieren. Sei dankbar und stolz für diese Erkenntnis und lass diese Erfahrungen, die ein anderer Mensch machen sollte, ein für alle Mal gehen. Es wird dem anderen gereicht werden in Freude und aller Ehrfurcht vor dem Göttlichen.

Vertraue darauf, dass es für den anderen Menschen genau das Richtige ist und wichtig ist für seine Entwicklung und seinen Fortschritt. Das Loslassen ist manchmal schmerzhaft, da Du in absoluter Liebe und Fürsorge gehandelt hast.

Setze Dich auf den anderen Stuhl. Hättest Du es gerne, wenn ein anderer Dich Deiner Chancen zum Wachstum berauben würde? Wenn er Dich bevormunden würde, sei es auch aus tiefster Liebe?

Wüsste der andere überhaupt, was für Dich stimmig ist?

Lasse die Leinen los und konzentriere Dich einzig und allein auf Dein Vorwärtskommen. Es soll Dir gelingen, die Fürsorge für andere abzulegen und sie in Vertrauen in die Weisheit der Gesetze umzuwandeln. Sei Dir sicher, es ist für Dich gesorgt und es ist auf allen Ebenen für Dein Gegenüber gesorgt.

Hüte Dich nun in Zukunft vor Vereinnahmung anderer wegen fehlendem Vertrauen in ihre eigene Genialität und Schaffenskraft. Sehne Dich nach Deinen eigenen Geschäften und vertraue einzig und alleine Deiner Schöpferkraft, damit es gelingen soll, die Welten zu heben und gemeinsam die Leiter der Erleuchtung zu sehen.

Amen.

Es sprachen die Geistwesen Manuel und Samuel in einer Stimme.

AIDS
– Immundefektsyndrom –

Der Groll, die Furcht und der Zorn sollen vergehen. Lass sie ziehen mit dem Wind, mit dem sie gekommen sind. Siehst Du nicht die Schönheit Deines Herzens? Wir alle sind gekommen, um zu lieben und der Liebe zu dienen – und Du glaubst, Du verdienst sie nicht? Töricht bist Du zu Dir selbst. Sieh doch genau hin, nimm einen Spiegel und betrachte Dich doch endlich mal mit Liebe, wie Du es verdienst. Geh den Weg der Liebe und hinterfrage ihn nicht. Es scheint nur so – sieh hinter den Schleier der Ursachen, hinter den Schleier, der gelüftet werden möchte von den Liebsten, die Du verbannt hast aus Deinem Herzen, weil Du glaubtest, nicht wert genug zu sein, geliebt zu werden.

Die Mutter im Himmel, die Dich gebar, lächelte beim Anblick von Dir, als Du das Licht der Welt erblickt hast. Sie liebt Dich und sie offenbart Dir die Geheimnisse, wenn Du bedächtig und in aller Stille ihr zuhörst. Sie versucht Dich zu greifen, doch Du versperrst den Weg zu ihr mit Deiner Angst, nicht geliebt zu werden und nicht so angenommen zu werden, wie Du bist.

Du bist Herrlichkeit und Schöpfung in einem. Verstehst Du nicht den Gesang der Lerche zu trällern, beschwingt und mit Frohsinn leichtfüßig die Aufgaben, die Dir gestellt worden sind, freudvoll und voller Demut entgegenzunehmen? Sperre Dich nicht davor.

Es ist Deine Gabe, das Brot in Gold zu verwandeln und es unter uns zu verteilen.

Nimm Deine Kraft und den Segen in Deinen Worten und Taten endlich an und halte nicht fest an den alten Gelübden, nicht würdig zu sein, geliebt zu werden, liebenswert und wertvoll zu sein.

Die Sprache der Liebe sollst Du erlernen, in erster Linie dafür, sie für Dich im Speziellen anzuwenden. Sei nicht wütend gegenüber den anderen, wenn sie sich von Dir abwenden. Sie sind nicht schuld daran. Sie spiegeln Deine Abwehr gegenüber Dir selbst. Wie sollten sie Dich auch anders sehen, als Du es willst? Warum erlaubst Du Dir die Liebe und die Zärtlichkeit nicht mehr?

Glaubst Du, nur Gott würde diese Liebe und Zärtlichkeit zustehen? Glaubst Du denn wirklich, es sei so? Wir sind alle gekommen, um zu lernen, zu lieben, das Leben und die Liebe, so wie sie ist, anzunehmen – ohne Einschränkungen, einfach bedingungslos, mit allen Makeln und Fehlern, die man erhofft zu haben, damit man den Blick von sich abwenden kann; damit man von diesem unendlich hellen Licht, was einen umgibt, nicht geblendet werden könnte.

Es ist Dein Licht. Ja, glaube es! Du darfst es einschließen und integrieren in Deinem Herzen und Dich als goldenen Buddha sehen, der in seiner Mitte ruht und zu dem die Liebe zurückfließt. Es geht nichts verloren, wenn Du Liebe aussendest, sie kommt tausendfach zurück. Die Liebe zu sich selbst ist die stärkste, die Du hegen und pflegen sollst – und lass die Vorurteile gegenüber Dir selbst langsam verblassen. Sie kleiden Dich nicht besonders. Anstatt Zweifel, Selbstvorwürfe, Unterdrückung und Hass sollst Du tragen die Kleider des Frohsinns und der Verbundenheit, der Liebe und der Fürsorge für Dich selbst. Siehe da: Wenn Du Dir diese Kleider anziehst, ziehst Du Dir auch im Außen diese herrlichen Tugenden an, damit sie Dein Selbstbewusstsein und Selbstverständnis Dir gegenüber stärken und Du gesunden kannst im Herzen.

Damit der Verstand nun endlich das Seine dazu beitragen kann, nun endlich sich auch geliebt zu fühlen und zu verehren das Leben, das Dir einst geschenkt wurde von der göttlichen Mutter, die lächelt, wenn sie an Dich denkt.

Sie liebt Dich und unterstützt Dich immer, wenn Du es zulässt, dass andere Dich als wunderschönes Wesen betrachten. So tue dasselbe und hadere nicht weiter mit der Unschönheit, die Du Dir fälschlicherweise in Dein Leben gezogen hast.

Transformiere schädliche Gedanken, und das Wesen, was in Dir ruht, wird weichen; so wahr und klar wie ein Gebirgsbach werden Dein Körper und Dein Geist erstrahlen in all der Schönheit, in der er einst geboren worden ist und wieder als solcher betrachtet werden möchte.

Nimm Dir das zu Herzen, auf dass es Dir gut ergehe. Amen.

Es sprach das Geistwesen Manuel.

Nachtrag zum Krankheitsbild AIDS

Da ich beim Durchlesen dieser gechannelten Botschaft ein diffuses Gefühl hatte, dass die geistige Welt sich hierzu noch umfassender äußern möchte, habe ich mich nochmals in einen Trance-Zustand versetzt. Sofort schrieben meine Hände automatisch die von der geistigen Welt vorformulierten Fragen, auf die sie gerne noch antworten wollten. Hier also die zweite, ergänzende Botschaft, die mich schon ein bisschen "vom Hocker gehauen" hat:

Ich sollte Folgendes fragen:

"Lieber Manuel, lieber Samuel, liebe Kalea, bitte sagt mir, warum AIDS auf einmal aufgetaucht ist. Warum hat man den Virus dazu noch nicht gefunden? Wer hat diese Krankheit erfunden und warum gibt es trotzdem zu dieser Krankheit, die nicht existiert, eine geistige Entsprechung?"

Ich bekam daraufhin folgende, für mich überraschende Antworten:

Die Folgen des Auseinanderdriftens der Gesellschaft und die Verachtung der Sexualität und somit auch der Nähe zu Menschen ist der eigentliche Grund für diese Krankheit. Diese Krankheit hat als Krankheit noch nie existiert. Sie ist nur ein Geschöpf von Köpfen, die diese Krankheit erfunden haben, um neue Medikamente auf den Markt zu bringen. Diese Krankheit wurde erfunden, damit die Menschen daran erinnert werden, dass die Zweisamkeit das allerhöchste Gut ist, mit dem achtsam umgegangen werden soll. Es ist so schön, sich der körperlichen Liebe hinzugeben. Doch oftmals wurde aus dieser Einzigartigkeit reges Geschäft getrieben. Die Krankheit hatte bis jetzt viele Namen, doch unter keinem Namen wurde dieses Phänomen so bekannt, als unter dem Namen AIDS. Es soll die Jugend dazu ermahnen, schön still zu bleiben und sich der körperlichen Liebe nicht zu widmen; auch sollte es verheirateten Pärchen das Fremdgehen vermiesen. Doch niemand ist niemandes Sklave und so soll es auch bleiben. Die Menschen sind keine Leibeigenen, wenn sie einen Bund eingegangen sind. Nein – es sollte eine freie Entscheidung sein, mit wem man die Nacht verbringen möchte, um so die göttliche Präsenz zu erfahren, indem die Polarität aufgehoben wird. Die Liebe ist das höchste Gut eines jeden Volkes, und das soll unterbunden werden durch Reglementierungen, Gesetze, Versprechen und Einschränkungen? Ein schlechtes Gewissen wurde all jenen gemacht, die sich unschuldig dem Geschlechtstrieb hingegeben haben, ohne sich an die Normen der Gesellschaft zu halten, die aus lauter Furcht die Normen so aufgestellt haben, dass für Liebe und Zweisamkeit nicht viel Platz übrig geblieben ist. Die Liebe als Staatsakt und nur zur Erhaltung des Standes; so wurde die Sexualität gepriesen. Doch sie sollte doch viel mehr bewirken als die Vermehrung von Hab und Gut. Sie ist dazu da, die Weite im Inneren zu vernehmen und sich an Menschlichkeit zu laben. Sie ist dazu da, die obersten Chakren zu öffnen, um hier auf Erden den Himmel erfahren zu dürfen. Und all dies sollte untersagt werden durch eine Krankheit, einen Virus, ein Gebot zur Zucht und Ordnung? So sollte das Volk still gehalten werden, gehindert werden an der spirituellen Entwicklung und daran, die Freiheit zu wählen, wie es für den Betroffenen gut ist. Durch diese Einschränkungen wurde stets das Hab und Gut beschützt. Alles wurde so bewacht – und wollte sich jemand dagegen wehren, wurde Rufmord betrieben und die Liebe, die jedem Menschen zusteht, reglementiert und prostituiert. Wohl wahrlich gibt es in anderen Kulturen das Phänomen[1] zur Genüge. Doch steht im Vordergrund nicht der Virus, sondern wohl eher die schlechten Lebensbedingungen, die die Symptome einer Erkrankung widerspiegeln. Auch diesen Menschen, die mit der Moral im Westen überhaupt nichts zu tun haben, soll dieser Wille aufgedrängt werden.

Etwa, um Leid abzuwenden, oder eine bessere Kontrolle über die Vermehrung zu erlangen? Diese Krankheit ist die Abwesenheit von dem, was man Liebe nennt. Sie ist verachtend und zerstörend. Doch hinter jedem Ende liegt ein neuer Anfang, und eine neue Rose soll erblühen und uns den Duft der Liebe schenken, die erbracht wird, wenn Menschen stets ihrem Herzen folgen und

---

1) Hier ist das Krankheitsbild gemeint, welches sehr wohl vorhanden ist auf dieser Welt.

sich nicht reglementieren lassen von einer Instanz, die nichts über das Individuum Mensch weiß und selber das tut, was alle Menschen tun wollen – lieben und diese Liebe in Freiheit und Achtsamkeit leben.

Amen."

Akne

– Pusteln –

Die Friedfertigkeit des Siegers soll getestet und ertastet werden. Wie weit bist Du in Deiner Mitte und in Deinem Frieden zu Dir selbst und zu den anderen, die Deinen Weg kreuzen? Spiegeln sie nicht die Gelegenheit wider, in Deine eigene Kraft, Deine Selbstverantwortung und Selbstbestimmung zu kommen, um die Vollkommenheit im Herzen und in der Seele zu erreichen und die Vollkommenheit im Denken zu integrieren – als festen Bestandteil in Deinem Leben?

Es soll Dir als Kelch gereicht werden: eine Portion Mut, damit Du Dich aus den Abhängigkeiten zu Deinem Elternhaus löst[2], und in Eigenverantwortung Deine Wege, die zu Dir kommen und von Dir selbstständig erforscht werden wollen, von Dir entdeckt werden.

Du sollst Dich lösen vom Beziehungsgewirr und endlich die Freiheit in der Liebe und in der neuen Partnerschaft leben. Du bist frei, eine neue Einheit zu gründen und sie mit Hoffnung und Liebe zu erfüllen. Sie ist Dir gegeben worden, damit Du die neuen Grenzen ertasten und erfühlen kannst. Damit Du Einheit werden kannst und die von Dir selbst auferlegten Prüfungen angehst; in all der Ehrfurcht, wie es Dein Geschlecht getan hat.

---

2) KALEA: Ich habe hier nachgefragt, ob es sich nur um Jugendliche handelt: Nein, es handelt sich um jede Altersgruppe

Die alte Leier, die anderen seien schuld an Deinem Unbehagen, ist nun ein für alle Male vorüber. In neuer Selbstständigkeit sollst Du die neuen Berufe und Neigungen ergründen. Die Sexualität soll erwachen und in Dir eine Glückseligkeit erschaffen, damit es Frieden wird in Deinem Herzen und Deinem Gemüt.

Ist es wirklich so schwer, die alten Gelübde an die Ahnen loszulassen und sich auf einen neuen Weg zu machen? Es ist doch Deine Aufgabe zu wachsen und die alten Erfahrungen beiseitezuschieben, damit ein neuer Keim entstehen kann – und langsam zu einer neuen kräftigen Pflanze heranwächst. Dazu gehört unbedingt die Zweisamkeit; in ihr ergründet sich die Herrschaft über das Geschlecht, das letzte Puzzleteil in der Menschwerdung – das, was Du noch zu ergründen hast.

Frage nicht nach der Ursache, warum Du Dich der Herrschaft des Geschlechtes noch nicht so wirklich hingeben konntest; in all der Ehrfurcht und dem tiefsten Vertrauen, dass in der Sexualität die größte Schöpferkraft liegt.

Es geht nicht darum zu beherrschen oder von dem Gegenüber beherrscht zu werden. Es geht darum, eine wahre, aufrichtige und erfüllende Einheit zu erlernen; zu erlernen, dass es nötig ist, in Demut sich der allumfassenden Frage und der Lehre in der Zweisamkeit hinzugeben. Sie ist Dein wahrer Meister. Wer sich in der Partnerschaft meisterhaft beweist, wird Quantensprünge nach vorn machen und all die Zweifel hinter sich lassen, die Dich heute noch plagen, egal in welchem Alter.

Die Akne schützt Dich vor zu enger Berührung. Frage Dich doch einmal, warum Du nicht berührt werden möchtest.

Ist Berührung immer nur körperlich zu sehen, oder geht es vielmehr um die seelische Berührung zweier Menschen, die eine Einheit hier auf Erden bilden sollen, weil der wahre Geist hier abhanden gegangen ist? Die Partnerschaft bietet hier ein wahrlich gutes Betätigungsfeld, die eigene Einheit zu erkennen und lieben zu lernen.

Letztendlich sind wir alle Eins und können, wenn wir es hier nicht lernen, alles in Liebe anzunehmen, die Einheit nicht erkennen und nicht lieben. Lebe hier auf Erden und erfahre die Partnerschaft und ihre Attribute.

Sei Dir sicher, Du wirst geliebt, auch mit diesem hässlichen Makel. Er schützt Dich nicht, sondern behindert Dich in der Einswerdung mit Dir selbst.

Denke mal darüber nach. So sei es. Amen.

Es sprachen die Geistwesen Manuel und Samuel in einer Stimme.

Allergien
– Abwehrreaktionen des Immunsystems –

Liebes Kind, der Gedanke des Alleinseins ist oft begründet auf der alljährlich wiederkehrenden Eintracht mit dem, was nicht geschafft und was erschaffen wurde. Die allerbeste Zeit zu schwinden und sich zu erleichtern im Sinne des Allmächtigen ist es, jetzt das Annehmen der ungelösten und unwiederbringlichen Gelegenheiten zu akzeptieren, im Vertrauen, dass der Gottestisch immer stets reich für Dich gedeckt ist und Du nur die Hand auszustrecken brauchst, um das Nächstbessere für Dich zu nehmen.

Verzeihe Dir und Deiner Umgebung für die verpassten Chancen, die nicht immer zu Deinem Besten gereicht wurden. Alles ist letztendlich zu Deinem Besten, wenn man es erkennt und annimmt im vollkommenen Vertrauen über die Allmacht des Geistes und der Wiederkehr der Seele in die Gemeinschaft der Seligen und des Schöpfers.

Nimm Dein Schicksal an und bedanke Dich für die Gaben, die dadurch entstanden sind und die Du nur nicht einsehen und akzeptieren kannst. Denn im Schatten ist Licht, oder besser gesagt: Alles ist aus Licht – und der Frevel stammt nur aus dem Verstand, der die Dinge zu verdunkeln vermag, damit Du schleichen kannst durch Dein Leben und Du gehorsam Dich seiner Anweisungen hingibst; ohne zu hinterfragen nach dem Sinn hinter dem Sinn.

Nimm die Allmacht des Geistes und dessen Entscheidungskraft an. Sie sei Dir gereicht, damit Du tragen kannst die Krone und das Zepter, die in erreichbarer Nähe vor Dir liegen, und die Du dennoch nicht erreichen kannst; wegen der Ängste, Dich zu überwinden und die Last zuzulassen, sodass schwinden kann die Allmacht des Verstandes und Du greifen kannst nach den Sternen und sehen kannst den Geist, der hinter alledem liegt.

Die Pause hinter dem Wort und die Tat, die unterlassen wurde, seien Dir vergönnt.

Wenn Du es zulässt, wird schwinden die Gier, Deinen Körper zu vergiften mit Dingen, die einst zum Wohl getan wurden und ihn gestärkt haben. Die Gier, den Körper zu verletzen und zu zerteilen soll schwinden, und es soll Dir den Weg bereiten in ein selbstbestimmtes und sorgloses Leben – wenn Du annimmst, dass alles aus einem Geist ist und alles Dir wohl bekommt, auch das Zögern, auch das Hasten.

Jede dieser Entscheidungen trifft den Kern der Aussage, wenn Du es annimmst und wandeln kannst in Wein. Denn er soll gereicht werden den Armen, damit sie auferstehen und das Wehgeschrei akzeptieren können – und zu fördern den Frohsinn und den Freisinn zu entscheiden, wenn eine Entscheidung verlangt wird.

Der Geist, der über Dir schwebt, wird Dir in der rechten Minute flüstern den besten Weg, der Dir ermöglicht, Wohlstand und Fülle in Deinem Leben zu integrieren – und fördern den Freimut und die Gabe, die Dir beschert ist, um zu kommunizieren mit den Engeln und dergleichen.

Vertraue Deiner inneren Stimme und hinterfrage sie nicht. Reagiere, wenn es die Situation erfordert, und bleibe nicht gelähmt stehen, ohne Dich vorwärts zu bewegen oder zu verharren in Unbeweglichkeit und Passivität.

Denn der Geist soll Dich tragen und nicht die Befindlichkeit haben, falsch zu entscheiden. Die Wurzeln, die zu diesem Übel geführt haben, sollst Du zerschneiden mit Wagemut und Beharrlichkeit. Die Gedanken, die Dich hindern, sollst Du schicken an eine andere Stelle, an der sie werden ausgenommen und transformiert zu guten förderlichen Gedanken und sinnvollen Taten.

Du sollst gefördert sein in der Aktivität und den Künsten, die Dir gegeben wurden.

Lebe, ohne zu hinterfragen, sonst bleibt nichts mehr, was ich noch zu sagen brauche, außer:

Lebe Deine Gedanken und Wünsche und verstricke Dich nicht in Gedanken, die Dich einkesseln und Dich gefangen halten in Passivität und Scham und Ärger über die verpassten Momente, die Dich nicht zu Deinem Glück gebracht haben.

So sei es und es wird Dir geraten zu handeln und nicht zu schweigen nach diesen Worten, die an Dich gerichtet wurden, in der Not, Dich zu erreichen und zu fördern.

Namaste.

Es sprach das Geistwesen Manuel.

Alzheimer

– Demenzerkrankung –

Der Tag ist vergessen, die Nacht ist umrundet und Dir ist nichts geblieben als die Gefühle, die Dich in der Nacht um den Schlaf bringen. So viel ist geschehen, so viel wurde versprochen, nichts wurde umgesetzt, nicht mal die offensichtlich leeren Versprechungen aus fremder Hand. Zu viel ist geraten in eine Depression der Gefühle, zu viel ist vergangen, ist gestorben und nicht mehr ins Lot gekommen. Zu viel Leid und Entrüstung macht sich breit und gestaltet Dein Sein so, dass Du lieber das vergisst, was offenbar ist, und vergisst, nach dem es Dich dürstet, damit keine Träne über die vergangenen Tage vergossen werden muss, damit keine Aufmerksamkeiten des Gegenübers mehr Bestand haben.

So viel ist geschehen und wiederum nichts ist passiert. So viel musste vergehen, so viele mussten sterben und nicht mehr aus den fernen Ländern zurückkehren. So viel wurde geweint und dennoch vergessen. So viel Leid musste geschehen im Antlitz Gottes – musste all die Hoffnung sterben, die Du in Gott gesetzt hast. So viel Leid, so viel Gram.

Doch ein einziger Lichtblick wurde Dir zugesprochen. Du hast vergessen all das Leid, was Dich umgibt, all die unerledigten Themen und Geheimnisse, die Du ins Grab nehmen wirst. Niemandem brauchst Du Dich mehr zu erklären und niemand nimmt Dir die Beichte ab. Es ist und bleibt alles vergessen, sogar das

Gute, was Dich einst umgeben hat – einfach weggewischt mit all den Tränen der Hoffnungslosigkeit.

Doch was nun besser ist, sei dahingestellt. Die Lieder kommen über Nacht und kosten Dich den Schlaf. Die Gefühle übermannen Dich, sodass Du dann nicht einmal mehr weißt, warum Du traurig bist, warum Dir die Welt hoffnungslos erscheint, warum Dein Ego Dich daran hindert, in Vergebung zu gehen und um Vergebung zu bitten.

Alles das ist weggewischt. Einfach so über Nacht.

Es hindert Dich am Leben und in der Entwicklung, die alten Dinge zum Abschluss zu bringen.

Empfange meine Worte und verinnerliche Dir diese Phrasen: Sie werden zum letzten Brot, an das Du Dich erinnern wirst, wenn Du die Augen vor der Wahrheit und diese in einer Schublade mitsamt der vergilbten Bilder verschließt.

Doch sie kommen in der Nacht und rauben Dir den Schlaf, wenn Du nicht innehältst und Dir der ungelösten Probleme gewahr wirst.

Doch wie soll das geschehen, wenn Du alles vergessen möchtest, anstatt Dich Deinen Themen zu stellen und somit inneren Frieden und somit Freiheit im Außen zu erlangen?

Soll alles beim Alten bleiben? Einfach so unter den Teppich gekehrt und offensichtlich für Außenstehende nicht sichtbar? Aber glaubst Du wirklich, dass der große Haufen an Müll mit der Zeit nicht anfängt, zu stinken? Meilenweit gegen den Wind kann man diese Duftnote vernehmen und dadurch auch auf das tiefste Geheimnis Deiner Seele stoßen.

Vergib Dir und den Nächsten die Sünden, die getätigt worden sind im tiefsten Respekt vor dem Leben, in Unwissenheit und in tiefster Not. Hättest Du Dich jemals anders verhalten können, als damals zu diesem Zeitpunkt mit der Erfahrung, die Du damals gesammelt hattest? Ist es vielleicht heute an der Zeit, inneren Frieden und Vergebung zu finden?

Gott vergibt alles. Kannst Du es auch? Sei in tiefster Dankbarkeit für die Gelegenheiten, die Dir das Leben offenbart hat. Es war Dein Leben, was Du einst erwählt hattest. Auch wenn Du gedacht hast, dass Du Opfer der Gesellschaft, des Systems warst, war es immer Deine Entscheidung, die sich in Taten geäußert hat. Es war eine Erfahrung. Und deshalb, weil Du den Gott in Dir in der Tiefe Deines Herzens erkennen kannst, wenn Du ehrfürchtig Dich Deiner Taten bekennst, kann die Vergebung in den Belangen, die Du am liebsten ungeschehen machen möchtest, Linderung und die Erkenntnis bringen, dass alles aus einem Geist ist und der Gott in Dir Chancen zum Neubeginn erschaffen hat – wenn Du diese für Dich annimmst und nicht vor den Ergebnissen der letzten Jahre davonläufst und Dich im Vergessen übst. Amen.

Es sprachen die Geistwesen Manuel, Samuel und Kalea in einer Stimme.

Amnesie
– Gedächtnisstörung –

Der Törichte möchte verfolgen den Zug, auf den er einst aufgesprungen ist, um andererseits zu fliehen vor der gerechten Strafe, die er sich selbst aufgeladen hat. Das Versteck ist sorgfältig ausgewählt und soll ihn verstecken vor des Richters Richterspruch.

Er möchte vergessen, was einst geschehen ist, indem er sich zurückzieht und alles vergisst rund um das Geschehen, was er nicht integrieren kann in seinen Lebenslauf.

Er möchte schwinden und vergessen. Aber das eine bedenkt er nicht: dass er nicht davonrennen kann vor der Wahrheit, die ihn einholt in der Nacht, wenn er schläft und seine Seele auf Wanderschaft geht, um zu büßen, was er glaubt büßen zu müssen.

Er soll in Vergebung geben[3] all das, was ihm nicht behagt und vor dem er sich fürchtet.

Er soll gutheißen, was er getan und unterlassen hat.

Das Lied wird bringen eine neue Melodie, eine Melodie des Friedens und der Eintracht mit seinem Selbst und seinen Taten.

---

3) Die Nachfrage bei ALFONS ergab, dass es sich nicht um einen Schreibfehler handelt. Die geistige Welt meint tatsächlich "Es soll in Vergebung gegeben werden" – ich darf mir selbst vergeben und in dieser Vergebenshaltung alles loslassen, alles weggeben, was mir nicht behagt oder wovor ich mich fürchte.

Alles ist vergeben und wird nicht gerächt, wie die Menschen es gelehrt bekommen haben in den dunklen Stunden der Kirche des Klerus. Sei gewappnet und bereite Dich auf eine Berg- und Talfahrt der Gefühle vor. Du sollst ihn gehen[4] im vollen Vertrauen, dass Du am Ende der Fahrt gereinigt – wie neugeboren – auferstehen wirst, ohne Schuld und Sühne.

Nimm Dir die Zeit, darüber zu sinnieren, wie es wäre, zu all dem Zugang zu haben, was Dich und Deine Seele ausmacht. Es ist alles in Gottes Hand und Führung - auch Deine Untaten[5] – und die jener anderen, die Dich haben fallen lassen, als Du nicht recht wusstest, was Du mit Deinem Leben anfangen solltest. Sie waren der Weg, um in die Freiheit zu geraten, auch wenn Du es noch nicht verstehen kannst.

Akzeptiere meine Worte und nimm sie in Dein Herz auf.

Das Bild der Ungerechtigkeit über das Leben soll schwinden, wenn Du jene Unebenheiten annimmst, anstatt dass Du sie aus Deinem Sichtfeld räumen möchtest. Die Ungerechtigkeit ebnet sich, wenn Du die Herausforderung annimmst, Dir zu vergeben für all das, was Dir begegnet ist in der Nacht, als Du vernebelt warst – ohne zu wissen, was Dein Plan ist und wohin dieser Dich lenken wollte.

Du kannst gar nicht die Tragweite der Seele mit den Mitteln der Erde erfassen, versuche es gar nicht erst. Du wirst scheitern mit dem Kopf[6], der Dir gegeben ist auf Erden.

Das einzig Richtige auf Erden, auf dessen Urteil Du Dich ganz verlassen kannst, ist die Sprache und das Empfinden des

---

4) ALFONS: Du sollst ihn gehen – den Weg!

5) ALFONS: Unsere geistige Welt weiß sehr genau, dass wir Menschen in einer dualen Welt leben, dass das eine das andere bedingt und wir vom Guten und Bösen, von Taten und Untaten sprechen und diese unterscheiden wollen. Für Gott jedoch gibt es keinen Unterschied.

6) ALFONS: Es ist der Verstand gemeint.

Herzens. Hadere nicht – alles ist in Gottes Hand und alles wird sich zum Guten wenden, wenn Du es annimmst im tiefsten Vertrauen in die Schöpfung, die Dich erschaffen hat zu erfüllen den Plan, den Du Dir einst selbst aufgetragen hast.

Lichte die Nebel, die alles vor Deinen Augen verdunkeln, und lass das Licht endlich zu Dir einströmen. Verzeih Dir und verzeih Deinen Mitmenschen. Was auch immer geschehen ist, geschah aus tiefster Wertschätzung und Liebe für Dein Gegenüber.

Vergiss das nicht und fang nun endlich an, Dich zu leben[7] und zu lieben, wie ich es tue, wenn ich Dich schaue und mein Herz lachen muss vor lauter Entzücken und Verwunderung über die Schönheit, die mir entgegenlächelt, wenn Du Dir nun endlich das Lachen wieder erlaubst.

Die Fröhlichkeit wird wieder einkehren, wenn Du schaust durch ein Fernrohr und Du Dir erlaubst, das Vergessene liebevoll in Dein Leben zu integrieren.

Nimm alles an, ausnahmslos alles, auch das, vor dem Du Dich fürchtest. Genau das wird der größte Segen für Dich werden, um zu wachsen und zu schauen in die Vollkommenheit und in die Weite des Herrn[8], wenn Du Dich darauf einlässt und Dich treiben lässt in vollkommenem Vertrauen und Rücksicht auf das Gewesene, das nur dazu da ist, damit sie[9] sich entblättert. Sieg dem, der sich traut, alles anzunehmen, ohne den Sinn und die Zeit zu hinter-

---

7) ALFONS: "Dich zu leben und zu lieben ..." ist schon eine merkwürdige Redewendung. Jedoch geschieht auch dies hier in voller Absicht, Dich zum Nachdenken, zum Innehalten zu bringen. Fühle einmal bewusst in Dich hinein, wenn Du liest: "Fange endlich an, Dich zu leben ...!" Lebe endlich – für Dich! Lebe Dich jetzt! Jetzt ist der richtige Moment!

8) ALFONS: Ersetze hier nach Belieben das Wort "Herr" durch das Wort "Gott", "höheres Selbst", "Allah", "Mutter Maria", "Buddha", "bedingungslose Liebe", "göttliche Matrix", "Nullpunktfeld" oder was für Dich passender erscheint.

9) KALEA: Ich bekam das Bild von einer Rose übermittelt, genauer: den Zeitpunkt, zu dem sich die Knospe öffnet.

fragen, der alles so nimmt, wie es ihm zugetragen wird, und der in guter Hoffnung auf das Beste den Schöpfer erwartet, um sich zu rekeln und zu wachsen gegen die Sonne, die aufgegangen ist, um die Schönheit und die Liebe zu erhellen und auszuleuchten wie der Scheinwerfer im Theater, so kraftvoll und rund.

So nehme nun meine Worte in Dein Herz auf und lasse sie wirken, sodass die Erinnerung wiederkommen mag und Dich lehrt, was sie Dich lehren soll.

Finde den Schlüssel und häng ihn Dir um den Hals, damit Du ihn immer greifen kannst, wenn Du ihn brauchst zu stöbern in Deinen tiefen unsichtbaren Gedanken und Abspeicherungen, die Du einst versteckt hast, damit Du im vermeintlich Unschönen die Schönheit erkennen musst. Namaha.

Es sprach das Geistwesen Manuel.

Anämie
– Blutarmut, Blutmangel –

Es ist gestattet, dass Du eintrittst in das Reich der Gefühle und der raschen Veränderung im Geiste, was Dich bringt zur Ruhe und zur Gelassenheit gegenüber der Schnelllebigkeit, der Du frönst und nachgegangen bist.

Es sei Dir gestattet, einen Zahn langsamer zu treten[10] und zu betrachten die Schönheit, die Dich letztlich umgibt. Du kannst sie nicht wahrnehmen, weil Du hastest wie ein Eilzug dahin - ohne seitwärts die schöne Landschaft, die an Dir vorbeiflitzt, zu betrachten.

Die Vergänglichkeit und der Stillstand der Dinge bringen Dich zur Ruhe, die Du eingehen sollst, damit das Reich der Gefühle und Emotionen endlich zu Dir vordringen darf und Dich von der Eintönigkeit, der Du frönst, abbringen kann.

Nimm die Schnelligkeit und ersetze sie durch aufgewecktes und interessiertes Schauen, wie es die Kinder tun, mit offenem Mund die Welt zu betrachten, ohne zu hinterfragen, und die neuen Eindrücke ohne Vorurteile anzunehmen. Denn Du kannst

---

10) ALFONS: Die Redewendung "einen Zahn zulegen" (das Tempo erhöhen) ist wohl gebräuchlicher als das Gegenteil, nämlich das Tempo zu verringern. Ich lebte als Mensch in einer Zeit, als das Zahnrad große Bedeutung hatte, von dem die Redewendung abstammt.

den Anblick nicht beeinflussen, indem Du Dich auf einen erhöhten Platz stellst und hochmütig über das Treiben unter Dir urteilst.

Sei offen und schau durch die Augen eines Kindes, was Du einmal warst, und erhöhe Dich nicht über die Dinge, die gemacht worden sind, um Dir Freude und Erstaunen zu bereiten.

Du darfst staunen, wie es die Kinder Dir vorleben, auch wenn Du schon ein Stück größer bist. Glaubst Du wirklich, Du bist weiser als die Kinder? Du kannst Dir an ihrer Neugierde ein Stück abschneiden und an ihrer Bedingungslosigkeit, wie sie das Leben und das Treiben betrachten.

Denke an meine Worte, wenn Du morgen aufwachst und bewusst beim Aufstehen den Boden unter Deinen Füßen wahrnimmst. Fühle die Struktur des Bodens und die Wärme. Nimm das alles wahr und hinterfrage nicht den Zweck.

Du bist erschaffen, um zu fühlen und Erfahrungen zu machen. Grenz Dich davon nicht aus, nur weil Du ein wenig erwachsener bist[11]. Glaubst Du denn wirklich, dass der Verstand die Welt regiert?

Der Verstand ist dazu da, Deine Eindrücke zu sortieren und in Schachteln zu schichten, die anschließend beschriftet werden und nach einiger Zeit verstauben, da der Inhalt nie hinterfragt wurde, wenn er einmal katalogisiert worden ist.

Glaubst Du wirklich, dass die einmal getätigte Erfahrung sich wiederholt?

Erfahrungen zu machen gehört zum Menschsein dazu. Aber Du sollst Dich nicht beherrschen lassen von Deiner Vergangenheit. Lass Dich auf das Neue ein, neugierig wie ein Kind, das sich auf die Bescherung zu Weihnachten freut.

Nimm den Druck raus, perfekt sein zu müssen. Was ist schon perfekt – oder liegt nicht in allem Perfektionismus? Nimm den

---

11) KALEA: Ich bekomme das Bild eines altklugen Kindes, denn auch Kinder können unter Anämie leiden.

Druck aus der Geschichte und lass geschehen, was immer auch geschehen mag; ohne Vorurteile; und hinterfrage nichts, verlass Dich einzig und allein auf Deine Intuition und Dein Bauchgefühl, denn das ist das, auf was Du Dich voll und ganz verlassen kannst.

Und nur das ist die Wahrheit am Anfang und am Ende.
Amen.

Es sprach das Geistwesen Manuel.

Arteriosklerose
– Arterienverkalkung –

Die direkte Anbindung, der Durchfluss zum Göttlichen ist gestört. Über die Zeit haben sich alte gewohnte Verhaltensweisen, die sich destruktiv auf Dein spirituelles Erwachen und Deine Weiterentwicklung auswirken, angehäuft. Es scheint so, Du seiest in eine Art von Starre verfallen, um den Fortschritt und das Neuerfinden in allen Lebenslagen aufzuhalten.

Wie soll denn der spirituelle Fortschritt vonstattengehen, wenn Du Dich faul und träge in Deinen bequemen Stuhl der alten Gewohnheiten fallen lässt, anstatt Dich mit neuen Sichtweisen und abweichender Vorgehensweise auseinanderzusetzen?

Die Trägheit und die Faulheit haben Dir den Zugang zur inneren und äußeren Veränderung gekappt. Der Zugang zur göttlichen Weisheit ist somit gestört und Du kannst Dich nur nach Deinen Erfahrungen, die Du in der Vergangenheit gemacht hast, orientieren.

Das ist alles, was das Leben für Dich noch zu bieten hat. Tagein, tagaus derselbe Trott und das jahrein und jahraus. Ist es Dein erklärtes Ziel bis zu Deinem Lebensabend, geruhsam dahinzuvegetieren und darauf zu warten, bis ein Abenteuer an Dir vorbeihuscht und Du Dich von außen betrachtend daran ergötzt und nicht auf die Idee kommen könntest, Deine Komfortzone zu verlassen, um am Getümmel selber teilzunehmen?

Ist dies Dein erklärter Wille, das werte Leben durch eine Brille der Abgeklärtheit zu betrachten und somit am inspirierenden Treiben nicht mehr teilzunehmen?

Weil der Hochmut über anderer Leben Deine Sicht auf Dein Gelingen verdunkelt hat und Du blind bist in Deinen eigenen Belangen?

Ist es ein wertes Leben, am Leben, am Puls der Zeit und an der Lebendigkeit vorbeizuleben? Ist es nur anderen vorbehalten, Dich mit kreativen Dingen zu berieseln?

Bist Du nicht mehr in der Lage, selbst kreativ zu schöpfen?

Denn das ist es, warum wir hier auf Erden sind. Wir sind hier, uns neu zu erfahren. Jeden Tag einen anderen, noch unbekannten Weg zu gehen, damit die Einigkeit im Herzen zu unserem Ursprung jeden Tag aufs Neue erfahren werden kann.

Die Unendlichkeit und der Wagemut werden erprobt, wie auch das Vertrauen an die Geborgenheit des göttlichen Schoßes. Dieser Schoß ist immer für Dich da. Auch wenn Du neue Erfahrungen machen möchtest und das Risiko dazu noch nicht abschätzen kannst.

Ist es wirklich Dein erklärter Wille, in Untätigkeit zu verharren, damit Du Dich nicht auf jemand anderen verlassen musst?

Deinen Bewegungsumfang hast Du Dir ja auch einmal erarbeiten müssen, vertrauend darauf, dass für Dich gesorgt ist. Warum sollte in Zukunft nicht für Dich gesorgt sein? Der Erfahrungsschatz kann von Dir jederzeit erweitert werden und wir begleiten stets Deine Vorhaben, damit aus Dir wieder ein lebensbejahender Mensch werden kann, der aus dem Kreativen schöpfen und sich dadurch wieder begeistern kann für neue Unternehmungen und neue Erfahrungen, die dazu dienen, das Vertrauen an die Göttlichkeit und Selbstbestimmung wieder zu erfahren.

Richte Dich auf und gehe einen Weg, den Du nie zuvor gegangen bist. Verweile und dreh Dich um! Du wirst einen Weg erkennen, den Du bereits gegangen bist und Du wiegst Dich in der Gewissheit, dass alles von Dir schon einmal erlebt worden ist.

Du brauchst nur wieder das Vertrauen an das Göttliche wiederzufinden und dann findet das Göttliche auch wieder zu Dir. Amen.

Es sprachen die Geistwesen Manuel und Samuel zusammen.

Arthrose

– Gelenkverschleiß –

Spitzfindigkeiten und allgemeines Zurschaustellen sind Tugenden der allgemeinen Beeinträchtigung, die in manchen Gegenden als schicklich und ehrenvoll erachtet werden. Doch dieser Argwohn, diese Feindseligkeit bringt das rechte Maß zum Kippen, und so bricht auch das System des Ausgleiches und der gegenseitigen Unterstützung zusammen. Niemanden musst Du schelten, damit Du im Glanze der Wohlgesonnenheit erstrahlen musst. Niemand muss zu Dir hinaufschauen, weil Du im Ärger Hohn über Deine Nachbarn gebracht hast, anstatt liebevoll von ihnen zu sprechen, als wären es Geschwister im Geiste.

Von ihnen, die Du scheltest, könntest Du den Gleichmut in ihren Taten erkennen; den Gleichmut, den Du zu Dir selbst in den Hintergrund gedrängt hast. Es waren immer nur Spiegel, die Dir begegneten und die Dir die Welt, wie sie in Deinen Augen ist, gespiegelt haben. Es ist aus Deinem Geist die Unzulänglichkeit und der Hohn über Dich selbst entstanden. Und so ist das Gerüst des Gleichklanges, des Wohlgesangs und der Ehrfurcht vor dem Leben zusammengebrochen, in sich eingestürzt, und hat all das mitgerissen, was noch an Anstand und Friedfertigkeit geblieben ist. Hohn und Hochmut über das Leben lässt die Deiche brechen und somit auch Dein Gerüst. Es lähmt Dich und versetzt Dich in eine Art von Starre, die Du Dir selber erschaffen hast. Du bist gefordert, die Einstellung zu anderen Lebewesen zu verändern; die Einstellung zu Dir und Deinem Leben ist eine logische Konsequenz.

Niemand soll richten über Deine Begabungen, Dein Geschick und Deinen Geschmack, darüber, die Dinge, die Dich umgeben, so zu gestalten, wie sie Dir zu Gesichte stehen. Es ist eine Frage der individuellen Lebensart und somit auch der inneren Freiheit, die Welt, die Dich umgibt, so zu formen, dass Du Dich darin wohlfühlst.

So soll es auch mit Deinem Umfeld sein.

Auch dieses sollte selber über sich richten und nicht über die Zäune in die fremden Gärten heischen, um sich über das Unkraut zu unterhalten, das vielleicht in Deinen Augen gar kein Unkraut ist, sondern die schönsten Blumen, die Du je gesehen hast. Alles ist nur eine Frage der inneren Einstellung zu den Dingen; und die Freiheit, darüber zu entscheiden, ist jedem eigen. Jeder sollte sich frei entfalten können, erschaffen, wie es möglich und stimmig erscheint, und über niemanden richten, nur weil die Welt von nebenan bunter erscheint, als die eigenen begrenzten vier Wände, die man sich selber geschaffen hat.

Individualität ist in Mode gekommen und soll verdeutlichen, dass der bunte Garten Eden erwünscht und willkommen geheißen wird. Der Garten Eden soll entstehen in Deinem Herzen vorrangig und soll Dir die Freiheit geben, Dich so zu entfalten, wie es Dir genehm ist. Wenn Du Dir diese Freiheit zugestehst, wird Dich nichts mehr so aufregen, dass Du stundenlang darüber lästern kannst, wie Dein Gegenüber sich kleidet oder sich benimmt. Nimm es mit sportlicher Gelassenheit, den Geschmack anderer zu tolerieren, und Du wirst viel entspannter leben können.

Je bunter der Garten Eden ist, desto mannigfaltiger wird sich Dein Leben auch gestalten können. Nimm diese Vielfalt mit größter Liebe an, so kannst Du auch die Mannigfaltigkeit in Deinem Leben für Dich annehmen. Amen.

Es sprachen Manuel, Samuel und Kalea in einer Stimme.

Asthma
– Atemnot –

Die Rückkehr zum Allerwichtigsten im Leben ist geboten. Nur zu oft siehst Du Dich gehetzt und nicht in Deiner inneren Mitte. Viel zu oft siehst Du Dich von anderen gehetzt, Dinge zu erledigen, die Dir im Moment nicht dienlich sind.

Halte innere Einkehr und frage Dich, ob nun diese selbst gemachte Hetze wirklich zur vorzeitigen Erledigung der Dinge, die Du Dir vorgenommen hast, führt, oder ob vielleicht doch eine stoische Gelassenheit den Fortschritt der Dinge verkürzen könnte.

In der Ruhe liegt die Kraft: Eine weitverbreitete Weisheit, die bloß bei Dir außer Mode gekommen ist. Warum fühlst Du Dich von anderen so gehetzt, musst Dinge in Windeseile erledigen, obwohl durch das Hetzen nur Verwirrung und Entgleisung entstehen?

Am Ende werden alle zur rechten Zeit am gewünschten Ziel ankommen. Es besteht nicht die Notwendigkeit, der Erste unter den Deinigen zu sein. Wichtig ist nur, dass Du mit dem Ergebnis und dem Weg, wie es zu diesem Ergebnis gekommen ist, im Einklang bist.

Nichts anderes ist notwendig. Du musst nicht der Erste am Start sein; es genügt, wenn Du zur rechten Zeit das Ziel erreichst. Wann sollst Du sonst, außer zur rechten Zeit, das von Dir gesetzte Ziel erreichen? Es ist immer die richtige Zeit, um anzukommen oder zu starten. Vertraue der inneren Uhr, die Dich immer leitet, wenn Du wieder in Hetze bist und die Welt in Deinen Augen sich nicht schnell genug um ihre Achse dreht.

Nimm Dir die Zeit, bevor Du startest, noch einmal tief und ergiebig einzuatmen. Denn der Atem des Lebens steht an allererster Stelle. Lass Dir diesen Atem nicht nehmen, sei es auch in der allergrößten Not. Bedenke: Mit Achtsamkeit und Ruhe lassen sich die Angelegenheiten viel leichter erledigen. Alle anderen, die Deinen Weg kreuzen, leben ihr Leben in dem Tempo, wie es im Moment für sie stimmig ist; egal, ob zu schnell oder zu langsam in Deinen Augen. Wichtig ist nur, dass Du Dich vom unterschiedlichen Tempo nicht beeindrucken lässt und selber dadurch in Unruhe kommst.

Lass Dir Zeit und atme noch einmal tief durch. Es tut Dir gut, diese innere Ruhe für Dich zu praktizieren, sie bringt Dich auch in anderen Belangen in eine innere Gelassenheit.

Denn es kommt so und so, wie es kommen mag. Manche Dinge kannst Du im Vorhinein nicht beeinflussen, denn das Spiel des Lebens lässt Varianten offen, damit Du Dich stets in Geduld und Gleichmut üben kannst. Das Roulette wird immer wieder von Neuem angestoßen und bleibt an einer Stelle stehen, die Du mit Deinem Wachverstand nicht beeinflussen kannst. Nimm es mit Leichtigkeit und vergewissere Dich Deiner inneren ruhigen Haltung zu Dir selbst. Du musst niemanden überholen, nicht einmal Dich selbst.

Wie soll das auch funktionieren? Es kommt alles zur rechten Zeit – egal, ob Du in Ruhe oder Getriebenheit bist. Es ist alles im Fluss und fließt, wie es genehm ist. Also gleiche Deine innere Einstellung an und nicht Deine Ungeduld. So erwirbst Du die Freiheit, in Gelassenheit Deine Geschäfte verrichten zu können, und kommst zur rechten Zeit im Ziel an. Nimm einen tiefen Atemzug und genieße die Stille, die dadurch entsteht, indem Du nicht auf der Flucht vor Dir selber bist. Amen.

Es sprachen Manuel und Samuel in einer Stimme.

Atmungsorgane
– Allgemein –

Es sei, wie es sei; doch lass Dir eines gesagt sein: Es wird kommen die Zeit, in der Du Dich fragen musst um den Wert und den Sinn, über den Du Dich noch nicht gekümmert hast.

Du siehst die Welt an Dir vorbeiziehen, ohne Einkehr zu halten und ohne Dich mitzunehmen auf die große Abenteuerfahrt, die man Leben nennt. Es sei Dir zugedacht, dass Du schwingen sollst des Schmiedes neue Hufe, damit Du einkehrst in die Allmacht der Seligen, um nicht hinterher hecheln zu müssen[12] hinter dem Strom, der Dir viel zu schnell vorkommt.

Nimm Dir ein wenig Zeit und beobachte den Strom, wie er an Dir vorbeischnellt, und halte inne. Beobachte ruhig und betrachte, was sich verändert an des Stromes Gesicht und Klang!

Bist Du Dir sicher, dass Du verpasst des Morgens Röte und des Abends Ende?

Gehe in Einklang mit dem, was Dich erschaffen und geformt hat, und übertreibe nicht mit dem Werk, was Du glaubst, das Du noch tun solltest. Es ist gut, so wie es ist, und hadere nicht.

---

12) ALFONS: Ein bisschen verwirrend auf den ersten Blick. Mein Freund Manuel meint, dass man mit den neuen Hufeisen viel besser sich vorwärts bewegen kann, und dadurch nicht mehr (mit den alten Hufeisen) hinterher hecheln muss.

Atmungsorgane (Allgemein)

Es wird geschehen, was geschehen muss. Nimm Einkehr und betrachte den Fluss, wie er an Dir vorbeischnellt und viele Sachen mit sich reißt, ohne Überlegung und ohne Ziel.

Wenn es sein muss, nimm einen tiefen Atemzug und atme den Stoff ein, aus dem Du bist, und halte innere Einkehr und betrachte frivol das Treiben, was Dich umgibt. Dir fehlt es an nichts und Du wirst zur Ruhe kommen und wirst betrachten in aller Ruhe das Treiben, was Dich umgibt. Du wirst Dich daran ergötzen, das andere Unleid[13] zu beurteilen, da Du in absoluter Stille das Treiben der anderen nicht für gut befindest und es Dich an Deinen Lebenswandel erinnert. Denn die innere Einkehr fehlt oft und führt zu innerem Unwohlsein und zu innerer Rastlosigkeit, zu der Du Dich selbst verdammt hast, ohne Rücksicht auf den Tempel zu nehmen, der das Leben hier auf Erden erst möglich macht.

Nimm einen tiefen Atemzug von Seligkeit und Zufriedenheit, denn Du betrachtest nun den Strom, der Teile Deines Lebens mit sich reißt. Das warst einst Du, der – ohne innezuhalten - gehetzt ist und ohne Rücksicht auf das Geschehene nicht innehält, um zu betrachten das Wunder, das über Dich gekommen ist. Die Schönheit, die Dich umgibt, kann nicht zur Gänze wahrgenommen werden, wenn Du hetzt, als wäre eine Horde bissiger Hunde hinter Dir her, um Dich zu fangen und Dich vorzuführen vor das Jüngste Gericht[14], das Dich nicht richten kann, denn Du richtest über Dich.

Das soll allen klar sein und nicht anders ist es. So steht es geschrieben für diejenigen, die haben gelernt zu lesen das Wort Gottes. Brich auf und verlasse den schnellenden Fluss; er ist nicht Dein. Er hält Dich vom wahren Kern fern und bringt Dich in absolute Unruhe und Ungleichgewicht, was Du nicht nötig hast.

Ruhe in Dir wie der Grenzstein, der die Welten voneinander trennt in der Absicht, zu vermitteln zwischen dem Reich der Toten und der Halbtoten. Vertraue Deiner Urkraft, die Du einst

---

13) Unleid: Das Unleidige, Kummervolle, Lästige

erhalten hast, um zu schaffen Ruhe und innere Einkehr, um zu verbreiten die Gottesliebe und das Vertrauen, was die Menschheit braucht.

Du bist das Vorbild, das ich geschickt habe, um alle daran zu erinnern, dass nur die innere Einkehr Dich[15] im Fluss des Lebens hält. Die Unrast soll weichen, stattdessen soll das Urvertrauen Dich begleiten auf den Wegen, die Du Dir vorgenommen hast zu gehen, einst als Du noch[16] warst. Steige hinab in den untersten Keller und nimm dort die Stille ein, die ich Dir geraten habe. Steige empor und nimm die Kraft, die Du gesammelt hast, und fliege[17]!

---

14) ALFONS: Wenn in diesem Buch, wie hier z. B., mit dem Begriff "Jüngstes Gericht" die Sprache der Bibel und damit auch die Sprache der westlichen institutionellen Religionen wie der katholischen Kirche von der geistigen Welt verwendet wird, so liegt es daran, dass wir Geistführer immer versuchen, in der Sprache und mit den ethischen und moralischen Werten zu Euch zu sprechen, die Euch am vertrautesten sind. Wir wollen hier mit dem Begriff "Jüngstes Gericht" ganz konkret darauf hinweisen, dass es dieses Gericht nur in Eurer Vorstellung gibt, und wenn Ihr daran glaubt, dann gibt es das auch. Wenn Du also aufgrund Deiner Erziehung und religiösen Vorstellung glaubst, dass ein "Jüngstes Gericht" Dich richten wird, dann sei es so. Das Jüngste Gericht siehst Du dann aber getrennt von Dir. Wir sind jedoch AllEins. Und es gibt keinen strafenden oder richtenden Gott. Alles, was existiert, ist nur reine, bedingungslose Liebe. Aber die meisten von Euch geben ihre eigene Macht und Vollkommenheit freiwillig ab und lassen andere über sich richten. Aber glaube uns: Du kannst letztlich immer nur über Dich selber richten.

15) KALEA: Ich bekomme folgendes Bild übermittelt: Gleichgewicht, die Hände sind ausgebreitet - und voller Vertrauen befindet man sich auf einem Floß, im Fluss ausbalanciert.

16) KALEA: Bild vom Universum, körperlos, Sterne, Energie.

17) KALEA: Bild vom Phönix aus der Asche, der gegen den Himmel fliegt.

Hadere nicht – Du bist mein Kind und wirst es immer sein, egal, wie Du Dich entscheidest. Ich liebe Dich so, wie Du bist. So soll es sein.

Es sprach das Geistwesen Manuel.

Autoimmunerkrankungen

Durch die Krone des Gesegneten und die Herrschaft des Grafen[18], der Dich umarmt hat, sollst Du steigen hinab durch das Tor, ohne Dich zu versteifen auf das gesprochene Wort, was Dir einst zuwider war und Stillschweigen in die Stille gebracht hat. Sehe Dich vor vor den Untiefen des Grolls und der Offenbarung des Schlechten; denn es ist der Groll, der Dich gebracht hat in die Tiefe der Seele und deren Verzweiflung über das, was über Dich gekommen ist.

Du hast Dich nicht erhoben aus der Tiefe der Verzweiflung und des Unfriedens mit Deiner Seele und des Gemütes, die Dich hat vereinnahmt und beherrscht in einer Dunkelheit, dass Zerstörung und Leid über Dich gekommen sein mag, da Du Dich vergessen und unter Toten gegessen und gesessen hast, und deren tiefschwellendes Geschwätz Dir zu eigen gemacht hast, damit Du noch tiefer in die Verzweiflung fällst, damit es dunkel um Dich wird und Dich vereinnahmt, um nicht zu dem zu stehen, was Du bist.

Sei der Lerche gleich und verkünde das Lied, was ich zu Dir gebracht habe, und vergiss den Unrat, der neben Dir sich gehäuft hat. Stelle ihn zur Seite und nimm einen kräftigen Atemzug, damit aus Dir werde Licht. Und dass das Licht sich in Dir wieder

---

18) KALEA: Der "Graf" ist ein anderer Ausdruck für Gott, das Göttliche, Dein höheres Selbst.

ausdehnen kann, damit Du wieder eingehst den Vertrag, den Du einst mit den Engeln geschlossen hast, den Du unumstößlich umsetzen solltest, damit es Dir wieder gut ergehe und Du wieder zu Kräften kommen sollst, damit Du vergisst den vergifteten Apfel, der Dich einst hat abgebracht vom Weg der Gerechtigkeit und des Frohsinns und der Freiheit, der Dich gerissen hat in Stücke[19], damit Du wirst wieder Eins. Und im Glauben sollst Du wachsen zur vollen Größe, wie Du einst dargestellt warst und unterbreitet hast den Frohsinn über das Geliebte und den Schall und den Schalk, der Dir einst im Nacken saß. Das sollst Du wieder zum Leben erwecken und ihn loslassen[20] unter die Menschheit, damit das Brot werde Frucht und damit alles, was Dich umgibt, getaucht wird in pures Gold, was Du sollst trinken und Dich ergötzen an des Feiges Blattes; ohne Reue und Einkehr in das Alte, was Dich hat getrieben, Dich aufzulösen in Deine Bestandteile, um nicht zu geraten in die Pflicht, das Schöne leben zu müssen, ohne zu wissen, wie das Schöne ist.[21].

Nimm das Zepter des Glanzes wieder an Dich und liebe das Leben, was Dir geschenkt worden ist, um Dich zu kümmern um die neuen Kleider, die Dir gegeben worden sind – und nicht zu hadern über die Dinge, die nicht so liefen, wie Du es Dir gewünscht und erhofft hast. Sei ganz in Dir verschlossen und regeneriere ein Weilchen, bevor Du Dich aufmachst in neue Gefilde, die Dir

---

19) *KALEA: Ich sehe ein Bild, wie die einzelnen Stücke des Körpers verteilt über den Boden liegen*

19) *KALEA: Bild von einer Wiese und einer tanzenden Fee, die leichtbeinig tanzt, Pirouetten dreht und Spaß hat.*

21) *KALEA: Wieder ein Bild, und jetzt versteh ich es: Der Mensch hat voller Ehrfurcht vor Gott sich abgewandt von der Schönheit, weil er dachte, es sei nur Gott vorbehalten und er ist nicht würdig, aus Licht zu bestehen. Aus diesem Grund hat er sich abgewandt. Ich sehe braune Gesichter, die aus Erde bestehen und sich auflösen, abbröckeln und sich nicht würdig fühlen.*

besser stehen und zu denen Du einen ganz anderen Zugang hast, als zu denen, die Dir einst vertraut waren. Nimm die Zerstörung und den Groll aus den Untiefen und setze Dich auf eine liebevolle Wiese[22], die Dir schenkt Feinheit im Herzen und Stille in den Gliedmaßen. Und im Herzen soll es bewirken, dass Du wirst eins mit der Macht und mit dem Hunger nach unerschöpflichem Reichtum im Geiste und im Gefühl. Damit Du eins werden kannst mit Dir – oder besser gesagt mit dem, was Dich ausmachst. Deine Klarheit über das Wissen Deiner Dinge soll sich ergießen auf die ganze Menschheit und sich laben an der Quelle des Ursprungs, aus der Du erschaffen und gebaut wurdest. Nimm die Verzweiflung aus Deinen Zellen; das soll Dir geraten, indem Du Dich beugst der Allmacht des Geistes und der Feen, die einst da waren, um Dich zu führen an die Wiese, die Dir guttut; damit Du sehen kannst all die Schönheit und den Frieden, die Du abgelegt hast.

Strecke Deine Glieder und mach Dich weich. Mach Dich auf den Weg, der Dich bringt in Gelassenheit und Frohsinn, ohne zu erschaudern vor dem Angesicht Gottes, der Dich erschuf; ohne Dich abwenden zu müssen, wenn Gott kommt, um Dich zu waschen im Licht des Poseidon und der Krahen[23]. Sei ganz offen und werte nicht über Dein Urteil, denn Du bist es, der geschickt

---

22) KALEA: Bild von warmer Sonne und wunderschönen Blumen, die Dich umgeben, sitzend, genießend, still und voller Andacht, voller Vertrauen, Gelassenheit und Weichheit.

23) KALEA: Habe Manuel gebeten, mir das Wort "Krahe" näher zu erläutern, da ich es nicht kenne und mich fragte, ob ich es nicht richtig verstanden habe. Seine Erklärung: Es handelt sich um Luftwesen, so wie man sich Hexen vorstellt; also weibliche Luftwesen aus anderen Dimensionen.

24) KALEA: "Namaha" kommt aus dem Sanskrit und bedeutet soviel wie "ein Gruß an; aber auch: es ist gesagt" "Amen", "Ha'ina 'ia mai ana ka'puana" (hawaiianisch), "The story is told". Die Geschichte ist erzählt.

wurde, um zu sehen das Licht in An- oderAbwesenheit Gottes, der kam, um Dich zu bitten, zu sehen in sein Gesicht, das er nicht gewaschen hatte, um vollkommen zu sein.

Behalte das in Deinem Sinn und Dir wird es gut ergehen, damit Du leben kannst in Stille und Einklang mit Dir selbst. Namaha[24].

Es sprach das Geistwesen Manuel.

Bandscheibenvorfall

Der Keil zwischen den Welten soll brechen. Unterstütze alleine die Sache, an die Du selber glauben kannst. Warum waren Dir die Meinungen anderer so wichtig, dass Du Dich so verbiegen musstest, dass Du nun starr und steif bist, dass alles schmerzt und es Dich unbeweglich macht?

Das alles wäre zu vermeiden, wenn Du Dich nun endlich auf das besinnst, was Dir in die Wiege gegeben worden ist. Hinterfrage nicht die Zeit Deines Wandels. Wichtig ist nur, dass ein Wandel geschieht, dass die Luft zum Atmen wieder freier wird und Dich beweglicher in Deinen Handlungen macht. Die Bewegungslosigkeit sollte die Einsicht und Einkehr mit sich bringen. Genieße diese Bedenkzeit. Sie wurde gegeben, damit Du mit Dir in Einkehr und Übereinstimmung kommst. Der Schmerz soll Dich zu jeder Zeit daran erinnern, damit Du einlenkst und den Schmerz der Seele nimmst, die so sehr leidet, da Du nicht auf ihre Zeichen gehört hast. Du hast ihr leises, ihr weniger leises, schon bereits sehr lautes Aufbegehren einfach überhört, da Du Deinen von Dir eingeschlagenen Weg nicht mehr abändern wolltest. Sturheit hat Dich in diese Lage gebracht, nun bewegungslos den Alltag meistern zu müssen. Dein Körper musste immer für Dich funktionieren. Hast Du ihn jemals gefragt, ob ihm das gefällt, immer gehorchen zu müssen, ohne dass auf Deine innere Stimme gehört wird?

Wer nicht hört, muss fühlen. Das ist doch ein Leitsatz von Dir, der wahrlich wahr geworden ist. Du hast die Stimmen überhört, und mit Sturheit und Starrheit hast Du den für Dich vom Verstand her erdachten Weg verfolgt, egal, welche Folgen sich aus diesem Verhalten ergeben. Der Stützapparat hat nun seinen Geist aufgegeben. Das soll Dich daran erinnern, dass Starrheit und Verbissenheit zum Scheitern verurteilt sind. Nimm die Starrheit zu Dir selbst und gegenüber anderen aus Deinem Erleben. Ersetze sie stattdessen mit Leichtigkeit und Beweglichkeit. Beweglichkeit in den Entscheidungen, Leichtigkeit im Sein, im Genuss der Vorzüge der Menschlichkeit und des Menschseins.

So viele Stunden hast Du damit verbracht, verbissen und unflexibel den von außen betrachteten oder erdachten Weg zu verfolgen. Du hast dabei ganz die Leichtigkeit außer Acht gelassen. Das Spielzeug, das Du einst von unserem Schöpfer in die Wiege gelegt bekommen hast, hast Du eingetauscht gegen Vernunft und Verneinung jeglicher Gefühlsregung. Hat dieser Werdegang Dich wirklich glücklich gemacht? Wer hat wirklich über den Verlauf Deines Lebens bestimmt? Warst das wirklich Du? War es vielleicht doch die Meinung anderer und Vorschriften, die Du nicht befürwortet hast? Du hast sie angenommen, weil sie einfach vorhanden waren, und Du hast den Inhalt nicht darauf überprüft, ob er mit Deinen Vorlieben, Talenten, Sehnsüchten und Wünschen übereinstimmt. Die Übereinstimmung mit Deinem Inneren soll wieder hergestellt werden. Fange an, Entscheidungen aus dem Herzen heraus zu treffen und lasse die Meinungen anderer ganz außen vor. Sie haben für Dich keine Gültigkeit. Mögen sie für andere wahres Heil bedeuten, sorgen sie in Deinem Bereich für Trauer, Missmut, Antriebslosigkeit, Wahrnehmungsstörungen und Selbstverleugnung. Das Leugnen Deiner eigenen Natur kann nur ein Scheitern verursachen. Das ist doch ganz logisch, oder? Oder wurde die Logik, nach der Du lebst, vielleicht doch von anderen kreiert?

Fange an, Deinen eigenen Weg zu gehen, und die Beweglichkeit kommt wieder zurück. Erst dann kannst Du wieder gesunden und Dich wieder auf Deinen Weg begeben, Deine Träume zu leben, Deine Vorstellungen zu verwirklichen und Deine Werte als die Deinen anzunehmen – und auch nicht von anderen zu erwarten, dass sie sich an Deine Wertvorstellungen halten müssen. Sei Du Dein eigener Schöpfer und lass das Glück anderer unangetastet.

Das wiederum ist ein weiterer Aspekt, warum die Bandscheiben möglicherweise ein schmerzfreies Arbeiten verhindern. Stelle den Scheinwerfer auf Dich ein. Bleibe am Weg und konzentriere Dich einzig alleine auf ihn.

Vergiss die Werte anderer und lass den anderen ihre eigenen Ideen und Werte.

Dann wirst Du genesen. Amen.

Es sprachen Manuel und Samuel in einer Stimme.

Blasenentzündung

Die Blase steht im Mittelpunkt der Betrachtung. Siehst Du nicht das Rundherum? Hast Du vergessen, dass Du als Individuum Bedürfnisse und Wünsche hast? Die Blase hält Dir den Spiegel vor, indem sie Deine ganze Aufmerksamkeit auf sich zieht und das Rundherum vollkommen in Vergessenheit gerät. Ist es der Sinn, die Zeit damit zu vergeuden, alten Mustern nachzuhängen? Du lenkst Dich damit ab, um Dich nicht mit Deiner inneren Weisheit und Unzerbrechlichkeit auseinandersetzen zu müssen. Du bist ein Kind der Freiheit. Warum hast Du das vergessen? Es ist eine immer wiederkehrende Geschichte, die Dich wieder und wieder einholt, damit Du Dich in Sicherheit wiegst, Dich ganz weit weg von Deinem inneren Kern entfernt zu haben.

Erkennst Du Deine Göttlichkeit nur zum Teil, mit Einschränkungen und Schönheitsflecken? Bist Du nicht gewillt, das Große, Ganze, Göttliche in Dir wahrzunehmen? Steht es Dir überhaupt zu, das Göttliche in Dir zur Entfaltung zu bringen?

Warum hadert Dein Herz, sich auf die unendliche Tiefe des Seins einzulassen? Wenn Du Dich jedoch nicht fallen lassen kannst, wirst Du nie unten ankommen, denn es gibt keinen Boden, auf den Du fällst und zerschellst. Es ist ein unendliches Fallen ins Ungewisse – in die Unendlichkeit Deines Seins. Doch Du bist getragen von der Weisheit des unendlichen Seins, das Dich in Liebe und Fürsorge auffängt. Du wirst geliebt und verehrt, auch wenn Du Dich selbst nicht als wertvoll ansiehst. Vergiss den Ärger und den Groll. Du wirst geführt, wenn Du es zulässt, in die unendlichen Tiefen Deines

Herzens einzutauchen, damit das Licht, das sich nun endlich ausdrücken möchte, sich in Dir ausdehnen kann. Du bist es wert, dass sich die unendliche göttliche Weite in Dir entfaltet und die alten, starren, grauen und lebensfeindlichen Überreste Deines Zweifels an Deiner Göttlichkeit mit einem Mal wegwäscht, damit die Unendlichkeit und die Schönheit in Dir sich wieder festsetzen können. Dann brauchst Du Dich nicht mehr mit den Blasenproblemen beschäftigen, sondern kannst Dich nun in all Deiner Schönheit betrachten, mit all der Liebe, die Du Dir selbst verwehrt hast. Nimm sie wieder an Dich zurück und integriere sie wieder als festen Bestandteil in Dein Leben. Du darfst Dich lieben und Dich so annehmen, wie Du bist. Du bist ein göttliches Wesen und wirst so geliebt, wie es ein Gott verdient. Zweifle nicht an Deiner Schönheit. Sie wurde Dir gegeben, damit Du Dich an ihr erfreuen und Dich an Gott messen kannst. Wir alle sind göttliche Wesen, auch Du. Wenn Du dies erkennst, kann das Licht sich wieder in Deinem Herzen ausbreiten und das Dunkel, das sich dort einst manifestiert hat, da Du dachtest, Du seiest es nicht wert genug, um von innen heraus im Licht zu erstrahlen, für immer verdrängen. Sieh zu, dass die innere Verbitterung weichen kann und sich die Blase wieder erholen kann. Nimm die Aufmerksamkeit von ihr weg. Nicht sie ist erkrankt. Sie wurde nur krank, weil Du vor Deiner Schönheit davon gerannt bist. Sie ist nicht das Organ, das tatsächlich erkrankt ist. Sie trägt den Schmerz und die Scham. Nimm sie in Liebe an und bedanke Dich bei ihr für ihre Dienste an Dir. Dann kann sie gesunden. Bring ihr die nötige Liebe entgegen, die Du Dir über die Zeit hinweg verwehrt hast, da Du es Dir nicht eingestehen konntest, ein wunderschönes göttliches Wesen zu sein und Dich dafür zu lieben und Dich selbst in den Arm zu nehmen. So tue das, was Dir geraten wurde, und nimm Dich an; mit einem Lächeln auf den Lippen, bedingungslos mit voller Liebe und Hingabe – damit die Blume nun endlich zum Erblühen gebracht werden kann. So sei es.

Es sprach das Geistwesen Manuel.

Bluthochdruck

Das Blut wird gehindert am Fließen an gewissen Stellen. Genauso verhält sich Dein Tun und Handeln. Du fühlst Dich eingeengt und überfordert. Du hast das Gefühl, Deine Umwelt hätte Dich mit dem Geschick betraut, ihre Geschäfte für sie erledigen zu müssen. Und Du fühlst Dich gut dabei, gebraucht und dadurch geliebt zu werden. Doch wie lange willst Du dieses Spiel mit Dir noch machen lassen? Hast Du jemals daran gedacht, dass Du auch anerkannt werden kannst, wenn Du weniger für die andern machst und stattdessen mal an Dich denkst?

Du kannst sie nicht alle retten.[25]. Sie müssen selbst die Erfahrung machen, wie es ist, sich selbst aus einer Situation zu retten, ohne sicher zu sein, dass Du ihnen im Hintergrund ungefragt Deine Hilfe aufdrängst. Lasse sie ihre eigenen Erfahrungen machen und dränge Dich nicht mehr auf, ungefragt. Wenn nach Deiner Hilfe gefragt wird, darfst Du helfen, wenn Du das Gefühl hast, dass an dieser Stelle Deine Hilfe wirklich vonnöten ist. Wäge ab, wann kann ich eingreifen, wann soll ich einen Hilferuf ignorieren und wann muss ich das Geschehen einfach nur geschehen lassen, weil es in der Natur der Dinge ist, dass manche Dinge entstehen und wieder vergehen können? Ohne Vergehen kein Entstehen; und das

---

25) KALEA: Ich sehe vor meinem geistigen Auge eine Supermann-Figur, die mit ausgesteckter Hand fliegt, um die Welt in Windgeschwindigkeit zu retten. Ich bekam den Ausdruck "SUPERMANN-SYNDROM".

starre Festhalten verhindert den Fortschritt. Nimm den Druck aus Deinen Flügeln.[26]

Etwas langsamer geht es auch, und wenn Du die Geschäfte, denen Du nachgehst, egal ob beruflich oder geschäftlich, etwas bedachter tust – mit Andacht und Nachhaltigkeit –, wird es Dir wieder gelingen, in Deine innere Ausgewogenheit und wieder ins Hier und Jetzt zu gelangen.

Ein Ding nach dem anderen. Hetze nicht durch Deinen Alltag. Manchmal erinnerst Du daran, dass man sich selbst überholen kann. Das Genießen der Schönheiten, die das Leben als Mensch bietet, gehen somit verloren, und Du kannst Dich nicht an ihnen laben und erfreuen. Vor wem läufst Du wirklich davon? Vor dem Menschsein? Vor den Unzulänglichkeiten, die ein physischer Körper mit sich bringt? Glaubst Du wirklich, wir hätten Dich mit genau Deinem Körper ausgestattet, wenn für Dich ein anderer besser gewesen wäre?

Achtsamkeit mit Deinen Ressourcen sollst Du lernen. Zu hören auf Deine innere Stimme, die Dir immer die Signale gibt, wann Du zu ruhen, wann Du zu arbeiten hast. Wann es Zeit ist, für andere da zu sein, und wann die Zeit gekommen ist, die Hilfesuchenden von sich zu weisen, um sich erstens selbst zu schützen und zweitens den anderen die Möglichkeit zu geben, ihre eigenen Erfahrungen in dieser Welt zu sammeln.

Nimmst Du ihnen diese Möglichkeit, bestiehlst Du sie, an ihren Chancen spirituell zu wachsen – und die Lektionen müssen

---

26) ALFONS: Auch hier wieder mal eine hochintelligente, jedoch von niemandem zu verstehende Metapher meines geistigen Kollegen von der diesseitigen Welt. Hier ist gemeint, dass Ihr nicht immer unter Hochdruck alles sofort erledigen sollt, dass Ihr nicht mit voller Kraft alles tun müsst. Ihr verkrampft Euch dabei nur und Euch geht zu falscher Zeit die Puste aus. Das Wort "Flügel" ist sinnbildlich gemeint für das, was Ihr als "immer gleich in die Luft gehen" meint. Lass Deine Flügel leicht und anmutig schwingen. So kommst Du auch an's Ziel.

oder wollen sie machen. Der Zeitpunkt ist nur ein anderer, und Du wirst diese Ereignisse nicht von ihnen fernhalten können. Denn die Ereignisse wurden von ihnen gewollt und Du hast Dich ihren Willen zu beugen.

Sehe es als Herausforderung an, zu lernen, dass es auch ohne große Kraftanstrengung möglich ist, ein glückliches und erfülltes Leben zu führen. Niemand braucht Dir dann für Deinen Mehraufwand auf die Schulter zu klopfen; und wird es doch getan, geschieht es aus einer anderen Motivation heraus. Du brauchtest Dich nicht mehr zu beweisen, und die Anerkennung war lediglich die Sahne auf Deinem Dessert, das Du nur alleine für Dich kredenzt hast, aus der Freude heraus, für Dich etwas Gutes zu tun. Es sei Dir vergönnt – und ganz einfach, ohne jemanden retten zu müssen und den anderen zu beweisen, wie toll Du doch bist. Einfach nur so. Bedingungslos.

Es sprachen Manuel und Samuel in einer Stimme.

Bronchitis
Siehe auch: Asthma und Atmungsorgane

Die Verästelungen sind beschädigt, das Licht und die Masse kann die feinen Verästelungen nicht mehr passieren. Du hast Dich von dem Menschengeschlecht isoliert und führst ein Leben fernab und ohne Begeisterung. Welcher Spiegel wird Dir durch Dein Gegenüber vorgehalten? Hast Du Angst vor dem Blick in Dein Spiegelbild? Ist die Ablehnung des Gegenübers nicht letztlich eine Ablenkung von Deinem eigenen Ich?

Vermieden soll nun werden der Rückzug und die Einkehr. Du sollst nun wieder am Gesellschaftsleben teilnehmen mit all dessen Vorteilen und Konflikten. Die Konflikte, die Du offensichtlich meidest, sind dazu da, in den Spiegel Deiner Seele zu sehen, um zu erkennen, wer Du wirklich bist. Hast Du Dich gefunden oder jagst Du immer noch diesem Schatten der Perfektion hinterher?

Lasse Dich auf die Zwischenmenschlichkeit mit all ihren Schatten wieder voll und ganz ein. Es wird Dir zum Vorteil gereicht werden, wieder zu tratschen und zu flirten. Wenn Du es zulässt, kannst Du die zärtlichen Worte in Deine Richtung wieder voll und ganz annehmen. Vergiss die Unzulänglichkeiten und konzentriere Dich wieder auf Deine Mitte. Das Außen spiegelt Dein Innen – und Du bist auf Rückzug gegangen; Dir und der Außenwelt gegenüber. Das Versteck ist keine Lösung, dem eigenen Ich davon zu rennen. Vergiss die Scham und die Unwürdigkeit. Der Tisch ist für alle so reichlich gedeckt, dass es für alle bis in alle Ewigkeiten reichen kann, wenn Du die Gaben fließen lässt. Es ist genug da, die anderen damit zu überhäufen; letztendlich überhäufst Du Dich mit diesen vollen Gaben, wenn Du offen und ehrlich Dich wieder auf das Gesellschaftsleben voll und ganz einlässt.

Die Gaben bringen auch die Freude wieder ins Haus, damit Du wieder einmal so richtig durchatmen kannst und den Duft der Blumen, die so zahlreich Deinen Garten zieren, wieder in Dich aufnehmen kannst. Integriere die Zwischenmenschlichkeit wieder in Deinen Zellen. Ein tiefer Schmerz geht mit dem einher. Du sollst Dich jedoch wieder besinnen und die guten Seiten der Liebe und Zwischenmenschlichkeit wieder annehmen können.

Wie das Wort schon sagt: Die Interaktion zweier Wesen schafft ein neues, das zwischen den Wesen vermittelt. Es gibt Kraft und Stärke und so können wir die Einheit, die Göttlichkeit wieder leben und erleben durch das Gegenüber, das wir von uns gewiesen haben, weil wir den Spiegel nicht ertragen konnten. Doch nun ist es damit vorbei.

Du kannst Dich wieder darauf einlassen, andere Menschen mit Deinem Herzen zu berühren, ohne dabei die Angst zu verspüren, dabei verloren zu gehen oder sogar unter der vermeintlichen Starrheit des anderen Geistes zu leiden. Hast Du vergessen, dass das Gegenüber Dein Spiegel ist? Schau Dir diesen Spiegel genau an. Lächle ihn an und gib ihm was von Deiner Liebe, sie wird dadurch nicht minder, sondern vermehrt Dein Empfinden und die Annahme des eigenen Ichs.

Spieglein, Spieglein an der Wand. Freudvoll nehme ich Dich an und liebe Dich, denn Du bist das, was in mir ist. Du spiegelst mir, wie ich mich selbst betrachte. Ich lerne wieder, Dich anzunehmen und Dich zu schätzen. Damit ich mich selbst wieder annehmen kann mit allen Ecken und Kanten, liebe und akzeptiere ich mich. Dann kann die Luft wieder strömen und meinen Geist erhellen. Die Einheit ist wieder entstanden und ich bin wieder ein Teil von mir. Wie es sein sollte, vernetze ich mich wieder mit dem großen Geist, denn ich habe es verdient, geliebt zu werden, von

Dir, von mir und von Mutter Erde, die mich trägt und meinen Körper erfüllt. Amen. So sei es.

Es soll in Dir das Licht wieder entstehen und sich mehren, damit die Kette gewahrt bleibt und Du wieder am göttlichen Leben teilhaben kannst.

Es sprachen Manuel und Samuel in einer Stimme.

Brusterkrankungen

Die Mutter in Dir soll geheilt werden. Wer ist eine Mutter und was soll sie symbolisieren? Gibt es auf diese Frage überhaupt eine befriedigende Antwort? Den Weg zur Mütterlichkeit, die Erfahrungen mit der eigenen Mutter sollen geklärt werden, um Deine Mütterlichkeit zu heilen. Die Mutter ist in jedem. Auch in Dir. Man muss dazu nicht ein Kind gebären. Die Mütterlichkeit ist eine Tugend, die erlernbar ist auf dieser Welt. In Demut und in Liebe alles ertragen und doch dabei man selbst zu bleiben. Eine Kunst, die es zu erlernen gilt. Die Zurückhaltung und die innere Sperre, sich über die Dinge zu erheben, sollen gewahrt werden. Ein Akt der Mitte soll gefunden werden. So wie eine Mutter liebt, liebt auch Gott – und Gott sind wir alle. Wir haben es nur vergessen. Doch die Eigenliebe soll über allem stehen. Die Mutter soll nicht beherrschen, sie soll aber auch nicht beherrscht werden. Das ist die Kunst, dieses zu erlernen. Diese Aufgabe ist wahrlich die größte Herausforderung, die es auf dieser Welt zu meistern gilt. Egal, ob Du nun Kind oder Mutter bist, es ist einerlei – von einer höheren Warte aus betrachtet ist alles gleich. Es ist nur der derzeitige Fokus, der in diesem Moment betrachtet wird. Lass die Mütterlichkeit, den Anteil, der im Moment schmerzt, zum Vorschein kommen. Warum haderst Du mit der Mütterlichkeit so? Ist eine Grenze nicht gewahrt worden und musstest Du Dich in Dein Schneckenhaus zurückziehen, damit Dein Fleisch und Blut zufrieden ist?

Wir sind alle Mütter und gebären den Atem des Lebens, tagtäglich. Immer wieder und wieder ist es ein Geschenk an alle, wenn Du einen Schritt vor den anderen setzt und etwas in dieser Welt umsetzt.

Hast Du schon jemals eine Bedingung an ein Lächeln geknüpft? Wenn ja, dann war es kein Lächeln. Die Bedingungslosigkeit sollte immer im Blickfeld gehalten werden. Bedingungslosigkeit bedeutet für jeden individuelle Freiheit. Freiheit, Dinge zu tun, weil man es gerne möchte, und nicht, weil man dazu gezwungen wurde. Überprüfe Dein Verhältnis zu Deiner Mutter. Fühlst Du Dich zu Taten verpflichtet, weil Dir gegeben wurde oder weil sie Deine Mutter ist? Mit welchem Recht verfügt sie über Deine Freiheit und Du über ihre?

Ist es wirklich euer Recht, euch gegenseitig zu beschränken und zu behindern? Sollten die Taten vielleicht doch aus bedingungsloser Liebe zueinander passieren und nicht aus einem Pflichtbewusstsein heraus? Wer schränkt wen ein und wer lässt sich beschränken? Die Menschen sind dazu aufgefordert, jeden Tag zu überprüfen, ob sie aus der Freiheit heraus entscheiden, oder ob ihr Handeln ein Resultat von Kompromissen, Verpflichtungen und Abhängigkeiten ist. Wenn eine Tat aus Liebe ist entstanden, bringt es den Empfänger in Gleichklang mit dem göttlichen Ursprung. Er fühlt sich befreit und erleichtert, und kann somit die Gabe annehmen. Ist an das Geschenk eine Bedingung geknüpft, fühlt sich der Beschenkte minderwertig und übervorteilt, denn er ist nun verpflichtet mit anderen Taten, die er in diesem Moment nicht aus dem Herzen heraus tun kann, auszugleichen. Aus dieser Situation entsteht Minderwertigkeit, die den göttlichen Ursprung in jeden von uns negiert und verschleiert. Zu finden ist die Göttlichkeit hier auf Erden, wenn wir lernen können, in Frieden und Freiheit das zu tun, was uns im Moment am besten tut, und nicht das, was von uns erwartet wird. Wenn Du schenkst, dann schenke in Liebe, ohne Erwartung von Dankbarkeit und Vergeltung. Wenn Du beschenkt wirst, dann mache Dir klar, dass Du es bist, der über die Annahme des Geschenkes entscheidet – und nicht der Beschenkte.

Du musst Dich nicht für ein Geschenk revanchieren, auch wenn es von dem Schenker erwartet wird. Vergiss es nicht, denn Du bist der, der über Deine eigene Freiheit zu bestimmen hat.

Du bestimmst, ob Du Dich versklaven lässt oder ob Du Dir Deine Freiheit bewahrst.

So sei es. Amen.

Es sprachen Manuel und Samuel in einer Stimme.

Burnout

Burnout ist viel tief greifender als andere Krankheiten. Es umfasst das gesamte System. Sie ist viel tief greifender als Depression oder Krebs, denn sie ist nahezu aller Anfang Ende. Sie steht am Anfang und signalisiert ein Auseinanderdriften eines Menschen und ein Außerachtlassen der eigenen Bedürfnisse und ein übertriebenes Pflichtbewusstsein gegenüber Normen, die ein anderer Mensch, eine andere Organisation, ein anderes Gesetz geschaffen haben.

Man vergisst sich selbst, gibt sich auf und verlernt den natürlichen Zugang zu sich selbst. Aber warum tun Menschen sich das an, ist die Frage, die man sich stellen sollte. Und nun sind wir schon auf der falschen Seite der Betrachtung.

Glauben Sie wirklich, Sie sind hier nicht angesprochen?[27] Sie verweigern sich, über sich selbst nachzudenken, und schieben es auf das unpersönliche "Es".

Ja, genau Sie sind damit gemeint. Glauben Sie wirklich, Sie könnten sich aus Ihrer Verantwortung stehlen und unpersönlich

---

27) *KALEA: Ich konnte zunächst rational nicht erklären, warum die Dreieinigkeit der Geistwesen Manual-Samuel-Kalea, die diese Botschaft durchgaben, plötzlich in die unpersönliche Anredeform "Sie" übergingen. Es scheint so, dass sie damit bewusst demonstrieren wollten, dass "Sie" fremdgesteuert sind, womit der Abstand zu sich selbst deutlich gemacht werden soll; während das "Du" immer die Seele direkt anspricht. Später im Channeling folgt die Auflösung dieser Besonderheit der Anrede.*

über diese Angelegenheit sprechen? Glauben Sie wirklich, Sie wären nicht damit gemeint? Ich sehe Sie, wie Sie sich umdrehen, um hinter Ihnen nach anderen möglichen Betroffenen zu suchen.

Aber in Wahrheit ist jeder, nahezu jeder damit gemeint. Vergessen Sie Ihren Stolz und kommen Sie näher heran, um diese Angelegenheit ganzheitlich zu betrachten. Es geht nicht um Sie, sondern es geht um Dich.

Der Unterschied macht die Betrachtungsweise zu sich selber aus. Mancher hat verlernt, sich ganz ehrlich zu betrachten, da der Blick auf das unpersönliche Es gerichtet scheint. Der Schein und die Scheinwelt verursachen dieses Phänomen, das Burnout genannt wird. Dieses kann nur geschehen, wenn Du Deine eigene Herkunft, Deine Bedürfnisse und Talente komplett verweigerst und diese gegen eine gefällige, allgemein als schön geltende Maske tauschst: wenn Deine Identität komplett verleugnest und nur zu funktionieren versuchst.

Herzlichen Glückwunsch, Du hast auf allen Ebenen Dein Sein verleugnet und Deine Wertschätzung anderen Individuen entgegengebracht. Fremde Bedürfnisse stehen eher im Vordergrund, als Dein eigenes Fortkommen. Glaubst Du wirklich, jemand anderes kann Dich am Fortkommen behindern, da Du es Dir nicht eingestehst, vollkommen, großartig und perfekt sein zu dürfen, wie Du es schon bist?

Nichts gehört verändert, verbessert, "getuned", nichts verbessert, verschönert, "upgegraded". Du bist, wie Du bist, ein vollkommenes Wesen und wunderschön, so wie Du bist: auch, wenn ein Ohr dem anderen nicht gleicht; auch, wenn die Schulnoten von der Bestbeurteilung abweichen; auch, wenn Du Flecken an Deiner Kleidung hast. Du bist so, wie Du bist, und das ist wunderbar. Du brauchst nichts zu verändern, um als ein geliebter Mensch zu gelten. Du bist es und warst es immer. Niemand hat das Recht, an Dir zu zweifeln und zu hadern – selbst Du nicht! Vergewissere Dich, nichts an Dir ändern zu müssen, um die Liebe in anderen zu finden. Diese Liebe ist vergebens, denn sie ist nur im Außen.

Die innere Liebe darf Dich erfüllen und nähren. Nichts dafür brauchst Du zu verändern, nichts zu verstecken. Denn Du wirst Dich als liebenswert empfinden, wenn Du den wahren Kern in Dir erkennst. Der Kern, der Dich immer schon geliebt hat, obwohl vielleicht andere Menschen Deine Taten als nicht perfekt angesehen haben. Dies ist nur der Spiegel für sie selbst, lasse Dich nicht von ihrer fehlgeleitenden Liebe täuschen. Du brauchst niemandem zu gefallen. Nur Du sollst Dich in Deiner Haut wohlfühlen. So schwinden alle Vorurteile gegenüber Dir und Deinen Mitmenschen, jeder Argwohn, jede Lästerei, jede Lüge und jeder Betrug. Wenn alle Menschen sich so lieben würden, wie es für sie wünschenswert wäre, gäbe es keine Kriege, keine Nöte und keine Zwänge, denen sich so mancher ausgesetzt fühlt. Niemand müsste sich unter Beweis stellen und sich offensichtlich überarbeiten, nur wegen ein wenig Anerkennung und "Wertschätzung". Hast Du das wirklich verdient, zu kriechen, zu leiden und zu vergessen, wer Du wirklich bist? Ordne Dein Leben lieber so aus, wie es Dir gefällt.

Richte Dich nicht nach Normen, die Dein Leben einschränken. Lasse Dich auf dieses Abenteuer Leben ein, in dem niemand beschränkt wird von Vorstellungen anderer. In Wirklichkeit hast Du Dir diesen Raum geschaffen, damit Du lernst, wie es sich anfühlen müsste, zu sich selbst zu stehen, anstatt das Leben anderer zu leben. Richte Deine Aufmerksamkeit auf die Dinge im Leben, die Dich erfreuen. Labe Dich an den Genüssen, die Du als erstrebenswert auserkoren hast, und überanstrenge Dich nicht bei der Sicht auf das Gute. Das Gute für Dich ist mit geringen Mitteln erreichbar. Du brauchst Dich dafür nicht übermäßig anzustrengen, denn das Gute kommt wie ein Hauch in Dein Leben geschneit; das Falsche musst Du Dir mühsam erarbeiten. Amen.

Es sprachen die Geistwesen Manuel, Samuel und Kalea in einer Stimme.

Cellulitis/Welke Haut

Die wahre Ursache hat man behoben, indem man sich auf das einzig wahre Wohl und den Einklang mit der reinen feinen Unendlichkeit des Seins, und sich nicht mit der Vergänglichkeit des Seins und des Körpers, beschäftigt. Wer sagt denn, dass es ein Problem sei, wenn die Haut welkt und für den Betrachter, der es so sehen möchte, ein welkes Bild ergibt? Es ist Ansichtssache, wie Du Dich selbst betrachten willst. Als perfekt, als makellos, als mondän, als unsterblich, als unverwelkbar, als ein Ebenbild der Götzen, die Dir vorgeben, wie Du auszusehen und zu agieren hast. Die geistige Welt kennt kein Gleichnis für das Bild Cellulitis, denn diese Vorstellung als Krankheit, als Makel, ist nur in Deinem begrenzten Kopf entstanden. Mancher hat sie, mancher nicht. Und das Vorhandensein oder Nichtvorhandensein gibt keinerlei Aufschluss über die Wertigkeit, die ein solches hervorbringen könnte. Du könntest Dich viel lieber mit den schönen und für Dich perfekten Stellen Deines Körpers beschäftigen, als auf jene Bereiche zu schielen, die für Dich nicht in das Klischee einer schönen, begehrenswerten Person passen. Nimm Dich in Deiner Fülle und Ganzheit an. Vielmehr sollst Du Dich mit Deinen schönen Aspekten beschäftigen und Dich somit in Deiner Größe und Einzigartigkeit als vollwertiges Mitglied der Gesellschaft annehmen. Wen kümmert wirklich Dein Aussehen? Vielmehr wirst Du wohlwollende Blicke Deiner Umgebung ernten können, wenn Du Dich innerlich groß machst und Dich Deiner wahren Schönheit und Vollkommenheit erinnerst. Du bist gut und großartig, so wie Du bist. Du bist ein einzigartiges Wesen, das keinerlei Verbesserung bedarf. Du benötigst kein Upgrade und keine Verschönerungskur. In unseren Augen und in den Augen Deiner Mitmenschen bist Du das allerschönste Objekt Deines Ichs. Nur wenn Du in Deiner Weite und Gelassenheit über so manche Stellen frei und sorglos über die Flure des Lebens schreiten kannst, bist Du auch imstande, den wahren Kern der Schöpfung zu erkennen. Du bist geführt und so geliebt, wie Du bist. Wenn Du an Deinem Körper welke Stellen entdecken möchtest, ist es Deine Entscheidung. Dies hält Dich aber davon fern, Dich als gleichwertig neben den anderen Mitmenschen zu sehen. Fällt oder steigt Dein Wert, wenn Du Deinen Idealen entsprichst? Sind es Deine Ideale, oder sind sie geprägt durch das Hörensagen von jemandem Fremden, der diese Stellen an Dir nicht mag? Hat sich jemals jemand über diese Stellen, die Du an Deinem Körper nicht magst, echauffiert? Waren es Freunde, Familie oder Bekannte, die Dein Antlitz ins Lächerliche gezogen haben, oder war es das vernichtende Urteil, das von fremder, unsichtbarer Hand gebildet worden ist, um die Menschen in gut oder minderwertig einzuteilen? Wenn Du ein Kind Gottes bist, wieso sollte dieser mehrere Gattungen von Menschen erschaffen? Wenn Du ein Ebenbild Gottes bist, gibt es folglich vielleicht auch Teile Gottes, die minderwertig zu betrachten sind? Oder sind es vielleicht genau diese Stellen, woran man die wahre Liebe Gottes zu sich selbst erkennen lernen darf, um sich in seiner Gänze anzunehmen und auch die für sich selbst unschönen Stellen liebevoll zu umarmen und mit Liebe zu füllen? Sind es vielleicht genau die Stellen, die Dich dazu bringen sollten, die wahre Schönheit in Dir und die Vergänglichkeit des Körpers zu erfahren? Sind wir doch Seelen, die sich im göttlichen Einklang immer wieder dazu entschließen, ein vergängliches Kleid anzuziehen, um so die wahre Größe des Seins und der Unvergänglichkeit im Geiste zu erkennen und erfahrbar zu machen. Amen.

Es sprachen die Geistwesen Manuel und Samuel mit einer Stimme.

Depression

Das Gleichgewicht zwischen den Welten, der Mächte und des Erschaffens soll wieder hergestellt werden. Der Mensch, der an Depression leidet, hat sich vergangen daran, das Leid und die Ohnmacht an sich zu heften und mit ihr hausieren zu gehen an jeden Ort, an dem Gleichmütigkeit und Groll erwünscht sind. Er setzt sich freiwillig in ein tiefes Loch und lässt die Spiele, die er einst so befruchtend und genial fand, außen vor und widmet sich weiterhin nur den Dingen, die ihn mehr und mehr belasten, die Macht und das Ansehen schwinden lassen. Und er legt sein Augenmerk nur auf das Verderben und das Dahinsiechen. Seiest Du davon betroffen, leg den Rotstift weg und widme Dich wieder den schwarzen Zahlen. Ein Verbessern und verändern Deiner Bilanz soll helfen, wieder in Deine Mitte und in den Segen der Götter zu kommen. Ja, genau Du bist gemeint. Du hast gedacht, Du könntest den gleichen Pfad weiter beschreiten, ohne dass es in Deiner Umgebung auffällt. Depression ist eine Krankheit des Herzens und der Seele. Es ist die höchste Erscheinung von Abwesenheit des Lichtes, vollkommene Dunkelheit und Verderben. Und das wolltest Du verbergen? Vor wem solltest Du es verbergen? Der Gestank ist schon von Weitem wahrzunehmen. Es ist ein süßlich verwesender Geruch, der durch jede Ritze und Faser dringt und Dich vereinnahmt; im Schlechten wie im Guten.

Es ist nun an der Zeit, das Wehklagen und das Geschrei für ein und allemal zu begraben. Steh zu Deinen Stärken, die Du mitbekommen hast, um auf dieser Welt nicht nur bestehen, sondern das Getreide reich einfahren zu können in Deine eigene Scheune Deines wunderschönen Hofes, dessen Wege gepflastert sind mit einigen Hindernissen, die jedoch zum Heil und zur Heilung führen können, wenn Du sie als solche wahrnimmst und tapfer, voller Hingabe und Elan sie beschreitest mit der goldenen Lanze in der Hand, die gegeben worden ist, um den Weizen zu schneiden und das Brot unter den deinigen zu teilen.

So soll es sein, dass Du ab sofort der Lanzenträger bist. Aus der alten Schwäche kann Stärke werden. Schwäche ist nur die andere Seite der Münze, Du brauchst sie nur umzudrehen und Deine Schwäche zu Deiner Stärke zu machen. Wie es schon die alten Mächte verheißen: lass Dich auf Deine Stärke ein. Hinterfrage nicht den Gegenstand Deiner Stärke. Falsch ausgelebte Vorlieben und Neigungen führen nur zum Misserfolg. Du sollst die göttlichen Gaben in aller Ehrfurcht und Demut dem Volke darbringen. Du sollst auf Dein Inneres hören, es weist Dir den Weg, Deine Talente so umzusetzen, dass sogar Du zufrieden sein kannst. Zufriedenheit ist wenigstens schon ein Anfang. Wenn Du ganz und gar auf Deine innere Stimme hörst und die Zwischenrufe, die aus den falschen Reihen geträllert werden, ignorierst und Dich nur an die Anweisungen Deines inneren Geistes, Deiner Göttlichkeit, Deines Friedens und Deiner Einkehr hältst, so werden sich die Himmelstore öffnen und Dich mit reichlichen Gaben überschütten, bis Du damit bedeckt bist und Du reichlich daran Dich gelabt hast.

Es ist die Essenz in Dir, die Dich bringen soll zu Deinem inneren Reichtum, Deiner Fülle und Deinen Glanz, der den gesamten Raum durchdringt, den Du bestellst mit Deinem Pflug auf Deinem Acker, der einzig alleine nur für Dich da ist, damit Früchte gedeihen können, die Deiner würdig sind und ein Ebenbild Gottes darstellen.

So viel wurde gesprochen von Hindernissen. Hindernisse sind dazu da, Dich im wahren Glauben zu Dir selbst zu stärken und die Antennen zu verfeinern zu Deiner inneren Stimme, die Dich leiten möchte in Dein totales Glück, Vorhaben und Projekte nach Deiner Vorstellung und Deinem Geschmack umzusetzen. Es sei Dir gegeben eine Portion Mut. Setz ihn um in Deinen Ideen, die entsprungen sind aus dem höchsten Wohl der Menschen, damit es Fleisch werden kann, Blut und Gebein Christi. Damit die Göttlichkeit in Dir wieder gebären kann ein Kind: ein Kind der Freiheit und des Wohlstandes, ein Kind des Einklanges mit dem Urton, der alles durchwirkt und bestimmt die Gezeiten und die Lage der Gestirne.

So sei es und nicht anders. Amen.

Es sprachen Manuel und Samuel in einer Stimme.

Diabetes
– Zuckerkrankheit –

Liebes Kind, grabe nicht in der alten Kiste, die Du vollgeräumt hast mit altem Gerümpel und Erinnerungen. Lass Dich auf neue Abenteuer ein und trauere nicht dem Alten nach. Begebe Dich auf die Abenteuerreise und vergeude Deine Kraft nicht an Dinge, die Dir schaden und Dich schwächen. Du sollst in Fülle und Liebe Dein Leben mit all dem ausfüllen, was Dein Herz begehrt. Nimm den Nektar des Lebens und verteile ihn auf Deinem Plan, die Dinge umzusetzen, die Du Dir vorgenommen hast. Es gibt überhaupt keinen Grund, auf die guten Dinge, die Dich beflügeln und Dir dienen möchten, zu verzichten, nur weil Du einst Dich dazu entschieden hast, die Unzufriedenheit und den Groll in Deinem Leben zu integrieren. Hör damit auf, den Lächerlichkeiten nachzuhängen, und orientiere Dich lieber an den schönen und weisen Dingen, die das Leben Dir bescheren möchte. Die Tore des Himmels stehen für Dich offen, Du brauchst nur hinaufzuschauen, um die Gaben, die zu Dir herunterlachen, in Freude und Selbstverständlichkeit anzunehmen, entgegenzunehmen und Dich daran zu erfreuen. Und denke gar nicht daran, wegen des Annehmens Dir wieder ein schlechtes Gewissen einzureden. Das steht Dir im Wege und soll tunlichst beseitigt werden. Nimm das Geschenk an, das Dir zusteht, und verteile es genussvoll unter Deinesgleichen; auch sie möchten vom süßen Nektar probieren und sich laben an Deiner Großzügigkeit.

Die Großzügigkeit, die Du anderen darbringst, wird überschwappen auf Deine Gewohnheiten und Wünsche. Wünsch Dir was, und es wird geschehen. Nimm die Zweifel raus und versuche Dich an der Umsetzung, und Du wirst bald sehen, dass das Ersehnte schnell ein Teil Deines Lebens wird und bleibt, solange Du Dich für wertvoll betrachtest und jeglichen Zweifel darüber unterm Teppich des Vergessens verbirgst. Der Geiz und der Groll, die Du einst gepflegt hast, hindern Dich an der Umsetzung Deiner Fülle. Schneide Dich davon frei. Der Groll hindert Dich an vielen guten Dingen; er ist für nichts gut. Lass ihn gehen in voller Achtung und Vertrauen darauf, dass sich dann die Himmelspforte öffnet und Dich überschüttet mit all dem Guten, was Dein Herz sich wünscht.

Dein Herz ist das Ausschlaggebende im Leben und nicht der Geist, der Dich getrieben hat in Unzufriedenheit und Argwohn. Befreie Dich von all Deinen Ängsten des Verhungerns. Es ist für Dich gesorgt. Der Geiz spiegelt Dir die Fülle, die Du nehmen sollst, in voller Achtung und Demut vor dem Geschenk, was man Leben nennt.

Viele Kleinigkeiten machen ein großes Bild. Konzentriere Dich nicht auf den großen Schritt, sondern sehe Deinen Weg als eine Aneinanderreihung von vielen Teilerfolgen; so bleibt das Gefühl des Mangels aus und wartet auf ein anderes Opfer. Halte Dich davon fern zu glauben, Du seist im Mangel. Hast Du schon jemals Mangel erlitten? Die Polaritäten sind stets ausgeglichen und erwarten von Dir, dass Du vertraust, dass das Vorhandene im Moment das genau Richtige in der richtigen Dosis darstellt. Nimm die Zweifel und nagele sie an eine Wand, damit Du sie täglich überprüfen kannst, ob sie zu Dir passen oder ob Du nun ein selbstbestimmtes und erfülltes Leben führst. Alles, was geschehen ist, ist deshalb geschehen, damit Du erkennst, dass das Glück bereits vor Deiner Türe steht und erwartet, dass Du ihm die Tür öffnest und es hereinbittest. Kaffee und Kuchen sollst Du diesem geliebten Gast bereiten und ihn wieder gehen lassen, wenn die

Zeit gekommen ist, Abschied zu nehmen, damit ein anderer Gast, der wiederum andere Gaben für Dich bereithält, sich an den reichgedeckten Tisch setzen kann. Es ist alles im Fluss – erkenne es und lass Dich vom Strom der Liebe und des Glückes treiben an die Stelle, die Du für diesen Moment für stimmig und angenehm empfindest. Dort sollst Du so lange verweilen, bis es Dich wieder an einen anderen Ort treibt, den Du besuchen darfst ohne Reue, den anderen aufgegeben zu haben, in Erwartung, dass sich ein weiteres Abenteuer einstellen wird.

Es sprach das Geistwesen Manuel.

Ekzem
– Hautkrankheiten/Juckflechte –

Das "Kind-Sein" ist zu kurz gekommen und somit auch die Unbeschwertheit im Denken. Es umgibt Dich eine dunkle Wolke an Gefühlen über Deine Herkunft, dass Du getadelt und verachtet worden bist. Die Leichtigkeit im Sein und das Angenommen-Sein ist Dir abhandengekommen. Wie Du wirklich bist, das sollst Du leben, und nicht wie Du glaubst, sein zu müssen, um sich somit eine Maske aufzusetzen, um den Anforderungen der Allgemeinheit zu entsprechen. Du musst Dich nun mit dieser Unperfektheit, mit diesem Tadel auseinandersetzen – und Du bist nun gefordert, die Scham und die Standesdünkel endlich abzulegen und Deine innere Freiheit, ohne Verpflichtungen Deiner Familie gegenüber, zu leben. Unter den Verpflichtungen sind nicht die Versprechen gemeint, sondern die Art und Weise, wie Deine Familie es gewohnt ist zu leben, sich selbst einzuschätzen und sich wertzuschätzen. Du hast diese Normen übernommen und kannst mit diesem Tadel nicht leben. Deine Vorstellung ist eine ganz andere und deshalb fängt Dein Antlitz an, Dich darauf aufmerksam zu machen, dass Du dabei bist, die Werte Deiner Eltern zu übernehmen – und nicht Deine Vorstellung von Deinem Wertesystem umzusetzen.

Du brauchst Dich für nichts in Deinem Leben zu schämen. Glaubst Du wirklich, Du müsstest Dir diesen Tadel sichtbar machen, weil Du Dich nicht wert fühlst, so zu sein, wie Du bist? Und musst Du Deine Unperfektheit nach außen tragen, damit auch alle sehen, dass Du ein Problem mit Deiner Wertigkeit hast? Sollen alle auf Dir herumhacken und Dich als gefundenen Schuldigen für ihre eigenen ungelösten Baustellen betrachten, um von sich selbst abzulenken, indem sie Dich tadeln? Willst Du Dich wirklich dafür hergeben, dass andere mit Dir machen, was ihnen gerade einfällt, und sie über Dich lästern können und Du nun wirklich Deine Minderwertigkeit im Außen gespiegelt siehst?

Denn diese Wertschätzung, die nun wieder dringend vonnöten wäre, sollst Du nun wieder finden und mit Dir wieder eine Allianz des Glanzes und der Schönheit eingehen. Glaubst Du wirklich, Gott hätte unterschieden zwischen gut und minderwertig, als er die Menschen geschaffen hat, damit sich die einen über die anderen erbauen und somit selber werte Vorteile für sich lukrieren? Nein – das wurde von all jenen gemacht, die in der Minderwertigkeit ihren Glanz und die Fülle nicht erkennen konnten.

Egal von welcher Seite aus betrachtet, ob von der Habgier oder der Armut: Es steht die Minderwertigkeit im Vordergrund und Du hast geglaubt, diese Minderwertigkeit übernehmen zu müssen, weil Du der Nachfahre Deiner Eltern bist, die schon immer Dir die Minderwertigkeit suggeriert haben.

Was soll schon aus Dir werden? Und damit auch keiner auf die Idee kommt, Dich auf einen goldenen Stuhl zu heben und Dir das Zepter der Weisheit und des Wohlstandes, der Vollkommenheit und der Einheit in die Hand zu legen, hast Du Dir Strategien zurechtgelegt, dass niemand in Dir diese Göttlichkeit zu erkennen vermag.

Es gibt viele Makel, die Du Dir über die Zeit zugelegt hast. Einer davon liegt nun zur Betrachtung vor Dir und soll Dich daran erinnern, dass Du Dir keinen Makel mehr zuzulegen brauchst. Denn es ist für Dich nun eine Richtungsänderung möglich, indem Du einen anderen Weg aktiv einschlägst. Dieser erste Schritt bedarf einer aktiven Entscheidung. Das heißt: Du sollst nun endlich Taten setzen, Taten, die Deine Liebe und Wertschätzung gegenüber Dir selber unterstreichen und somit Deiner Seele signalisiert wird, dass Du Dich nun wirklich wertschätzt und dass es auch Dein Recht ist, Dich so zu lieben, wie Du bist.

Egal auch, welche Vorzeichen, Deine Herkunft und Dein Stammbaum Dir mit in die Wiege gelegt wurden. Es ist egal. Denn Du bist aus dem Licht entstanden und sollst auch das Licht leben, indem Du nun endlich Dich als wichtig und richtig empfindest und Dich in die besten Kleider hüllst, damit Dein innerer Reichtum sichtbar wird und mit jedem Blick in den Spiegel Deine Göttlichkeit hervorgehoben wird – und Du es dadurch nun endlich annehmen kannst, dass Du ein ganz wertvoller Mensch bist, der einfach gelernt hat, sich selbst voll und ganz anzunehmen, wie er ist; einfach göttlich und weise. So sei es.

Es sprachen die 3 Weisen[28], die den Weg nun endlich zu Dir gefunden haben, damit Du nun endlich aufwachst und Deine innere Schönheit annimmst. Amen.

---

28) KALEA: Ich hatte Manuel und Samuel um dieses Channeling zum Thema "Ekzem" gebeten. Überraschenderweise hatten sich hier jedoch andere Geistwesen zu Wort gemeldet, die sich "die 3 Weisen" nannten.

Epilepsie
– Fallsucht, Krampfleiden –

Es will so sein, dass es ein ganz langer Weg von Ungereimtheiten und Missverständnissen ist, der Dich getrieben hat zur Einkehr und Ruhe vor den Herrn, damit Du Dich nicht vergiftest von dem Alltagstrott.

Es ist so schön auf dieser Welt. Du sollst Dir es jederzeit vor Augen halten, dass Du ein Erdenmitglied der ersten Generation und vollkommen unverdorben bist. Gehe mit Deinen Sorgen hausieren und verbreite sie unter den Gnädigen, die sie transformieren sollen.

Denn zur Stunde des Herrn sei es gedacht, dass Du sie unter dem Himmelszelt verarbeitet hast. Denn Du bist Licht, das gekommen ist, um zu wohnen unter den Lebenden und Sterbenden auf dieser Welt und Destination.

Sei froh, es werde Licht unter den Leidtragenden, Verschwiegenen und der Dagebliebenen, die umherirren, ohne zu wissen, wohin sie gehen müssen. Sei Dir allzeit gewiss, dass Du bist des Sternenkindes Anfang und dass Du leuchten sollst unter den Irrlichtern, die Dich auffressen möchten, denn sie wissen es nicht anders.

Es sei, wie es sei. Du solltest nun die Allmacht annehmen und in Verschwiegenheit das tun, was Dir aufgetragen sei. Herrschen und in Frivolität das Leben genießen, das sei Dir angedacht, denn es ist Zeit, den Nektar, den Du Dir nun endlich verdient hast, nach so vielen Jahren der Entbehrung zu genießen; das sei nun Deine Aufgabe. Lebe es. Es ist vollbracht. Die Unendlichkeit und die Vollkommenheit Deines Seins sollst Du genießen und ausschöpfen, bringen unter das Erdenvolk und lehren, was die Menschheit zu lernen noch erfordert.

Du bist aus reinem Licht und hast das Licht der Götter inne. Vergiss das nicht. Du hast das Gewand der Vollkommenheit abgelegt, um hier zu weilen; und die Erdendwicklung sollst Du vorantreiben, da Du die Batterie und der Motor bist, der das zu tun hat.

Genieße diesen Moment, der ist gekommen, nach so viel Arbeit, die Du als Seele auf dieser Erde gemeistert hast. Es war so viel Gram und Kraft, die Du als Erdentier hier auf diesem Planeten schon investiert hast, und es ist nun genug.

Lebe Deine Göttlichkeit in vollen Zügen und ohne Reue auf das, was Du erfahren und schon gelebt hast. Alles war notwendig, damit Du die Kunst erlernst, in Demut zu leben; denn alles ist aus einem Geist und aus einem Hauch entstanden. Nimm es an, es gehört zu Dir. Streife die Sterblichkeit ab, denn sie steht Dir nicht mehr.

Nimm es an, nimm es an, nimm es an!

Gott ist bei Dir und es werde Licht in diesem Moment, denn das Kind Gottes ist nun auferstanden, um zu leben unter den Halbtoten. Es ist nur mehr ein Hauch.

Vertraue darauf und gehe den Weg des Geringeren.[29]

Namaste.[30]

Es sprach das Geistwesen Manuel.

---

29) ALFONS: Auch wenn es noch so sehr nach einer verstandesmäßigen Erklärung schreit. Hier wollen wir keine weitere Erläuterung geben. Das musst Du nicht verstehen, sondern fühle tief mit Deinem Herzen und Du wirst wissen.

30) ALFONS: "Namaste" kommt aus dem Sanskrit und bedeutet so viel wie: "ich sehe das Göttliche in Dir und durch Dich auch das Göttliche in mir."

Erkältungskrankheiten

Mein Kind, eine Erkältung geht mit einer starren Unbeweglichkeit der Unvollkommenheit einher. Du wirst Dich laben an des Nektars Süß, jedoch nicht an dem einfältigen Geschwätz, das Dich umschwirrt und Deine Sinne vereinnahmt in der Nacht, wo sie gegangen sind in die Lüfte - und das Schweigen vereinnahmt sie und nimmt sie weg in den kalten, eisigen Palast[31].

Es will wohl sein, dass Du es bist, die eingehen muss die Eintracht über das, was wirklich ist und scheint. Sprich ein Wort und es werde Licht. Licht am anderen Ende eines dunklen Tunnels, der durchführt durch des Herzens Bein und Gram. Es sei Dir zugedacht, dass Du eingehst das Wort der Gerechten und richten wirst über jene, die kommen mögen, um Dich zu straucheln und zu verachten.

Sei zuversichtlich, es wird kommen die Stunde der Kraft und der inneren Einkehr, in der Du Dich wirst entscheiden, nach des Meisters Ehr' und Tadel zu gehen einen Weg, der Dir zuvor noch unbekannt war und nicht gesehen wurde.

Alle Veränderung ist der Anfang einer neuen wundervollen Ära, die Dir gegeben worden ist, um zu wachsen und umzukehren in die Gasse, die Du erwählt und ausgesucht hast. Am Ende lichtet sich der Schleier und die Nase tropft nicht mehr. Die Ohren sind

---

31) KALEA: Ich bekomme ein Bild von einem Palast aus purem Eis mit hohen Türmen, vollkommen durchsichtig.

nicht mehr taub und Du kannst Dich besinnen auf Deine Sinne, die Dir zutragen das Geschwätz des Neuen und der Leichtigkeit des Seins und der Unsterblichkeit. Alles ist unsterblich, wir haben es nur vergessen. Selbst der Gedanke[32] stellt die Unendlichkeit dar, indem er kommen mag in der Nacht, um sich zu vereinigen mit des Geistes Wiederkehr aus den Tiefen, aus dem er einst kam. Wie eine Schlange schlängelt er sich zu Dir und befruchtet Deinen Geist und Dein Gemüt. Lasse es zu und Dir wird es gut ergehen, wenn Du Dich auf das Neue, was schon immer da war, einlässt und es keimen lässt in vollkommener Vertrautheit und im Glauben daran, dass das Gute in Dir entsteht. Auch in der Stunde der vollkommenen, vermeintlichen Dunkelheit geschieht es, dass Du erhellt bist – und beschützt durch das Tal der Vergesslichkeit wanderst, um zu erhaschen die Glückseligkeit, indem Du vertraust und friedvoll zu Dir selbst den Kopf einziehst, um nicht zu stoßen an des Henkers Balken.

Sei zuversichtlich und hadere nicht, denn alles ist aus einem Geist und er geschieht in Dir, wenn Du es zulässt und Dich nicht dagegen aufbäumst und flüchtest in die Dunkelheit der Gedankenlosigkeit, die Deine Sinne vernebelt und Dich dicht macht gegen die neuen Einflüsse. Sei wie ein Kind, was gesehen hat des Morgens neues Spiel, das einzig und alleine dafür gemacht wurde, dass Du Dir guttust und Du Spaß am Leben und an der Liebe erfahren darfst. So soll es sein – und gehe in Frieden in die Freiheit des Geistes.

Namaste.

Es sprach das Geistwesen Manuel.

---

32) KALEA: Ich erhalte ein Bild von einem Seidentuch, das im Wind durch die Lüfte fliegt.

Fehlstellungen
– Allgemein –

Das rechte Maß muss gefunden werden. Ob Frieden oder Krieg, das rechte Maß ist immer in der Mitte. Warum hast Du Dich so sehr aus dem Lot begeben? Warum hast Du Dich in Gefilde vorgewagt, die Dir nicht behagen? Obwohl Du es wusstest, hast Du Dich aus dem Gleichgewicht bringen lassen. Hinterfrage: Aus welcher Motivation heraus hast Du dieses Ungleichgewicht zugelassen? Aus welchem Schmerz heraus hast Du so reagiert, um in dieses Ungleichgewicht zu kommen? Wem dient diese Disbalance wirklich? Warum möchtest Du aus Deiner Mitte fallen? Bist Du es nicht wert, in der Mitte zu ruhen? Bringen Dich die Selbstzweifel soweit, Dich aus der Mitte zu recken, bis Du das Gleichgewicht verlierst?[33]

Die Kraft liegt in Dir, nur in Dir alleine – schon seit Urzeiten. Hinterfrage den Grund für Dein Unwohlsein. Waren es die Meinungen, die Fehlinterpretationen Deiner Mitmenschen, die Dich aus dem Gleichgewicht geraten haben lassen? Hast Du Dich von den Meinungen anderer so stark leiten lassen, dass sogar Deine Mitte, aus der Du die Kraft und Einkehr schöpfen kannst, aus

---

33) KALEA: Ich bekomme ein Bild: Mensch sitzend, lehnt sich seitlich so weit kopfüber, um so um die Ecke sehen zu können, dass er das Gleichgewicht verliert und umfällt.

dem Gleichgewicht geraten ist? Sind die Meinungen anderer, die den besseren Weg glauben zu wissen, Dein Leben auszurichten, die richtigeren? Besitzt nicht jeder eine verklärte Selbsteinschätzung von Richtigkeit und Wahrheit? Kommt es nicht letztlich auf die jeweilige Perspektive an, aus der man eine Sache betrachtet? Wie soll ein anderer die Sache von Deiner Warte aus betrachten, wenn er weit von Dir entfernt sitzt und versucht, Dir sein Bild überzustülpen? Das Recht hat niemand. Es liegt jedoch an Dir, ob Du das fremde Bild annimmst oder es ablehnst; ob Du Dich in fremde Gärten scheuchen lässt, um Deinen Dir angestammten Platz aufzugeben, um eine andere Perspektive auf Dein Leben einzunehmen.

Der Platz, den Du einst gewählt hast, ist der einzig richtige für Dich. Bedenke: Der Platz ist Dir fix. Die Einstellung zu Deinem Leben kannst nur Du verändern; nicht die anderen können Dir die Verantwortung für Veränderungen abnehmen, auch wenn sie es noch so gut mit Dir meinen. Auch wenn sie Dich noch so lieben, sie können und dürfen nicht für Dich die Bedingungen für Dein Leben verändern oder mitbestimmen. Lass Dich nicht auf das Spiel der Mitbestimmung ein, egal aus welcher Warte sie heraus entstanden sein mag. Das Spiel des Lebens zeigt dieses Ungleichgewicht in Form von Fehlstellungen, die Dich daran erinnern sollen, wieder in Deine Mitte zu kommen, Deine eigenen Entscheidungen zu fällen, Deine Eigenverantwortung wieder an Dich zu nehmen, den Blick in fremde Gärten zu unterlassen und nun einzig und alleine nur mehr auf Dein Tun, auf Deine Veränderung, auf Dein Glück und Unglück zu achten. So sei es.

Es sprachen in Kooperation die zwei Weisen Samuel und Manuel, die Dir mit diesen Worten die Augen öffnen wollen. So sei es und lebe danach. Amen.

Fehlstellung des Fußes

Du kannst mit einem krummen Fuß keine weiten Strecken gehen. So sei es gesagt worden. Stimmt es, dass Deine Füße Dich am Vorwärtskommen hindern, sozusagen behindern am Weiterkommen, auch auf anderen Ebenen? Was behindert Dein Fortkommen und was schränkst Du ein? Welche Hindernisse haben Deinen Gang verlangsamt? Sind diese Hindernisse aus Dir heraus entstanden, oder hat man sie Dir förmlich aufgedrängt? Warum lässt Du Dich in Deiner Schnelligkeit behindern? Ist es falsch, im geeigneten Tempo seine Arbeit zu verrichten? Ist nicht ein gemächliches Tempo von Vorteil, damit man die Angelegenheiten mit der nötigen Achtung macht?

Soll alles in einer Langeweile passieren? Bist Du nicht an einer schnellen Lösung interessiert? Bist Du überhaupt an einer Lösung interessiert oder verhinderst Du durch das Langsamsein vielleicht auch den Erhalt von neuen Aufgaben?

Warum hast Du die Neugierde auf das Leben verloren? Warum kannst Du Dich nicht auf die Ereignisse, die mit den Taten, die Du ausführen solltest, einlassen? Schau doch hin! Jede neue Begebenheit liefert Dir wieder neue Einsichten und Eindrücke von der von Dir erwählten Welt. Bist Du wirklich so abgeklärt, dass Du an Neuerungen keine Freude mehr empfinden kannst? Oder ist es vielleicht in Wirklichkeit nur die Angst vor den Neuerungen, die Deinen Schritt haben langsamer werden lassen, damit das Neue sich nicht so schnell erneuern kann, wie es gerne würde tun? Wie es ratsam wäre, sich auf das Neue einzuschwingen und dem

Fortschritt Eintritt zu verschaffen? Durch die Langsamkeit entsteht ein Vakuum; eine Leere und Langeweile, die Deinen Schritt immer mehr und mehr verlangsamen, anstatt Dich anzutreiben, damit ein gesunder Austausch von Erfahrungen passieren kann.

Du brauchst keine Angst vor dem Neuen zu haben. Es wird immer nur so viel geliefert, wie Du wirklich verdauen kannst. Vertraue auf die Genialität Deines Unterbewusstseins, das Dir stets die richtige Geschwindigkeit vorgibt, neue Dinge verarbeiten zu können. Lasse den Hochmut über Deine mögliche Weiterentwicklung schwinden. Glaubst Du wirklich, Du müsstest Dich nicht mehr neu erfinden, tagtäglich? Glaubst Du wirklich, Du seist am Horizont Deines Könnens schon angekommen? Wenn ja, dann beschneidest Du Dich selber neuer, besserer Entwicklungsmöglichkeiten und Erfahrungen, die Dein Leben bereichern könnten. Vertraue Deiner inneren Stimme und lass den alten störrischen Esel auf einer anderen Weide fressen. Der störrische Esel wird auf anderen Ebenen gebraucht. Er ist dazu da, mit Nachdruck die neuen Dinge zu realisieren, anstatt sie zu boykottieren. Sieh Dich als unendlich wachsendes Wesen an, das jeden Tag die Unendlichkeit neu erfahren möchte. Stillstand ist der wirkliche Tod und nicht die Angst und der Hochmut über Erneuerungen. Es stehen Dir noch so viele neue Wege offen, die Du mit Leichtigkeit nehmen kannst, ohne Angst haben zu müssen; es wäre eine Wiederholung, nochmals den Weg zu gehen. Liegt doch hinter jeder Weggabelung ein neuer Schatz verborgen, der von Dir gefunden und erfahren werden möchte. Lass Dich auf dieses neue Abenteuer ein, und Dein Gang wird leichter und beschwingter – und er wird Deine Lethargie, die Du manchmal verspürst, mit einem Mal auslöschen und ersetzen gegen Lebenslust und Neugierde, all das Neue neu erforschen zu können, im absoluten Vertrauen, dass das Neue Dich gut kleidet und Dich an Dein wahres Ziel jeden Tag von Neuem bringt. So lass Dich auf das Abenteuer ein.

Es sprachen die Geistwesen Manuel und Samuel in einer Stimme.

Fettwechselstörung

Wie die Made im Speck sollst Du leben und die Welt annehmen. Du sollst Dich nicht beeinflussen lassen von den äußeren Einflüssen, die Dich geprägt haben, immer schön auf das Gute im Leben zu verzichten, weil es halt so ist, wie es ist. Muss es immer um Verzicht gehen oder sei es Dir gestattet, in Luxus und Wohlstand zu leben, ohne dafür etwas gegeben zu haben? Reichtum ist das angeborene Recht eines jeden Menschen. Du bist geboren in vollkommener Fülle. Betrachte und Du wirst verstehen. Du bist umgeben von der Fülle und traust Dich nicht aus Fülle zu schöpfen, obwohl genug von allem vorhanden ist. Niemand muss Dir die Erlaubnis dazu erteilen, an diesem Reichtum teilzuhaben und damit Deinen Lebensunterhalt zu bestreiten. Es macht Spaß, aus dem Vollen zu schöpfen und zu agieren. So sieh doch endlich den Mangel an, und als Deinen besten Freund die Fülle, um sie für Dich wirklich anzunehmen. Nicht der Verzicht soll geschult werden, sondern das rechte Maß. Du musst nicht horten, denn es ist genug da, dass Du jedes Mal aufs Neue schöpfen kannst, wie viel Du in diesem Moment benötigst. Horten müssen nur diejenigen, die den Reichtum nicht erkennen können und die Habseligkeiten so festhalten wollen. Aber nichts ist von Bestand und alles immer in Wandlung. Aus der Blüte wird die Frucht, aus der Frucht wird das Fleisch und aus dem Fleisch wird der Gedanke, der die Welten formt. Aus dem Gedanken wird wieder Materie, wenn Du Dich in Deiner Gotteskraft voll und ganz annehmen und lieben kannst. Aus Deiner Hand kann das Gold fließen, wenn

Du den Fluss des Lebens fließen lässt und nicht einen Staudamm baust, um das Wasser darin festzuhalten. Vertraue auf die göttliche Fügung; es war letztlich Dein Wille, der Dich an diesen Ort zu dieser Zeit geführt hat – und selbst das ist Illusion Deiner Gedanken. Also vertraue dem göttlichen Fluss und nehme an, was Dir geboten wurde. Sieh Dich um: Es ist alles Dein; wenn Du danach begehrst, sei es so, wie Du es Dir vorgestellt hast. Vergiss die vermeintliche Sicherheit. Sie existiert nicht, sie ist ein Trugschluss Deiner Vorstellung, darüber, wie die Welt funktionieren muss. Die einzige Sicherheit ist Dein gülden Gewand und Deine göttliche Präsenz, wenn Du hier auf Erden das Licht dieser Welt erblickst.

Und es wird Dir geschenkt, wenn Du im tiefsten Vertrauen die Hand ausstreckst nach dem, was Dir gelüstet. Doch vertraue stets dem Fluss, der Dir alles wiederbringt, was Du als irdisches Wesen aus Haut und Haar benötigst. Du bist ein Kind Gottes und wirst und bist versorgt. Sieh Dich um, dieser Reichtum, diese Fülle und diese Schönheit sind Dein, sind Gottes Angesicht. Fragt er um die Möglichkeit zu erschaffen? Nein – er ist stets im göttlichen Fluss und Dein Spiegelbild, was Du als solches ansehen darfst. Du bist gesegnet mit der göttlichen Zuversicht und Fügung, dass alles das, was erschaffen wurde, Dir zu Diensten ist, wenn Dir danach ist. Frage und Dir wird gegeben. Begehre und Dir wird dargeboten. Das ist göttliches Gesetz. Aber lass los und das Gute kann dann wieder zu Dir zurückkehren. Denke daran: Du kannst immer nur Dich wirklich mit einer Sache beschäftigen, im Hier und Jetzt. Amen. So sei es.

Es sprachen die Geistwesen Manuel und Samuel in einer Stimme.

Gehbeschwerden

Es ist die Zeit gekommen, die Dir zeigen wird, dass alle Menschen, die tagein, tagaus dasselbe machen und das selbe denken, umkehren müssen; ihre alten Gewohnheiten anpassen an die neuen Gegebenheiten, damit der Zug des Lebens nicht an ihnen vorbeifährt. Sie sollen gehen einen anderen Weg – jenen, den sie noch nie eingeschlagen haben, da sie viel zu ängstlich dem Neuen gegenüber stehen und lieber eines Todes sterben, als die alten Gewohnheiten beiseitezuschaffen und den neuen, bunteren Weg einzuschlagen. Der Sinn hinter der Krankheit ist, Einhalt zu gewähren – dem Ursprung der Ursache, für die Rückkehr, um tief durchzuatmen und sich zurückzuerinnern, warum man einst diesen Weg als seinen gewählt hat. Du sollst in Dich gehen und suchen die Ursache, warum Du den Weg, den Pfad, den Du einst gewählt hast, nicht beschreitest und lieber einer anderen Beschäftigung frönst, anstatt Deine Aufgabe in die Hand zu nehmen und Dich bereit zu machen für die Abfahrt in neue Gefilde und Reiche, die Dir im Moment noch unerschlossen gelten. Sei wagemutig und hinterfrage die Ursachen für Dein Handeln nicht. Es ist so, wie es ist, und nicht anders. Akzeptiere und werte nicht über die einst gefällte Meinung und bringe das Licht ans Ziel, wie Du es einst versprochen hast. Nimm die Trauer über die vergangenen Lieben aus Deinem Gefühlschaos und erfreue Dich Deiner neuen und frischen Eingebung, das zu tun, was Dir Dein Herz bereits vor langer Zeit zugeflüstert hat. Das ganze Herz wird Dir danken und Dich umarmen, wenn Du ihm die Chance einräumst, nach seinem Wunsch zu leben. Sei offen und frei für diese Entscheidungen, die einst getroffen wurden, nur noch nicht ausgeführt und erfüllt worden sind. Vertraue auf die Ursubstanz und den Willen, der herausgebracht hat den Sinn und die Vollkommenheit, zu fühlen und zu handeln, wie es einst gewollt worden ist. Die Aufgabe, die gestellt ist, muss erfüllt werden, auch wenn Du Dich dagegen stellst. Willst Du wissen, warum es Dir schlecht ergeht dabei, so gehe tiefer in Dein Gewissen und erforsche den Grund für Dein Zögern und die Abwehr gegen das Gute, was in Dein Leben treten sollte. Sei gewiss, es wird kommen der Engel der Begierde, der Dich wird fordern und kontern, damit Du erkennen kannst, was Du hast unterlassen und verteidigt. Sei gewiss, der Tag der Abrechnung ist nah. Solltest Du Dich nicht bewegen, so tritt die Wiederholung in Kraft; somit Du erst in nächster Generation die Möglichkeit hast, das Potenzial zu leben, das Du Dir vorgenommen hast. Durchbrich den Kreis, auf dass es Dir besser ergehe, und das Rad der Zeit sei gestoppt für immer. Die Klärung liegt in Deinem Schoß – Du brauchst nur zu begreifen, dass es der Verstand war, der Dich hat unbeweglich am Wegesrand warten lassen und vorbeiziehen lassen alle Chancen und Gelegenheiten, Dein Potenzial leben zu dürfen. Nimm den Zug, mach Dich auf den Weg ins Abenteuer und binde alles, was Du hast, an die Umsetzung der Wünsche und Träume. Lebe Dein Potenzial und genieße die lauen Nächte, die Dich bringen zur Ruhe und in Deine Mitte. Es wird Zeit zu handeln und aufzuspringen auf den Zug, der Dich an Dein Ziel bringt, wenn Du es für nötig hältst, Deine Träume zu leben und sie zu lieben, wie es Jesus getan hat, um das Gottesbrot unter den Menschen zu verteilen; und zu brechen die Bande, die Dich davon abhält, Gutes zu tun, und die Reichhaltigkeit von Dir fernhält. Steh fest im Sattel und zögere nicht, loszureiten, wenn die Zeit gekommen ist, zu tun, was zu tun ist, und zu lieben das Leben, was Dir beschert wurde, den Tag zu ehren und zu singen das Lied der Leichtigkeit und des Frohsinns; ganz nach dem, was Dir gelehrt worden ist. So sei es und nicht anders. Namaste.

Es sprach das Geistwesen Manuel.

Gelenksbeschwerden

Die Biegungen des Lebens und die Beweglichkeit im Geiste wurden eingeschränkt durch Nichtwissen und Ignorieren der allgemeinen Gesetze des Geistes und des Universums. Die Beweglichkeit und der Leichtsinn sind Indikatoren für die Anbindung an die göttliche Intelligenz, die wieder vollends zum Vorschein kommen kann, wenn Du die Hüllen fallen lässt und Dich für die wahre Lehre des Geistes beginnst zu öffnen. Der Weg zum Erleuchteten ist nur ein Katzensprung entfernt und doch so fern, wie es oftmals scheint. Doch alles ist im Spiegelgesetz begründet und kann somit erlernt werden, wenn Du mit offenen Sinnen den Alltag meisterst. Schau auf die Zeichen und die festgefahrenen unbeugsamen Traditionen, die Du Dir irgendwann einmal angeeignet hast; diese können wieder weichen und gegen andere Erfahrungen eingetauscht werden. Das Leben ist ein langes Gewahrsein und Achten auf jene Zeichen, die Dich leiten, ein beweglicher und freier Geist zu werden.

Es ist wie gesagt schon alles da, gar keinen Katzensprung entfernt, sondern in Dir und wartet, von Dir wieder entdeckt und erforscht zu werden. Immer wieder und wieder ist diese Erkenntnis notwendig, damit Du es auch wirklich fühlen kannst, den Geist und die Materie, die Naturgesetze und die Gesetze des Geistes. Doch lasse Dich nicht von den falschen Dingen, die doch vielleicht zu einem ganz bestimmten Zeitpunkt Deines Lebens gut und richtig waren, täglich hinterfragen, um somit im Geiste ständig rege und beweglich zu bleiben. Die Wahrheit ist stets eine andere, denn die Blickwinkel, von denen aus betrachtet wird, sind unterschiedlich, somit gibt es nicht die eine starre Haltung, sondern eine Vielzahl von Möglichkeiten eines Ausgangs. Doch halte stets Deine Sinne offen. Die Erfahrungen sollen immer wieder aufs Neue gemacht und wieder revidiert werden. Das ist das Salz in der Suppe und unser aller Entwicklungspotenzial. Denn keine Situation ist genau gleich, wie jede andere, sonst hätte sie nicht wieder und wieder erlebt werden müssen. Und jedes Mal bist Du gefragt, eine neue richtige Entscheidung zu treffen, um dem Lauf der Dinge einen neuen Raum und eine neue Entwicklungschance zu geben. Wenn Du Deinen Geist jedoch darauf ausrichtest, in der Starre zu verweilen, wird die Entwicklung sich verlangsamen, wie Deine Bewegungsfähigkeit. Wie im Kleinen, so auch im Großen. Der Spiegel des Lebens möchte täglich betrachtet und überarbeitet werden. In jedem Ding findest Du kleine Hinweise, die Dir Aufschluss geben, wohin sich Dein Leben künftig bewegen möchte. Es sind Hilfestellungen, um Neues zu kreieren und Großartiges zu erschaffen. Stelle Dir vor, alle wären so starr geblieben und hätten sich nicht weiterentwickelt; da würdest Du noch in der Urzeit verweilen und müsstest Dir Dein Essen von den Bäumen pflücken. Also lasse die geistig mentale Beweglichkeit wieder in Deinem Leben Fuß fassen und vertraue ganz und gar den Zeichen, die Dir täglich zur Weiterentwicklung Mut machen wollen. Nimm die Zügel wieder in die Hand und genieße die Veränderung. Erfinde Dich jeden Tag aufs Neue und Du wirst Gefallen daran finden, Dich täglich in neuen Gewändern zu bewundern. Alles ist in Dir und möchte gelebt werden. Erfinde Du die Welt aufs Neue und Du wirst genesen. Amen.

Es sprachen Manuel und Samuel in einer Stimme.

Geschlechtskrankheiten

Mein liebes Kind, Du musst vernehmen den Klang des Gezwitschers der Vögel und der Lerche. Sie sind gekommen, um Dich daran zu erinnern, dass Du ein geliebtes Kind auf Erden bist. Er soll Dich vereinnahmen, damit Du verstehst, dass Du es warst, der sich vereinnahmen hat lassen von dem Geschwätz der Gerechten und des Frevels. Gehe hin und tue Gutes[34]. Es sei zugedacht, dass Du es bist, der einst erkannte, dass einzig und alleine der Weg aus dem Labyrinth der Gleichnisse es ist, das andere Ende zu finden. Nichts anderes sollst Du tun, denn nach einer Zeit des Unsinns wirst auch Du erkennen müssen, dass Du es bist, der sich selbst in dieses Labyrinth der Verzweiflung gebracht hat, um nicht sehen zu müssen den Glanz und die Allmacht, um zu Sterben einen Tod eines anderen Weges, der Dich vereinnahmt und Dich ganz klein macht, in Gedanken und in Werken. Er schmälert den Weg, den Du zu gehen gedacht hast, und verringert die Kraft, mit der Du Dich umsiehst, um zu kommen in die Vollkommenheit des Seins und der Gabe. Das Licht, was Dich erschaffen hat, schwindet mit jedem Tag, an dem Du Dich fernhältst vom Glauben und von der Liebe, die Dich umgibt.

Du willst die Liebe, beschneidest Dich aber selbst vom Weg dorthin, da Du es anders nicht gelernt hast. Gehe hin und stifte

---

34) KALEA: Parallel zum hier aufgeschriebenen Satz wurde mir auch folgender Satz übermittelt: "Gehe hin und tue Buße."

Frieden mit dem Inneren, das Dich getrieben hat in des Teufels Falle, da Du nicht glauben konntest, dass Du göttlich, dass Du gut und dass Du lieblich bist.

Du sollst erhalten des Schöpfers Pfeife, die Du in Gelassenheit und voller Ehrfurcht anzünden sollst, um sie mit voller Freude zu genießen. In vollkommener Eintracht mit dem Weltenbaum sollst Du, um Dich vorwärtszubringen, in die eifrige Beschäftigung gehen mit dem, was Dir wirklich gegeben. Sei bedacht, dass alles ist und immer ward.

Nimm es an; mit Freude und Frohsinn sollst Du waten durch das Gestrüpp der Wirren des Geistes und des Todes. Hadere nicht, es ist nicht der Tod gemeint, sondern die Veränderung, zu der Du gebracht und ermutigt worden bist. Sei offen und bedächtig – die Stunde, die Zeit, in der Du gram warst mit den Früchten der Ehre und des Gedankens, unvollkommen und ungeliebt zu sein, ist vorbei, denn Du sollst Dich laben an des Friedens neuen Flügeln und der Asche, die gebrannt, da es verging; und erloschen ist die Allzeit des Gerechten und der Verdammnis.

Sei frohen Mutes und sei Dir bewusst, dass Du es warst, der ausgesandt wurde, um die Welt zu beflügeln in der Reue der Einsamkeit[35] und der allgegenwärtigen Unfassbarkeit des Glaubens an die Taufe und die Bibel. Das soll heißen, dass Du glauben sollst an die Allmacht des Geistes und der Lehre von Gott. Das soll nicht heißen, dass Du musst beten das Vaterunser in Kirchen, sondern dass Du leben sollst das Mitgefühl und die Brüderlichkeit, die einst Dir zugetragen wurde, Du aber nicht nehmen konntest, da Du es Dir verboten hast aus der Angst, Du wärst schlecht und mit Tadel überhäuft. Streife dieses Kleid ab und gebe es den Armen, die Dich umgeben. Und trachten danach sollst Du, dass Du zu Dir kommst und den Frieden wiederfindest, der Dich einst

---

35) KALEA: Parallel zum hier aufgeschriebenen Wort wurde mir auch folgendes Wort übermittelt: "Zweisamkeit".

geschickt hat, um das frohe Wort zu verkünden, aber abgehauen ist in die unendlichen Tiefen des Vergessens und der Trauer.

Gehe hin und lebe die Liebe und den Frohsinn. Du bist das Kind, das einst geschickt wurde, um zu bringen die Freude unter die Menschen. Warum Du das nicht getan hast, weißt Du genau. Sei, wie es sei. Vertraue auf Deine innere Stärke und Macht, zu geben die Folklore und den Reichtum an Sinnlichkeit und Vergebung den Sündern, da sie wussten nicht, was sie taten, in tiefster Überzeugung dessen, was Dich zu mir getragen hat. Du sollst leben und lieben die Liebe und das Leben; das Leben und die Güte, denn es warst Du, der gekommen ist zu lieben den Menschen in seiner Ganzheit; und den Glanz, den Du einst mitgebracht, sollst Du pflegen und hegen, und damit das Gemüt der Nächsten und der Freier, die Dich begehren in der Abendröte; die zu Dir gekommen sind, um Dich zu lieben und Dich zu ehren, und vergessen den Tag, als die ...?![36] Du sollst vergessen, dass Du es einst warst, der gebracht hat die Verdammung und den Unfrieden unter das Geschlecht der Menschen und der Märtyrer, die vergeben die Schuld, an dem, was gewesen und vollbracht wurde. Sei zuversichtlich, es ist eine Zeit angebrochen, in der Du darfst reifen und Dich reiben an des Bartes Gram und Sinn.[37] Denn einst kam der Tag der Gerechten, jetzt kommt der Richter und vermag zu richten die Toten und das Ungetier, die Dich vereinnahmten und verteufelten im Groll und in Absicht. Sie werden weichen, denn Du hast erkannt, wie wichtig es ist zu lieben und zu vertrauen; was einst verloren ging, darf weichen der Vergesslichkeit und dem Argwohn.

---

36) *KALEA: dafür gibt es kein Wort ... Gemeint ist, dass sich alles gewendet hat; die Welt sieht gleich aus, ist aber gewandelt ins Gegenteil.*

37) *KALEA: Das wurde mir so durchgegeben. Es ergibt keinen rationalen Sinn. Auf Nachfrage bekam ich keine andere Antwort als die, diesen Satz genau so wiederzugeben und nicht zu verfremden oder zu erklären. Für wen diese Botschaft bestimmt ist, wird verstehen.*

Es ist angebrochen der Tag, an dem nicht mehr gerichtet werden muss, da Du erkannt hast, dass Du es warst, der gerichtet hat über Dein Handeln und Dein Klagen, was die Welt verändert und Raum gegeben hat, die Untugenden zu stärken und zu vermehren den Argwohn und die Unfreiheit, das zu tun, was Du Dir insgeheim wünschtest zu tun. Sei Du selbst und tue das, was Dir gefällt, und liebe Dich dafür, dass Du liebst und achtest den Menschen in seiner Ganzheit. Vermehre Dich und feiere den Tanz der Sirenen und den Feuertanz um die Göttin des Vulkans.[38]

Sei geschickt und benommen und lass Dich ein auf den Tanz der Liebe und des Frohsinns.[39] Namaha.

Es sprach das Geistwesen Manuel.

---

38) *KALEA: Ich sehe das Bild von Hula-Tänzern, die einen Tanz vor einem Vulkan machen.*

39) *ALFONS: Verdammt schwere Kost, dieses Channeling. Entweder man liest es tausendmal mit dem Verstand durch und wird es nicht verstehen – oder man liest es einmal mit dem tiefen Herzgefühl des Vertrauens und hat die Botschaft für immer im Unterbewusstsein verankert – und Heilung darf geschehen.*

Gicht
– Urikopathie –

Die Alltagstauglichkeit ist eingeschränkt. Wenn Du bedenkst, dass alles aus einem Sein entstanden ist, ist auch dieser Zustand ein Bestandteil des großen Seins. Du verlierst all Deine Beweglichkeit, indem Du es vorziehst, in der Starre und Unbeweglichkeit zu verharren, anstatt Dich in die richtige Richtung, in die Richtung, die Dir Dein Herz vorschlägt, zu bewegen und all die Ängste, die Dir das Leben so schwer machen, außer Acht zu lassen und Dich allein auf das zurückzubesinnen, was Dich und Deine Erscheinung ausmacht. In all der Liebe zu Dir sollst Du nun wieder herrschen und die Macht, die Du an die Krankheit abgegeben hast, wieder zu Dir holen. Es war Dein erklärter Wille, im Leid zu leben – es kann auch Dein erklärter Wille sein, das Glück und die Glückseligkeit wieder an Dich heran zu lassen und sie wieder in Deinem Energiesystem fest zu verankern. Wer hindert Dich, dies zu tun? Was erhoffst Du Dir durch Deine Krankheit wirklich? Aufmerksamkeit und Liebe derer, von denen Du geglaubt hast, sie würden Dich lieben? Glaubst Du wirklich, dass sie Dich deshalb nur ein wenig mehr lieben würden, wenn Du Dich selber bemitleidest? Glaubst Du wirklich, Dein Ansehen würde wachsen, wenn Du mit Deiner Krankheit kokettierst?

Nein, mein Lieber, das ist ein Trugschluss, den Du beiseite räumen solltest, und Du Dich wieder auf das Wesentliche im Leben konzentrieren solltest, und zwar auf Dich selbst. Auf Deine Stärken und Schwächen, die Dir von Gott gegeben sind, zu beachten und zu lauschen den Worten Deiner Seele und Deines Herzens. Es sei Dir wiedergegeben der Sinn, nach dem Du strebtest und Dir offensichtlich abhandengekommen ist.

Sei zuversichtlich, wenn Du Dich wieder auf Dein Ich besinnst und all die Abhängigkeiten, die das Leben so mit sich bringt, abstreifst und Dich nun endlich wieder selber lieben lernst – und zwar nur Dich –; dann kannst Du diese Last der Krankheit ein für alle Mal abstreifen, wie alte Kleidung, die Dir zu klein geworden ist durch mehrfachen Gebrauch. Entstandene Löcher können so geflickt und das Alte wieder repariert werden. Die Krankheit hat Dir Gutes gebracht, und zwar Dir die Unabhängigkeit wieder nähergebracht, wenn Du diese annehmen möchtest. Ganz ohne Zweifel und Selbstzweifel sollst Du wieder Dein Potenzial zur Geltung bringen und Dich nicht hinter der Krankheit verstecken und erwarten, dass Dich dafür jemand liebt. Liebe ist immer bedingungslos. Der Versuch, über die Krankheit zur Liebe zu gelangen, war ein falscher, wie Du sicherlich jetzt entdeckt hast. Aber es ist nun an der Zeit, dieses Wissen für Dich anzuwenden und in Dein Leben zu integrieren. Scheue nicht vor dieser Herausforderung, sondern nimm sie voll und ganz an. Dein Herz wird Dir zur rechten Zeit am rechten Ort Impulse geben, Deine Richtung, die Du eingeschlagen hast, zu überdenken und dann die neue Richtung einzuschlagen. Verlass Dich auf Deine eigene Stimme und lass die Liebe anderer links von Dir liegen. Du brauchst Dich nicht mehr um diese Liebe zu bemühen. Die Mühe bringt nur Leid mit sich. Denk daran, wenn Du wieder einmal im Selbstmitleid versinkst und Dein Umfeld damit einschränkst.

Du bist der Herr über Dein Leben. Vergiss Deine Mitmenschen, sie werden freiwillig zu Dir kommen, wenn es an der Zeit ist, wieder mit Dir eins zu sein, aber diesmal in absoluter Bedingungslosigkeit. Über die Freude Deiner Anwesenheit sollt ihr Feste feiern und tanzen und nicht im Leid über das Gebrechen euch vergessen, dass ihr es wart, die das Gefängnis geschaffen haben, nur weil ihr alle geliebt werden möchtet. Auch die, die Dich bemitleiden: Fang diese Energien ab und wandle sie um.

Du bist nun ein Wissender und Du kannst diese Mechanismen für euch alle umkehren. Du hast die Macht und das Wissen dazu. Also mache das und gehe den Weg in die Freiheit. Wir unterstützen Dich immer dabei, wenn Du es uns erlaubst. So gehe hin und stifte Frieden mit dem Thema Mitleid und Selbstaufgabe und werde eins mit dem großen Seelenplan, zu schöpfen und die Unabhängigkeit zu feiern wie ein kleines Kind, das gelernt hat, sich zu lieben und auf sich zu schauen, mit sich selbst eins zu sein und nicht im Außen suchen zu müssen. Denn wir sind alle eins. Also liebe Dich, so liebst Du auch die anderen.

Amen. So sei es.

Es sprachen Manuel und Samuel in einer Stimme.

Grippe

Die Gereiztheit des Gegenübers soll vermieden werden und gedeihen soll eine neue Situation, in der Gewalt und Wut keinen Platz mehr haben. Die Aggressivität, die Du Dir selbst gegenüber entgegengebracht hast, schädigt Dein Immunsystem – und Eindringlinge können Deinen Mikrokosmos durcheinanderbringen. Jedoch soll Dir bewusst sein, dass Du es warst, der der ganzen Situation gegenüber ein wenig Aggression entgegengebracht hast. Viel lieber hättest Du dem Frieden zu Dir selbst frönen sollen, anstatt wegen nichts und wieder nichts in die Luft zu gehen und Deine nötigen Reserven, die für etwas anderes benötigt worden wären, zu verpuffen; nur weil Du ein Gift entwickelt hast, das in Dir die Aggressivität steigert.

Wie sollst Du heil werden, wenn Du im Gemüt nur Ärger und Enttäuschung verspürst? Wie soll wieder Reue und Vernunft Einkehr halten, wenn Du stur auf Dein Recht beharrst und keinen Millimeter von Deinem Standpunkt abrücken kannst? Die Wiege, in der die Menschheit gezeugt wurde, ist ins Ungleichgewicht gekommen, indem die Menschen haben angefangen, Wut und Ärger zu versprühen, anstatt sich mal an einen Tisch zu setzen und wirklich die Tagesgeschehnisse Revue passieren zu lassen.

Einst war es üblich, im Kreise der Sippe zusammen Lösungen für Unstimmigkeiten zu finden und somit dem Ärger und der Wut keinen Raum mehr zu geben.

Heute haben es die Menschen verlernt zu reden und die Unklarheiten zu widerlegen. Stattdessen hängen sie viel lieber den alten Gedanken nach, die den Hass und die Ungunst noch mehr kräftigen, anstatt einen friedvolleren, leichteren Weg des Miteinanders zu gehen.

Der andere ist schuld und somit kann man sich schnell von seinem eigenen Beitrag an der Unstimmigkeit davon stehlen.

Hast Du schon jemals bedacht, dass auch vielleicht Du es sein könntest, der den Streit mitverursacht hat? Ist es Deine Meinung, dass der andere der Verursacher war und Du damit überhaupt nichts zu tun hattest? Bist Du außerhalb dieser Vereinbarung und kannst mit dem Inhalt des Streites gar nichts anfangen?

Hast Du jemals schon darüber nachgedacht, dass es vielleicht auch eine andere Sichtweise geben könnte, die auch recht hat und auch wütend sein könnte? Gehe davon aus, dass alle beteiligt sind an dem Ärger, auch Du. Und wenn Du - und sei es auch nur für Dich - wieder der Harmonie in Deinem Leben Platz machen wolltest: Würde es nicht letztlich Dir zugutekommen? Oder fühlst Du Dich vom Ärger so verblendet, dass Du auf Dein Recht pochst und weiter dem Zorn und dem Ärger frönen möchtest?

Es liegt alleine bei Dir. Dein Wille geschehe. Übernimm die Verantwortung für Deine Einstellung, die Dir die Krankheit bringt.

Du bist dafür verantwortlich, was Du aus Deinen Gefühlen machst und wie Du mit ihnen umgehst. Es sind Dein Wille und Deine Entscheidung, ob Du nun eines Besseren belehrt wirst und den Groll gegenüber Dir und den anderen beiseitelegst - und einen entspannteren Abend verbringst als die letzten Tage. Es liegt an Dir, ob Du weiterhin diesen Groll in den Gliedern verspüren möchtest, oder ob Du für Dich selbst Frieden mit der Situation schließt.

Kennst Du die Geschichte mit den Steinen? Wer ohne Sünde ist, werfe den ersten Stein. Alle sind allmächtig und dennoch in einen zerbrechlichen Mantel gehüllt, der den wahren Kern des Trägers verhüllt. Alle Träger dieses Mantels wollen erkannt werden und nicht verachtet, nur weil Dir Dein Mantel nicht gefällt. Schäme Dich zu behaupten, nur Du wärst nicht schuld an der Situation, nur die anderen wären es gewesen und sie müssten Buße tun und dem gefällten Urteil folgen, was Du erstellt hast; aus Deiner Weltanschauung und Perspektive heraus. Schließe Frieden. Vor allem mit Dir selbst. Der Groll gegenüber anderen macht letztlich Dich kaputt und krank und trägt nicht dazu bei, ein selbstbestimmtes und erfülltes Leben zu führen. Amen.

Es sprachen Manuel und Samuel in einer Stimme.

Gürtelrose
– Herpes Zoster –

Wie der Name schon sagt: Eine Rose unter einem Gürtel treibt die Dornen in Dein Fleisch. So schmerzhaft, ist die Rose noch so schön. Wie tückisch kann ein Leben sein, wenn man sich auf Neid, Missgunst und Missachtung einlässt. Friede wäre angesagt, damit die wunderschöne Rose mit ihren Dornen den Anblick des Betrachters erfreuen kann. Warum setzt Du Dich den neidvollen, hasserfüllten Blicken aus? Warum lässt Du Dich soweit sinken, Dich mit Deinen Neidern und Schlächtern auseinanderzusetzen? Das hast Du nicht nötig! Du brauchst keine Bestätigung für Dein Tun und Schaffen. Die Betrachtung sollte mehr durch Dich erfolgen. Die Bewunderung und die Freude über Deine Gaben sollten durch Dich erfahren werden. Der Betrachter von außen soll Dich nicht kümmern. Er vermittelt Dir so und so nur ein verklärtes Bild, einen Abklatsch von dem, was Du wahrnehmen und betrachten könntest. Warum brauchst Du die Anerkennung und den Beifall von außen so sehr? Genügen Dein eigener wohlwollender Blick und die innere Zufriedenheit über Dein Tagwerk nicht aus, um Dein Ego zu befriedigen? Nimm Dich, Deine Taten und Werke mit vollem offenen Herzen so an, wie Du es von den Zaungästen erwarten würdest. Dann hast Du den Schlüssel zu dem Schloss Deines Gürtels in der Hand, um ihn endlich aufzuschließen und Dich somit von all dem Schmerz zu befreien. Die Zaungäste bleiben, werden Dich jedoch mit ganz anderen Augen betrachten. Nicht als Gefahr; sie werden die Missgunst hinterm Zaun halten und den Zorn nicht mehr gegen Dich richten. Die Resonanz hierzu fehlt nun voll und ganz, wenn Du Dein Werk für Dich selbst bewunderst und bestaunst, und nicht auf das Wohlwollen und die Komplimente von Nachbarn angewiesen bist. Zur Tat sollst Du nun schreiten und Dir sicher sein, dass Du dieses Werk nur für Dich verrichtest und für Deine Nachkommen, die ihr Haus auf Deinem kultivierten Acker errichten werden. Generationen um Generationen werden von Deiner Arbeit Frucht profitieren können. Jedoch sind sie nicht dazu verpflichtet, Dir falsche Ehrerbietung zu erbringen. Die Ehrerbietung kommt aus einem tiefen Gefühl der Achtung und Liebe Deines Seins heraus. Sie lieben Dich auch ohne diesen Acker. Das sollst Du für Dich nehmen, und den Acker sollst Du nur für Dich kultivieren, damit wunderschöne Rosen wachsen können. Frei und ohne Beschränkungen kannst Du sie bewundern, natürlich so, wie sie von selbst aus wachsen würden. Ohne Reglementierungen und Beschränkungen, frei und mit Leichtigkeit sollst Du nun auf Deine Werke am Abend schauen und die Tage feiern, wie auch immer sie verlaufen mögen. Still, aktiv, ruhig und voller Tatendrang. Alle Variationen sind dazu da, ein ausgefülltes Leben zu erleben. Gehe in Deine Mitte und klopfe Dir wohlwollend selbst auf die Schulter, dann werden es auch die anderen für Dich tun. Der einzige Unterschied ist, dass Du so mit Dir im Einklang bist und niemandes Bewunderung bedarfst. So soll daraus entstehen eine neue Qualität, Dein Leben neu zu gestalten. Ohne Vorhaltungen und ohne Erwartungsdruck anderen gegenüber. So lebt es sich leichter und beschwingter und die Zäune können fallen – damit Du und die Zaungäste an einem Tisch sitzen können, ohne einander zu behindern. Sie werden Dich nicht mehr interessieren. Du musst Dich nicht mehr profilieren. Sie werden zu Freunden werden und Du wirst mit ihnen entspannt am Abend zusammen sitzen und jeder wird sich für sich selbst über den verlebten Tag freuen.

Ihr werdet Revue passieren lassen über die Ereignisse des Tages und werdet alles für stimmig empfinden. So sei es. Amen.

Es sprachen Manuel und Samuel in einer Stimme.

Hautkrankheiten

Siehe ein, dass Du bist des Herrn Fleisch und Blut. Sei gesegnet und harre nicht in des Schlafes Starre und Unbeweglichkeit, denn es ist, wie es scheint, ein unmöglich Ding, dass aus Dir werde ein Schwan, der hinabsteigt zu des Glanzes und der Tiefe der Gedanken, die so rein sind, um nicht fallen zu müssen in den Schlaf der Einsamkeit, der Dich rundum erneuert und gleich macht mit den Gefühlen, die Dir bekannt und geliebt sind.

Denn alles ist aus einem Geist und es wird schwinden der Druck auf die Seele, wenn Du eingehst die Entspannung im Herzen und im Gemüt und nicht hadern wirst über die ungelegten Eier, die Du versuchtest unterzubringen im bunten Feld der Einsamkeit und der Leere.

Sei still und hadere nicht, denn Du bist wie ein bunter Vogel, der hinaufsteigen möchte in die Lüfte und die Welt mit anderen Augen betrachten, wie es sich geziemt als Vogel, der die Welt – aus der Perspektive eines kleinen Gottes aus betrachtest – liebt und liebt, was er da sieht. Nimm das Zepter der Verdammnis aus Deinen Flügeln und gleite in die Höhen der Sphinx; denn es wird kommen der Tag, an dem Du wirst erkennen, dass alles aus einem Geist ist und Du es bist, der herrscht über den Planeten, wie es Gott getan hat, wie Deinem Bruder gleich voller Freude er hat entgegengenommen das Geschenk des Lebens und der Freude.

Freue Dich, Du bist, was Du bist. Du bist gut und ohne Tadel. Nimm den Kelch der Freude, trink aus ihm und koste es, süßer Engel, gleich dem Nektar, der Dir gereicht in vollkommener Absichtslosigkeit und ohne Tadel.

Du bist es, der aufsteigen soll in den Himmel, gleich den Engeln, die über Dich gekommen sind, um Dich zu erheben und zu erhellen. Sie sind da zu erleuchten des Raumes Licht.

Stell ihnen einen Plan auf, was Du möchtest und wer Du sein möchtest. Sie werden das ihre tun, um Dir einen Spiegel vorzuhalten, um zu zeigen, dass Du das Erwünschte schon im Spiegel kannst betrachten. Fehlt Dir etwas? Bist Du nicht vollkommen? Was zeigt Dir das Ebenbild? Du bist, was Du bist. Wunderschön und vollkommen, wie Gott Dich erschaffen, wie Du Dich erwünscht und somit erschaffen - wunderschön und vollkommen bist Du hinabgestiegen durch das Tor, um zu ergründen das Himmelreich, um zu erfahren hier, was Unsterblichkeit bedeutet.

Sei frohgesinnt und heiter. Du bist Du und hier ist jetzt. Lebe es und werfe die Anstrengungen, die Du Dir selbst erschaffen hast, über Bord.

Es wird verschwinden der Hohn, der Dich übersät und verdorben hat. Spring, und schaue nicht nach hinten. Vertrauensvoll sollst Du gehen durch die Wege, die Du zu beschreiten ersucht hast. Es ist letztlich Dein Wille, der erschaffen, und Dein Wille, der zerstört hat der Rede neuen Sinn. Gehe hin und wähle den inneren Frieden, der Dich zu mir gebracht hat, um zu spüren die leichte Brise auf Deiner Haut. Spüre sie und nimm sie mit in Dein neues Leben, das Du somit erschaffen hast, um zu verweilen unter den Lebendigen und den Freischöpfenden, die einst kamen, um den Tag zu rühmen, der den Göttern gleicht. Viel Ruhm soll schwinden - und Platz nehmen sollte stattdessen innere Ausgeglichenheit und Spürsinn für das Schöne, das Du Dir einst erwünscht und ersehnt hast. So sei es.

Nachfrage: Lieber Manuel, haben die spirituellen Ärzte noch etwas zum Thema Hautkrankheiten zu sagen?

Sie schweigen, denn was gesagt ist, ist gesagt. Gehe hin in Frieden. Amen.

Es sprach das Geistwesen Manuel.

Herpes simplex

Mit dieser Krankheit lenkst Du von Deiner inneren Schönheit ab. Du verbirgst Dich hinter einem Schleier des Abstoßens, da diese Bläschen ein Ekelgefühl im Betrachter hervorrufen sollen. Warum willst Du Dich vor Deiner inneren Schönheit verbergen? Hingegen lässt Du es zu, das Gift, was in Dir ist, zu versprühen und Deinen eigenen Körper damit zu vergiften. Warum sprühst Du dieses Gift in Deinen Körper?

Giftige Gedanken sollen wieder an den Schöpfer der Gedanken zurückgegeben werden, in all der Liebe, Aufmerksamkeit und Achtsamkeit, damit ein Wandel, eine Wandlung in Liebesessenz geschehen kann; in Anwesenheit Deiner vollen Betrachtung Deiner Gefühle[40] und in voller Hingabe soll dieser Wandel geschehen, damit das ganze Gift, jeder Rest, transformiert und in Liebe zu Dir selbst umgewandelt werden kann.

Glaube an das Gute in Dir. Andere tun das auch, auch wenn Du manchmal ein wenig ungeduldig mit Dir selbst bist, weil die

---

40) ALFONS: Bitte beachte die genaue Ausdrucksweise: "... in Anwesenheit DEINER vollen Betrachtung DEINER Gefühle ..." Wir wollen, dass Du Dir Deiner immer voll und ganz bewusst bist. Deine volle Konzentration ist hier gefragt, Deine eigene volle Betrachtung Deiner eigenen Gefühle. Kein anderer hat hier etwas zu suchen oder sich einzumischen. Dies in aller Deutlichkeit. Bitte lese deshalb die Botschaften immer mit voller Konzentration durch – Du könntest sonst die besten und heiligsten Botschaften glatt verpassen!

Dinge, die Du erledigen möchtest, zu langsam vor sich gehen. In der Ruhe liegt das gesamte Potenzial, das sich nun in Dir weiten möchte und zu einer wunderschönen Blüte werden möchte.

Hindere Deine innere Hast und Unruhe daran, überhandzunehmen. Halte Dich an die alten weisen Worte Deiner Ahnen und vertraue darauf, dass alles geschieht zur rechten Zeit am rechten Ort.

Denn so lautet das Gesetz, das universelle Gesetz, das die Welten im Gleichgewicht hält. Es geschieht so und so in jenem Tempo, wie es geschehen soll.

Einzig und alleine Deine Einstellung zu den Dingen macht den Unterschied aus. Wenn Du Deine Aufgaben ruhig und gelassen angehst, wird sich ein sauberes Ergebnis einstellen. Hast und Unruhe lösen Schlampigkeit aus und verringern die Güte des Werkstückes ungemein. Also nimm das Tempo und die Ungeduld raus. So machen es die Alten, die Weisen und die beinah Erleuchteten. Nimm Dir an ihnen ein Beispiel und mache die Erfahrung, auch ohne Hast ganz bequem an jedes Ziel zu kommen.

Sei Dir sicher, die Himmelstore werden sich öffnen, wenn Du Dir die Zeit nimmst, nach dem Weg zu fragen, Dir ein wenig Zeit nimmst, darüber nachzudenken, welchen Weg Du wählen möchtest, anstatt zu rasen, ohne richtig den Atem des Lebens in Dir aufzunehmen, da Dir die Zeit zu kurz vorkommt.

Also gehe nun in die Stille, nimm Deinen Fuß vom durchgedrückten Gaspedal und vergönne sogar Deinem Auto, das Dir trotz Dahinrasen immer die Treue gehalten hat, ein wenig Verschnaufpause und labe Dich an der schönen Aussicht auf dem Weg zu Deinem Ziel, das Du so und so in der gleichen Zeit erreichen wirst und es genießen kannst.

Dir bleibt dadurch ein wenig Muße, den rechten Weg zu wählen, da Du so mehr in Dein Gefühl kommen kannst, um zu überprüfen, ob der derzeit eingeschlagene Weg noch zur Debatte steht, oder ob Du lieber eine andere Abzweigung wählen möchtest, die Dir sympathischer erscheint und Dich bequemer und sicherer zum Ziel führt.

Wenn Du jedoch hastest, anstatt zu rasten, wird die Welt an Dir vorüberziehen in der doppelten Geschwindigkeit, als Dein Tacho anzeigt, obwohl Du Dich in Wirklichkeit im Schneckentempo dahinbewegst; abgehetzt und verschwitzt kommst Du am Ziel nicht an, da Dein Auto kurz vorm Ende seinen Geist aufgegeben hat. Wie sollst Du nun Dein Ziel betrachten? Abgesehen davon hättest Du gar nicht die Muße dazu, da schon ein weiteres Ziel anvisiert ist, das Du in Windeseile erreichen möchtest. Also überlege Dir gut, wie Du es möchtest.

Dein Wille ist Dein Weg; wie Du ihn beschreitest, liegt in Deiner Hand. Überlege gut und handle mit Bedacht und Achtsamkeit, mit Dir selbst und Deinen Vorstellungen ein Ziel zu erreichen. Kein Mensch wird Dich aufhalten, wenn Du es eilig hast. Denke daran und handle anders. Amen.[41]

Hier sprach ein Geistwesen durch mich, welches sich mir nicht näher vorstellte, jedoch unbedingt das Gleichnis mit dem Automobil anbringen wollte.

---

[41] *ALFONS: Man beachte bei dieser Botschaft, dass hier zwei Kernaussagen von der geistigen Welt durchgegeben wurden, die auf den ersten Blick nichts miteinander zu tun haben. Zum einen die Betrachtungsweise auf das eigene Gift, das den Körper unschön aussehen lassen soll, um sich selbst zu bestrafen, zum anderen die Ungeduld zu sich selbst. Vielleicht hier ein Lösungsansatz für die Ursache dieser Krankheit: Kann es sein, dass Du auf Dich selbst deshalb nicht gut zu sprechen bist, weil alles, auch Deine Wut auf Dich selbst, die Dich vergiftet und sich als Herpes manifestiert, mit Deiner Betrachtungsweise auf Deine eigene Unruhe einhergeht? Warum geht Dir alles nicht schnell genug? Warum hasst Du Dich dafür?*

Herzerkrankungen

Es sei, dass Du eingehst in das Reich des Unfriedens und des Gehorsams gegenüber denjenigen, die gegeben das Brot, um Dich zu freien in deren Manier und Gehabe; sollst Du erleiden einen langen Tod in deren Armen, sollst Du Dich erheben über das Menschliche hinaus, bis es Dich erschreckt und Dich Einkehr halten lässt, um nicht vor einen Karren gespannt zu werden, der Dir gar nicht passt und zusteht.

Nimm den Ärger raus und lass Dich ein auf ein erfülltes und friedvolles Leben, das Dir gibt den Mut, ein Lied des Einklangs und der Ruhe zu singen im Schatten der Eiche, die ringsum umrandet ist mit kühlen Bächen, die das Lied der Lerche und des Einklangs Dir darbringen. Stell Deinen Geist darauf ein, dass Du wandelst unter den Ungläubigen, denn sie werden nicht verstehen den Wandel, den Du unternimmst, ohne sie um Erlaubnis zu fragen.

Sprenge die Fesseln, die Dir aufgetragen und von Dir anerkannt wurden.

Sing das Lied der Freiheit und des Gleichmutes.

Gehe erhobenen Hauptes vor den Richter und verkünde den Tod des einfältigen Geschwätzes von denen, die gekommen sind, um Dich zu knechten und zu knebeln. Sei Dir sicher, es wird kommen der Tag, an dem Du Dich über deren Häupter wirst erheben und wirst davonschweben in den Raum, der Dir geschaffen ist, um Deine Träume zu leben und um Deine Schöpferkraft entgegenzunehmen, um zu richten über Dein Leben und zu vernichten die Ketten, die einst waren.

In der Stille sollst Du ruhen, das Geschwätz des Unfriedens vergessen und Du sollst gehen den Weg des Friedens und des Einklangs. Es soll geschehen, dass ein Engel, der Dich einst gerufen hat, Dir nun wieder zur Seite steht und Du ihn auch wahrnehmen kannst, um Dich zu heben aus der Pfütze, die Dich hat versinken lassen nur bis zu den Knöcheln.

Sieh, wie groß Du bist und was geschehen kann, wenn Du es nur sollst und Du Dir das zutraust. Stelle Dein Licht nicht unter den Scheffel – auch Du bist ein Kind Gottes in Vollkommenheit und Gleichklang mit dem Lied, was einst die Welt bewaldet und durchforstet hat; den Sinn und die Zeit, die einst vor Dir war und immer ist.

Sei frohen Mutes und nimm das Geschenk des Lebens an. Es sei Dein und ward es immer. Du konntest es nur nicht sehen. Sei frohen Mutes: Es wird kommen der Tag, an dem Du auch den Wert des Ringes, der Dich umgibt, erkennen wirst können und ihn annehmen in vollem Vertrauen an die Schöpfung und das Recht, die Göttlichkeit hier auf Erden leben zu dürfen. Das sei Dir gesagt.

Es kommen noch Tage, an denen Du wirst Dich laben an dem falschen Brot, doch Du wirst erkennen, wie es ist, Nein zu sagen, um nicht unterzugehen in all dem Morast der Unzufriedenheit.

Das Sklaventum ist bereits abgeschafft worden. Wusstest Du das noch nicht? Du bist frei. Frei von allen Ängsten und Abhängigkeiten, die Dich gehalten haben, klein und unscheinbar liegend am Ufer des Vergessens, um nicht zu gefallen der Ehr' der Schöpfung, denn man hat Dir zugetragen, dass es nicht schick wäre, sich aufzublähen[42] und sich vorzudrängen vor den anderen. Doch sieh Deine Herrlichkeit. Du brauchst sie nicht zu verstecken. Sie ist so

---

42) KALEA: Habe ein Bild bekommen von einem Vogel, der sich aufbläht; der Vogel hat einen roten Kehlsack.

und so da und glänzt durch das dunkle Gewand, das Du einst angezogen hast, um nicht aufzufallen und möglicherweise erkannt zu werden.

Also: Gehe den Weg des Geringeren und vertraue auf Deine Urkraft, die Dir gegeben, um zu leben auf diesem tollen Planeten und zu bringen die Freude und Deine Schönheit unter die Menschen, die es erkennen und Deine Gaben zutiefst lieben; für das bist Du da.

So soll es sein und nicht anders.

Es sprach das Geistwesen Manuel.

Herzinfarkt

Das Kind ist schon lange nicht mehr bei Dir. Du hast es verloren und mitsamt Deiner Hoffnungen und Vorstellungen, wie es ist, ein freudvolles und segensreiches Leben ohne Deine Einschränkungen im Herzen zu leben. Den Alltag hast Du gemeistert mit viel Müh und Ärger über das Fehlverhalten der anderen und deren Einsatz im Namen des Reichtums. Es ist verloren gegangen die Leichtigkeit eines Kindes, was Du einst warst – und dessen Unbeschwertheit und Frohsinn. Einfach sich über belanglose Dinge zu freuen: Das ist die Essenz, aus der die Kinderträume und Erdenenergie sich gestalten. Wer sagt denn, was belanglos ist und was nicht? Es kommt immer nur auf den Betrachter an, aus einer Sache etwas Belangloses zu machen und somit die Freude und die Unbeschwertheit und die Einzigartigkeit abzulegen, um einem grauen belanglosen Strom zu folgen, der hierzulande "wirtschaftlicher Erfolg" sich schimpft. Alles ist gleich, und ohne Freude siehst Du die Dinge vor Dir hin und her rauschen, ohne wirklich Anteil am Großen und Ganzen zu haben. Alles ist außerhalb von Dir und Du bist lediglich ein stiller Beobachter des einstmals bunten Treibens, das sich über die Jahre hin in ein Durcheinander und in Grau getränkt verwandelt hat. Du hast schon lange nicht mehr Anteil daran genommen und Dein Kindsein vollkommen abgelegt. Viel zu groß sind die Enttäuschungen, die Du im Leben erfahren durftest, und die Wiederkehr der Glückseligkeit kann nicht gelingen, weil Du das Schöne und das Einzigartige nicht mehr in Dein Leben lassen möchtest. Viel zu oft bist Du enttäuscht worden. Dein Idealismus wurde mit Füßen getreten und Du musstest feststellen, dass das Leben kein Kindergeburtstag ist, sondern harte Arbeit und Entbehrung bedeutet. Damals hättest Du schon das Ruder herumreißen können. Es liegt an Dir, ob Du nach einer Niederlage resignierst, oder frohen Mutes und mit kindlicher Neugier die Welt aufs Neue erforschst. Nichts hat Bestand, auch nicht die negativen Wolken, die Du über Dir bedrohlich schweben siehst und Du glaubst, ihre Anwesenheit würde Dich vollkommen vom Licht abschneiden und Dir die Lebensenergie rauben. Es ist aber in Deiner Verantwortung, in dieser Wolke nach einem kleinen Loch zu suchen, wodurch Du die Sonnenstrahlen wieder genießen kannst und dadurch sich die Schleier der Enttäuschung und Resignation wieder lichten können.

Es ist Deine Einstellung, die Dir diese grauen Wolken beschert hat. Die Erfahrungen, die Du machen musstest, waren lediglich dazu da, dass Du lernst, Dein Licht und Deine Leichtigkeit wieder zu erlernen, auch wenn die Erfahrungen, die Du gemacht hast, schmerzhaft und niederschmetternd gewesen sind.

In allem steckt etwas Gutes und es liegt an Dir, es zu entdecken und an den Erfahrungen zu wachsen und zu gedeihen. Wie durch Kinderaugen kannst Du die Welt begreifen und nichts wird mehr belanglos sein. So kannst Du Dich wieder an den Kleinigkeiten freuen und es macht dann keinen Unterschied mehr, ob etwas groß oder klein ist. Es ist einfach. Und Du kannst an diesem Sein wieder aktiv teilhaben, ohne Beobachter zu sein und zu resignieren, bevor Du überhaupt versucht hast, wieder unter den Lebenden zu verweilen.

Innerlich warst Du bereits leer und wie ihr es benennt, tot, obwohl es nicht wirklich einen Tod gibt, denn es ist nur eine Art des Wechsels in eine andere Daseinsform[43].

Erkenne Deinen Schatten an und integriere ihn als etwas Wertvolles in Dein Leben. Renne nicht vor dem Schatten davon, er gehört zu Dir wie das Licht, was Dich umgibt. Wenn Du lernst, nicht mehr zu werten und alles wie durch Kinderaugen zu betrachten, wirst Du die Lebendigkeit auch wieder spüren und das Leben als wieder lebenswert empfinden. Nimmst Du Deinen Schatten an, so nimmst Du auch wieder das Licht an, was nun wirklich dringend gebraucht wird, um Deine Energiereserven wieder aufzubauen.

Alles ist aus einem Sein und soll auch als solches gesehen werden. Denke daran, der Schatten ist der andere Teil des Lichts und entspringt aus dem Göttlichen. Amen.

Es sprachen die Geistwesen Manuel und Samuel mit einer Stimme.

---

43) KALEA: Ich bekomme ein Bild von einem abgeschlossenen Raum, in dem kein Licht vordringen kann. Kein Licht - auch kein Schatten. In diesem Raum befindet sich nichts. Kein Gegenstand, keine Person – nichts. Dieser Raum fühlt sich leer an. In diesem Raum kann sich auch niemand aufhalten, man kann ihn nur von außen beobachten, und so fühlt es sich dadurch genauso, wie sich der Raum anfühlt. Man hat den Kontakt mit sich selbst verloren. Vergleichbar mit dem Gemütszustand. Dann habe ich noch ein zweites Bild bekommen. Es handelt sich um einen Ort, an dem es Licht gibt. Er ist kein abgeschlossener Raum wie der Erstgenannte, sondern ist für jeden frei zugänglich und unendlich. Hier gibt es Licht und Leben. Wenn ein Körper angestrahlt wird, erzeugt er einen Schatten. Das Licht würde ohne diesen Körper keinen Schatten bilden.

Licht: Gott; universelle Energie; Lebensenergie; Gegenstand: aus dem Licht entstandene Seele, von Gott erschaffene Materie; Schatten: dadurch, dass aus dem Göttlichen eine Seele inkarniert ist und diese bestrahlt wird, entsteht auf der anderen Seite des Lichts der Schatten. Erst durch das Licht entsteht Schatten. Und sie gehören zusammen. Der Schatten fühlt sich lebendig an. Ich habe folgende weitere Information bekommen: da der Schatten durch die Materialisation entsteht, ist er etwas Natürliches. Der Schatten muss betrachtet werden. Er ist die Gnade, die uns zuteil geworden ist. Er ist dazu da, dass wir überhaupt Erfahrungen machen können.

Fortsetzung Fußnote 43):

Auf die Frage, warum das allwissende Universum überhaupt Materie, die Schattenerfahrung erzeugt, benötigt, bekam ich die Antwort: Weil sich das Licht/Universum spüren und erfahren möchte. Der Grund, warum der Schatten und nicht das Licht betrachtet wird, ist, weil das Licht viel zu hell ist, der Anblick würde zu sehr blenden. Doch wir sind im Licht - und der Schatten, der erzeugt worden ist, entstand durch unsere Inkarnation oder Materialisation. Die Materialisation bedingt den Schatten, Schatten und Materie gehören zusammen. Genauer betrachtet, beinhaltet der Schatten mehrere Farben und birgt Leben in sich. Der Schatten muss einfach betrachtet werden, es ist unsere Natur. Was wir erfahren dürfen ist, dass alles aus der Urkraft entstanden ist, auch unsere Krankheiten, Probleme und Sorgen. Wir sollten in diesen Schatten die Liebe erkennen lernen und sie als Entwicklungspotenzial sehen und nicht als Feind. Das Verdrängen der Schatten bringt nichts. Der Schatten möchte erfahren werden in der Gewissheit, dass man aus dem Licht entstanden ist und das Licht da ist und einem den Rücken stärkt, um den Schatten überhaupt betrachten zu können. Der Schatten wurde von uns individuell kreiert. Sozusagen ist man nicht Opfer von Zufällen, die einem widerfahren sind, sondern Schöpfer. Die Schatten sind sozusagen das Negativ zu seinem eigenen Licht. Beide Teile ergeben zusammen reines Licht, und sind somit AllEins. Was wir lernen sollten, ist, beides anzunehmen. Wir sollten lernen, beides zu betrachten, das Licht und den Schatten, gleichzeitig. Sozusagen sich so zu drehen, dass auf der einen Seite das Licht und auf der anderen Seite der Schatten sichtbar ist und somit vereint werden kann. Dazu bekam ich noch einen Hinweis: Das Höhlengleichnis aus der Antike von Platon.

In folgenden Punkten gibt es Unterschiede:

1. *Die Menschen sind nicht in einer unterirdischen Höhle mit einem Ausgang*

2. *Die Menschen sind nicht gefesselt, sondern haben den freien Willen, sich umzudrehen.*

3. *Es tragen keine anderen Menschen Gegenstände hinter einer Mauer hin und her und bilden somit einen Schatten, sondern der inkarnierte Mensch erschafft sich selbst seinen Schatten, den er betrachtet und niemand anderes. Das bedeutet: Wir sind selbst Schöpfer unserer Welt und unseres Leben.*

Fortsetzung Fußnote 43):

4. Es gibt keine Wand, die das Licht des Feuers abschirmt. Wir bekommen die gesamte Kraft des Lichtes ab.

5. Im Höhlengleichnis gibt es nur die Möglichkeit, entweder den Schatten zu betrachten und von den Eindrücken der anderen abhängig zu sein, oder die Höhle zu verlassen und sich zuerst an das Licht gewöhnen zu müssen. Also entweder - oder. Mein Bild vermittelt eine Wahlmöglichkeit, das eine, das andere und beides gleichzeitig zu betrachten.

Ich glaube, dass es nun an der Zeit ist, die eigene Schöpferkraft anzuerkennen und auch Verantwortung dafür zu übernehmen. Wir befinden uns nun in einem anderen Zeitalter und es gibt keine Unterschiede mehr zwischen göttlichem Erschaffen und göttlichem Sein. Wir sind nicht das Produkt eines andern, sondern wir sind das Produkt unserer eigenen Schöpferkraft - und somit können wir alles erschaffen und zerstören. Wir sind nicht mehr Opfer eines fremden Plans, sondern dürfen nun Verantwortung für unsere Gotteskraft übernehmen.

Hüftbeschwerden

Auf der Hüfte lastet die Last des Lebens. Die Standhaftigkeit und die Beweglichkeit sind ein wenig in den Hintergrund gerückt. Standhaftigkeit bedeutet nicht die Starrheit, die im Moment vorherrscht. Leichtigkeit und Unternehmergeist sollen wieder in Deinem Leben feste Bestandteile werden. Siehe doch die unerledigten Dinge, die Du vor Dir herschiebst – sie belasten Deine Flexibilität und Spontanität. Das Nichterledigte hemmt den Fluss, der nötig ist, Beweglichkeit in Dein Leben zu lassen. Die Spontanität ist somit ins Stocken geraten, weil Du immer im Hinterkopf die Liste der unerledigten Dinge hast und somit das Neue, das in Dein Leben dringen möchte, daran gehindert wird, weil das Alte noch nicht aufgearbeitet worden ist.

Mach Dir eine Liste und vergleiche, was Dir wirklich wichtig ist und was sich von selbst erledigt hat. Musst Du wirklich all die Dinge, die auf ihr stehen, in Betracht ziehen, oder genügt ein Bruchteil davon, realisiert zu werden? Konzentriere Dich auf eine Sache und schiebe all die anderen zur Seite. Erledige Deine Aufgabe gewissenhaft und voller Hingabe. Wie fühlt es sich an, das erste der unerledigten Dinge auf Deiner endlos langen Liste realisiert zu haben? Was steht noch an? Was möchtest Du noch erledigt wissen? Mit jeder Verweigerung, Dinge, die nötig sind, zu realisieren, schneidest Du Dich vom Fluss des Lebens ab. Aus welchem Grund schiebst Du die Dinge so lange auf, bis sie fast nicht mehr realisierbar sind?

Der Frage solltest Du wirklich auf den Grund gehen, denn hier wirst Du die Antwort finden, die Du benötigst, um die schweren Steine im Fluss des Lebens beiseite zu räumen, damit der Durchfluss wieder gewährleistet ist.

Du bist ein geliebtes Wesen Gottes. Welcher Grund hindert Dich am Vorwärtskommen? Welche Einschränkungen und hinderlichen Glaubenssätze hindern Dich an der Realisation Deiner Träume? Ist es Scham vor der Auseinandersetzung mit anderen Menschen?

Bedenke: All jene Menschen, die Dir begegnen, sind Geschenke, die Dir geschickt worden sind, um Deine wahre Größe zu erkennen. Sie sind aus Fleisch und Blut und haben wahrscheinlich dieselben Probleme im Menschsein wie Du selbst. Warum nimmst Du Dich immer zurück und glaubst, die anderen könnten es besser? Zollst Du jemand anderem mehr Tribut, als Dir selbst?

Zur wahren Größe sollst Du wachsen! Sämtliche Hürden überwinden, damit Du erkennst, wie wertvoll Dein Leben für uns alle ist. Es ist einzigartig und wird auch als solches gesehen. Die Minderwertigkeit steht fast niemandem, außer denen, die Demut bislang noch nicht zu leben gelernt haben. Also erkenne Deine Schöpferkraft und mache Dir die Liste von unerledigten Dingen und suche Dir das Dringendste heraus.

Was hat Dich bislang an der Realisation gehindert? Welche Ängste, welche Vorurteile? Diese Erkenntnis ist die eigentliche Heilung, denn nichts von dem stimmt. Du bist ein geliebtes Wesen, immer. Wenn Du die ersten Hürden genommen hast, wirst Du wieder Stabilität und Flexibilität in Deinem Leben finden, denn die Starrheit und das Misstrauen sind dann geschwunden. Beobachte Dich dabei, wie schön es ist, über die Grenzen hinweggesprungen zu sein im tiefsten Vertrauen, dass es einen lieben Gott gibt, der immer schützend seine Hand über Dich hält, wenn Du ihn annehmen möchtest und ihn nicht im Vorhinein schon ausschließt. Die Stabilität bringt die Spontaneität wieder zum Wachsen, weil keine trüben Gedanken Deinen kreativen Fluss hemmen.

So sei es und freu Dich Deines Lebens. Amen.

Es sprachen die Geistwesen Manuel und Samuel mit einer Stimme.

Ischialgie
– Ischiassyndrom –

Der Weltenbaum muss geöffnet werden, damit die Lebenskraft wieder frei fließen kann und damit der Baum, die Krone, wieder zum Erblühen gebracht wird. Sieh Dich nicht um, sondern verharre in der Gleichmütigkeit, die es bedarf, um den inneren Kern wieder zum Leben zu erwecken. Das Fließen und Sprießen der Lebenskraft soll wieder hergestellt werden. Unterbrochen wurde der Lebensfluss durch Deine destruktiven Gedanken, die mit Gefühlen der Unnahbarkeit und der Ablehnung des Irdischen einhergehen.

Der Fluss soll wieder hergestellt und dabei unterstützt werden, die heilsamen Wässer, die Informationen, die das Leben bereithält, fortzubewegen. Halte den Strom nicht auf. Einen reißenden Bach kann man gar nicht aufhalten. Irgendwann bricht der Damm und reißt alles das, was dem Strom den Weg versperrt, mit sich und begräbt es unter den Wassermassen. Warum also aufhalten, was nicht aufgehalten werden kann? Warum glaubst Du nicht an das Vorwärtskommen und den Fortschritt der Zeit und der Gezeiten? Ist es so schwer, in vollem Vertrauen sich dem Fluss des Lebens vollends hinzugeben und sich auf eine abenteuerliche Fahrt in Dein eigenes Leben zu begeben? Ist es für Dich so unvorstellbar, dass ein Strom, ein riesig großer Fluss, Dein Leben vorwärtsbringen möchte? Du hast Staudämme gebaut, um das Altbewährte, das Dir Vertraute mit all Deiner Macht festzuhalten, um Dich vor neuen Erfahrungen, die Du nicht einmal ausprobiert hast und trotzdem verurteilst, zu schützen. Bedenke: Deine in der Vergangenheit errungenen Erfahrungen sind das Fundament für das Neue. Keiner kann sie Dir nehmen. Sie unterstützen Dich dabei, fremde Ufer zu erforschen, die Dich freier und flexibler machen könnten. Ist Dir Flexibilität so fremd? Ist Flexibilität Dir so ein Fremdwort, vielleicht ein wenig bedrohlich, wenn nicht gar gefährlich? Soll der Fortschritt vor Dir verborgen bleiben? Warum? Alles ist auf Weiterentwicklung ausgerichtet, sogar Du. Und Du darfst Dir diese Freiheit nehmen, Dich immer wieder aufs Neue zu entdecken und neu auszurichten. Du bist wie ein Diamant, der zur Reifung noch ein wenig geschliffen werden soll. Er hat noch nicht all seine Facetten ausgebildet, Sein Glanz ist noch ein wenig stumpf, ihm fehlt es noch an verschiedenen Kanten, die sich erst durch das Bearbeiten und Erarbeiten verschiedener Winkeleinstellungen ergeben, sonst würde der Kristall das Licht nicht in alle Richtungen brechen und somit ein breites Spektrum an Entfaltungsmöglichkeiten anbieten können. Ein geschliffener Diamant benötigt nicht viel Licht, um zu funkeln. Lasse es zu, neue Erfahrungen machen zu dürfen. Du bist dieser ungeschliffene Diamant, der alle Facetten des Lebens erfahren möchte. Hindere Dich nicht, Deine Weltanschauung mehrmals zu überprüfen und ganz neu auszurichten.

Stillstand ist der Tod der Seele. Die Seele kann sich nur entfalten, wenn Du dem Geist genügend Raum gibst, sich auszubreiten und Erfahrungen zu integrieren, verschiedene Winkel, Betrachtungsmöglichkeiten zuzulassen und von Dir Unerreichbares durch Tun erreichbar zu machen. Andere schaffen es auch, warum Du nicht? Bist Du so abgeschnitten vom Fluss des Lebens, dass Du glaubst, von ihm nicht getragen und unterstützt zu werden? Glaubst Du das wirklich? Glaubst Du wirklich, dass Du vom Strom des Lebens abgeschnitten bist? Die Starrheit und das Nichtvertrauen haben Dich so weit gebracht an diesen Punkt, dass Du nun erkennen darfst, dass Du ein unendliches Wesen bist, dem alles offen steht.

Alles kannst Du erreichen, wenn Du im Vertrauen an Deine Schaffenskraft und Deine Gotteskraft die richtigen Schritte setzt, damit er sich verwirklichen kann: der Himmel auf Erden. Erstarre nicht und begebe Dich in den Fluss des Lebens. Lasse Dich freudvoll auf jede Art von Veränderung ein und vertraue auf den göttlichen Kern in Dir. Erst dann werden sich neue Welten auftun und Deine Weltsicht verändern. Es werden neue Tore geöffnet und neue Eindrücke können Deinen Erfahrungsschatz neu formen, Grundlage für eine vielleicht neue Reise schaffen. Die Flexibilität kann in Dir wieder Fuß fassen. So sei es.

Es sprachen die Geistwesen Manuel und Samuel mit einer Stimme.

Knochengerüst-Erkrankungen

Du sollst nicht brechen an des Morgens Klaue und nicht Dich entscheiden zwischen Gut und Böse, denn aus einem Geist sei alles geschaffen und erreicht in Zweisamkeit seine Vollkommenheit. Es sei alles aus einem Geist und ward es immer, das sollst du sehen und hinfort gehen ohne zu hinterfragen den Grund, aus dem du kamst zu brechen den Geist der Dunkelheit und der Schwermut.

Stelle es an, dass du wandelst zwischen den Welten, um zu sehen den Sinn und den Unsinn hinter der Fassade, die Du einst erschufst, um Dich erklären und definieren zu müssen. Denn es sei nur ein Hauch, der die Welt trennt vom Urmeer der Gerechten und der Ursuppe aus dem Licht und der Sonne.

Gehe hin und akzeptiere, dass alles gut und alles schlecht sei. Es liegt an Dir, was Du aus dieser Erkenntnis machst und zu welcher Erkenntnis Du noch kommen möchtest, wenn Du das Grauen der Welt hinten anstehen lässt und Du dich auf das Schöne im Herzen konzentrierst.

Vereinige die Teile, die einst zerteilten Dein Herz und Deine Sinne. Füge zusammen, was zusammengehört und vertraue auf das, dass es Dir wohlbekommt und dich nährt in schlechten Zeiten, die Dich daran erinnern, dass Du einst entschieden hast, zu teilen und zu zerbröseln des Gottes Weisheit und Kraft.

Der Stützapparat ist dazu da, Dich daran zu erinnern, dass Du es warst, der sich hat entschieden, den Weg des Harten und des

Zerbrechens zu gehen aus einer Art Selbstgeißelung, da Du nicht erkennen konntest, dass alles eine gute und eine schlechte Seite hat. Wer kann es schon genau wissen, aus welcher Warte aus man die Welt noch betrachten kann. Gehe den Weg der Leichtigkeit und des Friedens im Herzen. Es ist die Zeit gekommen, das Korsett der Einengung der Gedanken zu sprengen und sich ein viel bequemeres Gewand anzulegen, was Dir die Freiheit gibt zu wachsen und das Lied der Schönheit in allen Dingen zu sehen, sei es gut oder sei es böse. Wer weiß das schon genau?

Alles ist aus einem Geist und das Gute wird zum Bösen und das Böse wird zum Guten.

Du sollst nun annehmen, dass die duale Welt dazu geschaffen ist, dass Du zur Schönheit kommst und Dich labst an des Gottes Früchten. Gäbe es kein Unten, so gäbe es auch kein Oben. Was wäre, wenn Du das Bild auf den Kopf stellen würdest? Was wäre dann das Unten und was wäre dann das Oben? Sei Dir sicher, es ist ein Zeichen dafür, dass Du einkehrst und zu dem wirst, was Du bist: Ein vollkommen göttliches Wesen mit Ecken und Kanten, die sein dürfen, denn diese machen Dich so unverwechselbar, wie Du bist. Sie unterscheiden Dich zu deinem Nachbarn und machen dich liebenswürdig, wenn Du sie annehmen kannst.

Also hinterfrage nicht und vertraue Deiner Urkraft. Sie hat das aus Dir gemacht, was Du bist: Ein unverwechselbarer Aspekt Gottes, der gepflegt und gehegt werden möchte, denn er ist göttlich und ohne Tadel, obwohl Du anderes annahmst. Sei frohen Mutes und genieße Deine Zweisamkeit im Herzen und in den Genen. Vereinige das Unten mit dem Oben, denn Du weißt, man kann jederzeit das Bild einfach umdrehen. Was ist dann aus dem Bild geworden, das du eingeteilt hast in Kategorien und Sparten? Sie sind verschwunden und schwelgen Gott sei Dank nicht in Vergangenheit und in Zukunft. Brich den Stab in Stücke und zerbreche nicht daran. Dir wird es damit gut ergehen und Du wirst den Tag ersehnen, an dem Du nicht mehr richten wirst über das Geschlecht der Menschen und der Tiere, aus dem Du entstammst und das Dir die Gelegenheit gegeben hat, daran zu wachsen und zu reifen.

Es ist alles gesagt und das Orakel verstummt.

Es sprach das Geistwesen Manuel.

Krebs
– Malignom –

Mein liebes Kind, die Zeit ist gekommen, Dein Leben von der Ferne nochmals zu überdenken. Irgendwas oder irgendjemand hat Dich beschnitten in Deiner Kraft und in Deiner Kreativität, Dein Leben nach Deinen Vorstellungen zu führen. Die allzeit anwesende Verschwiegenheit, die Dich gehindert hat, Deine Vorstellungen umzusetzen, hat Dir diesen Rückzug aus dem Leben beschert. Sei nicht traurig und hadere nicht über die vergangenen Chancen, Dein Leben neu auszurichten und Dich neu zu orientieren. Das Leben wurde von anderen dominiert, das ist das, was Du nun zu diesem Zeitpunkt annehmen können sollst.

Du wurdest gelebt. Das Fremderlebte stößt nun an Deine Grenzen, denn die Zeit ist vergangen und du wurdest gelebt. Aber warum hast Du das zugelassen? Fehlt dir die Eigeninitiative oder Selbstorganisation, das Erdachte in Taten umzusetzen, oder mangelt es Dir an Umsetzungskraft, die Rose zur Blüte zu bringen?

Das Verständnis über deine erbärmliche Situation durch andere hilft Dir nun nicht mehr weiter. Das Selbstmitleid und die Selbstvorwürfe zerfleischen Deinen Lebenstraum, den Du einst noch gelebt hast. Ist nun alles vorbei oder brennen in Dir noch die Leidenschaft und der Wille, das Erdachte doch nun noch in Tat umzusetzen?

Das Spiel des Lebens ist nun bald vorüber[44], wenn Du nicht einlenkst und Du nun endlich anfängst, Dein eigenes Leben zu leben, zu lieben und das Leben aller anderen unberührt zu lassen! Die Ablenkungen verlocken nur allzu lieblich. Das Ablenken von der Eigenverantwortung hat Dich von Deinem Weg abgebracht und Dich nun dazu gebracht, diese Zeilen zu lesen. Es mag jedoch nicht das Ende bedeuten. Es liegt in Deiner Hand, die Kraft wieder in Dir zu zentrieren und Dich beharrlich wieder auf den Weg zu machen, Deine Vorstellungen über die Göttlichkeit auf Erden hier und jetzt zu vollenden und unter die Menschheit zu bringen[45]. Das Auflösen und Verlassen kann nun ein Ende haben, wenn Du nun endlich Deine Göttlichkeit anerkennst und Dich als perfekt und liebenswert ansiehst, auch ohne Deine Beschränkungen. Die Liebe kommt nicht durch das Leid. Dich lieben die Menschen auch ohne das Leiden. Das Leiden Christi wurde missverstanden. Nimm diese Gedanken und lass sie liebevoll von deinem höheren Selbst transformieren und lebe nun Deine Göttlichkeit. Du bist perfekt, so wie Du bist, auch ohne Einschränkungen. Du darfst geliebt werden, so wie Du bist. Du musst um niemandes Liebe kämpfen und Dich dabei selber aufgeben. Nimm Dein Leben in Deine Hand und führe die Handlungen aus, die Dir guttun und Dich in Deine Kraft bringen. Du brauchst nicht mehr zu flüchten. Du bist unsterblich; wohin könntest Du auch flüchten? Alles bleibt beim Alten und es gibt kein Entrinnen, sondern nur ein Aufschieben auf ein weiteres Leben, in dem Du lernen darfst, Deine Göttlichkeit in der Materie zu erleben und zu genießen.

---

44) ALFONS: Wir Geistwesen meinen hier allen Ernstes und im Klartext: Der Tod wartet bereits auf Dich, wenn Du nicht endlich einlenkst, Dein Leben drastisch umkrempelst und anfängst, endlich zu leben in Eigenverantwortung!

45) KALEA: Ich bekomme ein Bild von einer Hülle eines Körpers und einem Nebel, der viele Meter aus dem Körper ragt. Doch der Nebel gehört zu dem Menschen, doch der hat sich aufgegeben und verlässt seinen Körper, da er erhofft, woanders Erlösung und Erfüllung zu finden.

Fang an, im Hier und Jetzt das Leben mit offenen Armen zu empfangen und es anzunehmen, wie es ist. Wie es ist, ist es schön und lebenswert – wenn Du es auch als solches ansiehst.

Der Rat der Götter hat Dich dazu erkoren, Dich in Deine Eigenverantwortung zu entlassen.[46] Du bist ein gesegnetes Kind und darfst nun das alles leben, was die Götter einst für diese Welt vorgesehen haben. Flüchte nicht, und Du wirst reich belohnt. Stelle Dich Deinen Aufgaben, und verliere Dich nicht in anderer Leben und Gedanken. Es ist deren Aufgabe, deren Leben zu führen.

Sie haben unsere Unterstützung und müssen ihr Leben selbst meistern.

Stell Dir vor, wenn diese genau so wie Du gelebt werden, damit sie geliebt werden müssen, und auch sie diese Erfahrung der Auflösung auf sich nehmen, damit Du vor Deinen eigenen Erfahrungen, die nur Du machen kannst, davonrennen kannst, um wiederum für die, die selber ihre Erfahrungen machen wollen, sich aufzuopfern und sich selbst aufzulösen.

Du siehst, wie verworren dieses Spiel ist. Nimm dieses Spiel an, bedanke Dich bei ihm und gehe nun in die Eigenverantwortung und lasse die alten Fesseln, die Du dir selbst erschaffen hast, hinter Dir, um zu leben und das eigene Leben zu lieben.

So schließt sich nun der Kreis und alles ist gesagt. Umsetzen sollst Du es; kein anderer kann es Dir abnehmen und kein anderer kann es Dir nun mehr verdecken. Denke daran, wenn Du Dich

---

46) ALFONS: "Der Rat der Götter" ist als uralte Trilogie der Dreieinigkeit anzusehen. Sie vereint und verkörpert alle drei Bewusstseins-Ebenen. Auserkoren zu sein heißt hier nichts anders, dass Du als reine Seele, bestehend aus reinem Licht, die große Chance bekommen hast, Dich selbst erfahren zu dürfen. Du durftest Mensch werden in der Dualität namens irdisches Leben. Als einzigartiges Individuum, als dass Du Dich nun betrachten darfst, hast Du den freine Willen und damit die Bürde der Eigenverantwortung erhalten, um damit Deine ganz ureigenen Erfahrungen machen zu können, die das Universum wachsen lässt.

wieder mal selber verlierst und Dich auflöst, um vor Deinen eigenen Aufgaben zu fliehen, die Du Dir selbst gestellt hast, bevor Du damals als Kind das Licht der Welt erblickt hast und vorgenommen hast, in Liebe anzunehmen und umzusetzen.

Lebe das Leben und lebe nicht das Leben anderer. So sei es.

Es sprach das Geistwesen Manuel.

Kreislaufstörungen

Der Zirkel des Lebens geht rasch ringsum und Du hast nicht bedacht, dass das Ende, was Du anstrebst, nur einen Steinwurf davon entfernt ist, da Du strebst nach Gelingen und Vervielfältigung. Denn das Ziel naht und Du bist wie ein Ross vor den Karren gespannt und kannst vor lauter Last nicht weiter. Du hastest und hastest und bekommst kein Brot als Wegzehrung für Deine Seele, keinen Widerspruch und keine Fürbitten.

Denn es sei, wie Du es Dir erdacht hast in Deinen kühnsten Träumen – nicht das, was Du dir insgeheim erhofft und erwünscht hast. Die Hast und die fehlende Ruh trieben Dich einst in noch mehr Rotation[47].

Es sei bestätigt, dass Du das Recht zu Dir ganz verloren hast, um zu schauen den Morgen mit ganz verträumten und regungslosen Augen in absoluter Stille und Einsamkeit und unter den Bäumen sitzend sowie den Himmel betrachtend durch das Blattwerk, was Dir Schatten spendet in der Not.

Du wendest Dich an falscher Freunde Rat. Damit es Dir besser ergehe, gehst Du den Pakt mit dem Tod ein; damit Du nicht erhaschen musst die Unbeliebtheit unter den Lebenden und denen, die einst vergessen haben zu beten und zu sinnieren über den Sinn und die Zeit. Diejenigen verblieben, das Tageswerk zu vollenden,

---

47) KALEA: Ich sehe ein Bild von einem Karussell, was sich ganz schnell dreht und an dem sich die Leute festhalten, um nicht aus dem Karussell zu fliegen.

was Du Dir aufgetragen hast und woran Du Dich erfreuen solltest. Wenn der Tag angebrochen und vollendet ist, sollst Du erfahren wie es ist, in den Arm genommen zu werden den Jüngern gleich und erfahren die unendliche Liebe und Fürsorge des Mutterschoßes und der Freigiebigkeit des Vaters, der Dich getragen hat in der allergrößten Not, damit Du schlafen kannst und ruhen, so wie es die Alten und die Tauben gemacht haben zur Morgenstund.

Und im Schatten der Eiche sollst Du dich stärken wie an einem Mahl, das Dir gereicht wurde, gleich den Engeln, die einst kamen, um zu vereinigen den Stall des Messias mit denen, die in Einkehr den Tag verleben, ohne nachzufragen, was einst der Sinn der Allmacht des Todes sei gewesen.

Denn alles, was Dich umgibt, soll Dir dienen, ein höheres Ziel zu erreichen, ohne Tadel und Missgunst. Du sollst streben nach der Fahne der Gerechtigkeit und des Gleichmutes, obgleich es vermutet wird, dass Du es warst, der gebracht hat den Unfrieden und den Unsinn unter diejenigen, die sich Freunde schimpfen und trotzdem dem Brauch des jährlichen Umtrunkes dienen. Sie haben vergessen, den Wirt zu ehren und in dessen Abwesenheit das Gespött verbreitet, um das Reich, das erschaffen wurde um zu lieben, mit Füssen zu treten und zu spucken auf das Haupt, das gereicht wurde zum Ergötzen der Feinde und dem unerbittlichen Graben nach der Wahrheit, die einst gekommen war, um den Platz vor der Haustüre zu reinigen und zu fegen.

Obsorge Dich selbst und hüte den größten Schatz, den Du bei dir trägst. Er soll Dir zeigen den besseren Weg, der Dich bringt in die Eintracht mit dem, was Du bist und wer Du auch immer warst. Frage nicht nach dem, woher die Gedanken kamen, Dich zu entfernen von dem göttlichen Abbild und einzugehen einen Bund der Verschwiegenheit und des Starrsinns mit Dir selbst und mit Deinen Lieben, die haben gegeben das letzte Hemd, um Dich zu bewahren vor dem Tod; weiter Sinn und Vergebung im Herzen soll Dich bringen weit weg von des Henkers Platz, ohne zu wissen, woher das Licht auch kommen mag.

Nimm die Mütze ab, die das Licht verdeckt, und kleide neu, damit es jeder sehen kann, dass Du dich gewandelt has[t] Wein aus einer Pfütze. Gleich sollst Du hegen den Wunsch nac[h] Anerkennung, und Anerkennung für Dich selbst soll Dich treiben an das rechte Ufer, das gedacht ist, um Dich emporzuheben aus dem letzten Tief, das Dich getrieben hat in Unruhe und Feindsinn, ohne zu wissen, wie schön das Leben und die Liebe sein können.

Beim Herrn und im Geiste weißt Du es schon, dass Du gehen musst einen lieblichen Weg mit Dir selbst und mit Deinen Angetrauten und Verschwägerten. Hüte Dich vor Auseinandersetzungen mit des Bruders Schwerte und Lanze, damit Du kannst erhaschen den Morgen an der frischen Luft, die Dir bringt gute Stimmung und Laune, den Tag mit Leichtigkeit und Frohsinn zu meistern im wahrsten Sinne des Wortes.

Wenn Du eingehst das Bündnis mit Dir selbst und Du kannst vergessen die Unzulänglichkeiten Deines Nachbarn, so kannst Du in Frieden den Morgen genießen bis in den Abend hinweg.

Das soll so sein und nicht anders. Amen.[48]

Es sprach das Geistwesen Manuel.

---

48) ALFONS: Bitte nicht verzweifeln beim verstandesmäßigen Lesen dieser sehr altertümlichen Botschaft. Es macht einen schwindelig. Und genau das soll es bewirken. Lese es mit Deinem Gefühl – lasse Dich treiben. Erlaube Dir, nicht jedes Wort und jeden Satz verstehen zu müssen. Auf einer ganz tiefen Seelenebene kommt die Botschaft an. Du hättest das Original-Manuskript ohne Punkt und Komma und mit uralten Worten gespickt, die keiner mehr heute kennt, lesen sollen. Es war sehr viel Arbeit, dieses Channeling halbwegs in die heutige, einigermaßen lesbare Form zu bringen. Die geistige Welt, vertreten hier durch Manuel, wollte, dass diese uralte Botschaft, beinahe ein Orakel, veröffentlicht wird und kein neueres, besser lesbares in Auftrag gegeben wird.

Kreuzschmerzen
– Rückenschmerzen –

Es sei getragen die Last des Kreuzes und der Lenden, aus Sicht des Geistes zu Unrecht und ohne Berechtigung für den Erhalt der Gerechtigkeit und deren Sinn für Ethik und Moral. Seid immer auf der Hut vor dem Geschwätz über Gerechtigkeit und Gerechtigkeitssinn, denn es sei immer ein kleines Kind, das immer da ist und spielend über die Wiese läuft, fangend das letzte Wort, um sich zu verlieren in Frohsinn und Spiel. Denn das ist es, was abgeht denjenigen, deren Kreuz gebrochen[49], die verkrüppelt das Dasein fristen, ohne zu wissen, wie es wäre ohne diese Beschränkungen und die Last, die getragen wird, ohne zu hinterfragen, warum die Last einst auf sich genommen und bereitwillig getragen, nur um dem letzten Willen und der andauernden Verjüngung zuliebe. Und vor dem Absterben des Geistes und der Sinne soll so ein Mensch sich karsten[50]?

Nein, so gehe hin und nimm den lieblichen Weg[51], den gerechten und den des Frohsinnes. Es sei Dir angedacht, dass Du wandeln sollst und lachen, wie es einst die Kinder noch konnten, die sich

---

49) KALEA: Mir kommt ein Bild von einem Stamm, der Geschwüre hat, glaube, die geistige Welt meint "verkrüppelt".

50) KALEA: "Karsten" ist ein uraltes, mitteldeutsches Wort und heißt: sich befreien, sich verjüngen, absprengen, abplatzen

labten an dem süßen Geschwätz und der Sorglosigkeit, die angebracht wäre. Genieße und nimm die Liebe, die Dich umgibt. Vergiss all die Sorgen, die Dich klein und gedrungen halten. Spüre den Frohsinn und hinterfrage nicht den Geruch der Rose und das Lied des Vogels, der dich umkreist, als gäbe es kein Morgen. Fang das Licht ein, was auf Dein Gesicht trifft und nimm es mit all Deinen Sinnen in Dein Herz, damit es Leib und Blut werde, um in Dir zu wohnen und sich zu verbreiten unter Deinesgleichen.

Nimm es an, was Dir gegeben und gereicht durch den Duft der angebeteten Darbringung, denn das ist es, was ist und immer ist. Das außen ist nur ein Schauspiel und bringt Dich weit weg vom Weg in deine Vollkommenheit, denn sie ist es, die Du suchen solltest und Dich nicht beirren lassen von dem, was Dir außen gespiegelt und vorgetäuscht wird. Nimm das Rechte an und gehe den Weg des Geringeren, denn das ist, was ich Dir rate zu tun, wenn Dein Kreuz Dir schmerzt und Dich am Leben behindert[52]. So soll es sein.

Zusatzfrage: Gilt das für alle Arten von Kreuzschmerzen, soll eine Unterscheidung vorgenommen werden?

Es sei so, wie ich zu Dir gesprochen, denn alles ist aus einem Geist und Du sollst nicht forschen in die Tiefe, denn das ist, was Dir gesagt und angetragen wird. Es sei dem Einzelnen überlassen, dass er erforsche des Grundes Tiefe und die Klarheit über sein

---

51) *KALEA: Ich sehe ein Bild: Ein Weg aus Lehm, umrandet von Blumen, in den Wald gehend.*

52) *ALFONS: Durch die Starrheit in Glaubenssätzen und Verhaltensmustern entsteht im sprichwörtlichen Sinn eine Starrheit im Skelett. Das Skelett wird brüchig und es lagert sich viel Giftsäure ab. Gemeint ist, ihr sollt wieder so spontan und beweglich wie Kinder werden und spielend, ohne zu hinterfragen, die Dinge tun, die leben bedeuten; wirklich leben bedeuten.*

Handeln. Denn es soll so sein, dass es genügt, was ich Dir gesagt und mitgeteilt habe.

Namaha.

Es sprach das Geistwesen Manuel.

Lähmung

Die körperliche Lähmung ist Glück und Segen zugleich, wenn man sie annimmt und ihren spirituellen Nutzen erkennt. Hast Du Dich schon einmal gefragt, warum Dich das Bett an sich gefesselt hat? Ist es Dir nicht aufgefallen, dass Du Dich nicht lösen konntest von alten Mustern und Bedenken? Der Drang nach Perfektion und Funktionieren hat Dich gehindert daran, einen eigenen neuen Weg, den Du gerne verfolgen möchtest, zu gehen.

Die körperliche Fesselung bringt Dich dazu, Dein Leben noch einmal Revue passieren zu lassen und eine ganz neue Richtung einzuschlagen. Die Auszeit tut Dir gut und bringt Dich in Deine Schöpferkraft. Die Welt kann sich auch ohne Dich ein wenig weiterdrehen, ohne dass alles um Dich herum zusammenbricht. Ist in dieser Zeit der Erstarrung die Welt untergegangen – oder haben sich so manche Dinge von selbst erledigt?

Braucht es unbedingt immer Dein Zutun, damit alles und jeder funktioniert, wie Du es gerne hättest?

Wo wir beim Thema wären. Nimm es an, von anderen gehegt und versorgt zu werden. Dieses Recht steht auch Dir zu. Nimm es dankend an und siehe es als Ausgleich für die vielen Stunden, die Du in andere Richtungen investiert hast. Sie sei Dein und Du sollst lernen, Dich voll und ganz auf die Fürsorge Deiner Liebsten oder Hilfe von dritter Hand einzulassen. Vertraue dem Gedankengut anderer. Sie meinen es nur gut mit Dir. Vertraue und lerne, Dich voll und ganz auf Dein Umfeld zu verlassen. Die Menschheit ist eine Gesellschaft, die auf gegenseitiger Unterstützung aufgebaut ist. Vergiss das nicht, wenn Du Hilfe brauchst, um Deine lebensnotwendigen Bedürfnisse zu befriedigen. Lasse Dich nun endlich auf die Menschen Deiner Umgebung ein. Sie haben es verdient, nun endlich von Dir als göttlich und wohlwollend angenommen zu werden. Bring ihnen mehr Vertrauen entgegen. Die Erstarrung zwingt Dich dazu. Nimm diese Herausforderung an und erfreue Dich auf den inneren Wechsel, der damit einhergeht. Die Würfel fallen neu. Du musst nicht alles unter Kontrolle haben. Gib ab, und Du wirst genesen. Freue Dich darauf, Deine Talente an eine andere Stelle zu rücken. Sie wurden in der letzten Zeit von Dir ein wenig vernachlässigt. Sei zuversichtlich, der Wandel zu einer neuen Perspektive wird vollzogen, wenn Du Dich wandelst und Du Dir Deiner Schöpferkraft und Macht bewusst wirst; auch als schutzbedürftiger Mensch, der sich im Moment nicht selbst versorgen kann.

Nimm die Starrheit an und verwandle sie mithilfe der göttlichen Matrix in Deine Starke und Schaffenskraft und rücke die Stühle neu, die Du einst an ihren Platz gestellt hast. Nimm die Macht und die Ohnmacht aus den Beziehungen heraus und erfreue Dich fortan einer gleichmäßigen Macht- und Strukturverteilung. Es tut Dir gut, Deine Kraft und Macht selbst zu erkennen, die Du in Dir trägst. Der Schlaf soll Dich leiten in eine neue Ära, selbstbestimmt und selbstbewusst, frei von zwischenmenschlichen Einschränkungen und Missverständnissen. Die Macht ist bei Dir und sonst bei niemand anderem. Merke Dir das und nimm es als Vorgabe, Dein Leben neu zu gestalten und zu erleben. Denn es liegt in Deiner Hand, es zu gestalten, wie Du es beliebst. Niemand sonst ist für Dein Glück verantwortlich. Schwinden soll die Angst über das Zerbrechen von alten Beziehungen. Das Glück und die Wiederkehr ist Dein, wenn Du Dich auf die vermeintliche Schwäche einlässt, damit die Würfel neu fallen können, um Dir ein Leben in Wohlstand und Unterstützung zu ermöglichen. Nimm den Druck über die Perfektion aus Deinem Wortschatz. Niemand trällert wirklich die Lieder, die Du glaubst zu vernehmen.

So gehe hin und lebe danach. Dein Wille geschehe ab sofort und für immer. Namaste.

Es sprach das Geistwesen Manuel.

Lebensmittelunverträglichkeiten

Genährt werden sollst Du in allen Lebenslagen. Abgeschnitten von einem Teil der Energiezufuhr hast Du Dich, da Du Dir diese Energiequellen nicht eingestehst. Sei ganz offen und nimm alles an, was Dir an Energie geboten wird. Du hast zuvor nur ein Teilspektrum der gesamten Skala für Dich annehmen können, jedoch gehören alle Aspekte zu Deinem Leben. Gesund ist jener, der sich aller Quellen bedient, und nicht manche von Vorhinein ausklammert. Woher weißt Du, ob etwas wirklich für Dich schädlich ist, bevor Du es nicht probiert hast? Lieber schneidest Du Dich von all dem Guten ab, bevor Du Dich intensiv mit der Annahme von allem beschäftigst. Hinterfrage nicht, sondern spüre einfach nur hin, ob es gut oder schlecht für Dich ist. Abgesehen davon ist dieses Gefühl nur eine Momentaufnahme Deiner Befindlichkeiten. Alles ist im Fluss und soll auch als solcher gelebt werden. Starrheit lässt die Abgrenzung von Neuem zu. Stell Dir vor, Du würdest jahrein, jahraus immer nur dieselbe Farbe tragen. Jahrein, jahraus – und Du würdest Dir die Vielfalt, die Gottes Schöpfung Dir offenbaren könnte, nur ablehnen, weil Du Dich auf eine einzige Farbe, auf eine einzige Note, auf einen einzigen Geschmack eingeschossen hast. So geht Dir die ganze Vielfalt abhanden, die Dir reichlich dargeboten wird – wenn Du diese auch als Vielfalt siehst. Aber dieses Spiel kannst Du auch auf andere Lebensbereiche ausdehnen. Viel zu oft werden dieselben Muster vertieft, dieselben Gespräche geführt, sich immer nur mit den altbekannten Menschen unterhalten, ohne sich wirklich auf das Neue einzulassen. Wie sollst Du zu einem breit gefächerten Erfahrungsschatz kommen, wenn Du immer nur dieselben Dinge tust, dieselben Wege wählst und immer dieselben Klamotten und Marotten pflegst? Hüte Dich vor Eintönigkeit und Gleichklang. Manchmal tut auch ein schiefer Ton gut, um die alten Muster zu lockern und wieder Bewegung in Dein Leben zu integrieren. Sollte doch das Leben eine ständige Bewegung, eine ständige Veränderung sein, damit Du Dich wieder hier auf Erden erfahren kannst, Dich durch die Vielfalt an die Unendlichkeit des Seins wiedererinnern kannst.

Du bist aus allem und aus dem Nichts entstanden und hast sämtliche Götterfunken in Dir vereint als das einigende Schöpferlicht. Doch wenn Du nur eine Nuance lebst, kippt ganz leicht Dein System und Du fühlst Dich unwohl und fremdbestimmt. Stehe zu einer Veränderung, auch wenn es bedeutet, dass sich dadurch einiges in Deinem Leben verändert, dass Menschen kommen und Menschen wieder gehen, und das vielleicht auch täglich. Sei dankbar für jedes neue Farbenspiel, das Dir dargeboten wird, und nimm die neuen Sequenzen in Dir auf, damit Du den Schöpferstrahl, die Liebe, die bedingungslos ist in ihrer Urfrequenz, wieder spüren und sie als für Dich selbstverständlich ansehen kannst. Dieses Licht mit dem vollen Farbspektrum ist Dir zugedacht, wenn Du die Vielfalt in Deinem Leben wieder einlädst, ein fester Bestandteil Deines Wandelns hier auf Erden zu werden. Das Leben ist so spannend, wenn Du Dich darauf einlässt. Bei dieser Erfahrung wünschen wir Dir viel Freude und Vertrauen.

Dein Kalea-Manuel-Samuel-Team.

Lebererkrankungen

Die Leber ist der Dreh- und Angelpunkt eines Organismus. Sie stellt eine Schlüsselposition im Verdauen und Weitergeben an andere Stellen dar. Sie ist ein Übersichtsposten, an dem alle Eindrücke passieren müssen, bevor sie umgewandelt werden. Geht ein Mensch nicht sorgsam mit seinen Eindrücken um, oder besser gesagt ignoriert konkrete Warnsignale, kann es zu einer Störung in der Leber kommen. Die Wut ist ein Alarmsignal und dient dazu, ein Übel abzuwenden. Was aber tun, wenn diese Signale wieder und wieder missachtet und willentlich unterdrückt werden?

Wohin soll diese Wut weitergeleitet werden, wenn sie doch in Aktion enden soll? Aktion bedeutet nicht ein radikales Eingreifen in Notsituationen, sondern ein bedachtes Agieren; jenes, was in allen Systemen wieder einen Frieden, einen wahren Frieden herstellen kann, nicht den vorgeschobenen Frieden[53], der nur Frieden für das Außen bedeutet.

---

53) ALFONS: Um Euch auf die Sprünge zu helfen: Hier ist gemeint, dass Du keinen Frieden um des Friedens willen eingehen sollst. Nicht immer nachgeben, nicht immer schlucken und hineinfressen! Das ist kein Frieden für Dich, sondern die Hölle. Denn Deine Ohnmacht und Deine Wut auf Dich selbst werden so immer größer und größer, da Du wieder einmal nachgegeben hast – um des lieben Friedens Willen. Nein! Das ist nicht der Weg des Friedens, den wir meinen, ganz und gar nicht!

Aber was ist mit Dir? Hast Du Deine Vorstellungen von Frieden schon vollkommen verleugnet? Richtet sich Deine Aufmerksamkeit immer nach dem Willen der anderen, deren Frieden Du um jeden Preis aufrechterhalten möchtest? Glaubst Du wirklich, der Frieden, der durch Deine Unterdrückung von Freiheit einhergeht, ist der wahre Frieden für Euch beide? Glaubst Du wirklich, Dein Gegenüber spürt dieses Ungleichgewicht nicht in Dir und möchte nicht durch Wiederholung nun endlich Deine Entladung provozieren, um allem Luft zu machen? Frieden um des Friedens willen, das ist Deine Devise. Doch sie macht Euch unfrei und wütender und wütender. Doch gestehst Du es Dir gar nicht zu, wütender und wütender zu werden. Dieses aufsteigende Gefühl wird bekämpft, denn das "Liebkindsein" ist Dein erstrebenswerter Zustand, anstatt auf Deine inneren Warnsignale zu hören, die Dich vor Unterdrückung und Beeinträchtigung schützen sollen. Die Wut wurde stets von Deiner Seele als Warnsignal benutzt, um Dich wachzurütteln, jedoch wurden diese Hilferufe immer und immer wieder überhört, bis ein Stau sich gebildet hat – ein erheblicher Stau in Deiner Leber; und die Entgiftungszentrale Deines Körpers kommt mit dieser angestauten Wut, die in Selbstzerstörung sich verwandelt hat, nicht zurecht. Du hast diese Wut gegen Dich selbst gerichtet, anstatt sie dort in kleinen und gepflegten Mengen loszulassen, wo sie schützt und bewahrt. Du darfst Dich wehren gegenüber Deinen Mitmenschen. Es steht außer Frage, dass Du deshalb, nur weil Du ein Nein setzt, nicht mehr geliebt wirst.

Glaubst Du wirklich, dass ein Jasager mehr geliebt wird als jene, die ehrlich zu sich selber sind und das Herz am rechten Fleck haben? Sei Du Vorbild für alle Jasager und richte nicht über die Neinsager. Letztere sind ehrlich gegenüber den Mitmenschen, wenn sie ein klares Nein aussprechen. Ziehe den Hut vor ihnen und richte Deine Aufmerksamkeit auf Dein Wohl. Wer soll Dein Wohl besser kennen als Du? Sei ehrlich und vergesse sämtliche Benimmformeln, wenn sie gegen Dein eigenes Wohl sprechen, und richte Deine Aufmerksamkeit auf das einzig allein Wichtige: Dein Wohlergehen in Achtsamkeit im Umgang mit Deinen Mitmenschen – und es wird Dir wohlergehen. Amen.

Es sprachen die Geistwesen Manuel, Samuel und Kalea in einer Stimme.

Leberflecken
– Melanome/Schönheitsflecken –

Die einstmals gewesene Schönheit soll vergehen, ehe Du Dich nicht bekennst zu Deiner wahren Schönheit. Das Außen ist vergänglich und gleicht sich an an Deine innere Haltung Dir gegenüber.

Nimm den Schall aus den Flügeln der Unfreiheit und akzeptiere und liebe Dich so, wie Du bist. Du bist perfekt, so wie Du bist. Der Schall um die Schönheit soll vergehen und Dich bereit machen, für die wahre Schönheit Platz zu machen.

Schau Dir Deine Makelflecken in Liebe an. Sie gehören zu Dir und sind nur aus der Sicht des jeweiligen Betrachters unschön. Die Schönheit kann erkannt werden, wenn sie für Dich angenommen und akzeptiert wird. Nimm einen Spiegel und erkenne Dich. Erkenne Dich mit all Deinen Zellen, Gefühlen, Eigenschaften, inneren Haltungen, Kompromissen und unausgesprochenen Worten.

Das alles gehört zu Dir, wie ein Schuh zu dem jeweiligen Fuß. Er passt, wenn er eingetragen wird und geliebt wird. Wenn Du Dich jedoch gegen diesen neuen Schuh wehrst, wird er Dich drücken und Dir das Laufen schwer machen. Darum sollst Du ihn auch eintragen und ihn pflegen, damit er Dich sicher und voller Freude an Dein Ziel bringt.

Und bedenke, dass das Ziel immer zu jeder Zeit der Weg ist, den Du gehen sollst. Vergesse die Schande und den Gram über die Lügen über Dich, die Du Dir selbst geschmiedet hast aus Angst, Du könntest der Sonne hellem Strahl nicht gerecht werden.

Die Sonne strahlt Dich an, damit Du erleuchten kannst in Deinem Licht und damit die Schatten weichen können einem weichen Gesichtsausdruck; damit die Freiheit wieder kommen kann in Deinen Sinn und in Dein Herz.

Siehe, wir sind alle unerschöpflich schöne Wesen; es kommt auf die Art der Betrachtung an, ob das, was Du siehst, einzigartig oder abstoßend ist.

In Wahrheit stellst Du Dich nicht unters Licht, weil Du Gefallen daran gefunden hast, Dich abzuwenden in Deinem Gram und der Furcht, geliebt werden zu können.

Wir alle sind liebende Wesen, die es verdient haben, geliebt zu werden und andere zu lieben; vor allem die Liebe sollst Du leben zu Dir selbst und Deinen Talenten und Deinen Makeln, die Dich so einzigartig machen und die nur in Deinen Augen einen Makel in sich tragen.

Betrachte Dich voller Liebe und bedingungslos. Halte Dich an die alten Gemälde, die verbergen den Gram und die Unsicherheit im Herzen. Mach Dich auf und schmücke Dich. Schmücke Dein inneres Bild zu Dir selbst und im Außen wirst Du sehen, wie wunderschön Dein Antlitz in Wahrheit ist.

Die Engel loben und preisen Deine Anwesenheit. Kannst Du sie singen und jubilieren hören – oder hast Du Dich von ihnen abgewandt, damit sie Dich nicht schauen müssen? Sie lieben Dich so, wie Du bist. Du bist einzigartig und Dein einzigartiges Leben soll nähren und mehren den Reichtum, der geschickt worden ist, um zu wachsen und das Unkraut in wahre Schönheit und Fülle zu verwandeln.

Nimm die Angst beiseite und freue Dich Deines Körpers und Deines Selbst.

Wie im Himmel, so auch auf Erden sollst Du wandeln über in Gold getauchte Wege, die gepflastert sind mit Liebe und Ehrerbietung über das Leben, was Du hervorbringst – und die Wertschätzung, die Dir die anderen entgegen bringen, sollst Du finden für Dich ganz alleine, damit Dein Außen dieses auch anerkennen kann.

Sie können es nicht, wenn Du nicht zu Deinen Wert stehst und Dich hinter den Schatten der alten Ruinen, die schon lange ausgedient haben, und Dein Antlitz versteckst; damit Du nicht in die Gefahr kommen magst, Dich für etwas Reines und Schönes halten zu müssen und Dir zuzugestehen, dass Du etwas Göttliches in Dir trägst, das Du nun nicht mehr zu verstecken brauchst.

Wir alle sind göttlich und deine Göttlichkeit wird gebraucht, um die ganze Welt in Gold und in Licht zu verwandeln, damit die anderen auch ihre Schönheit erkennen dürfen.

So soll es sein und nicht anders und tue das, was ich Dir geraten – es ist zu Deinem Besten und zum Erhellen dieser Welt, die geschaffen worden ist in Liebe, damit wir alle wachsen können, wie es sein sollte.

Amen.

Nachfrage: Sind die Leberflecken gleichzusetzen mit dem Begriff Melanome?

Das ist ein und dasselbe – nur die Intensität und der Drang, aus den alten Mustern herauszukommen, ist ein anderer. Das Festgesetzte soll vergehen, wenn die Dringlichkeit einer Veränderung erkannt und akzeptiert wird von allen. Die Angst soll schwinden und ersetzt werden durch absolute Zuversicht[54] und Gleichmut über die unterschiedlichen Begriffe. Es ist aus einem Stamm, nur der Mensch macht den Unterschied. So soll man nun sehen seinen inneren Wert und Stamm.

Amen.

Es sprach das Geistwesen Manuel.

---

54) KALEA: Mit Nachdruck "Zuversicht"; ich hab noch mal nachgefragt, da "Zuversicht" für mich etwas Schwammiges ist. Das Wort "Zuversicht" kam sehr stark und mächtig rüber, ist also sehr wichtig.

Lungenentzündung
Lungenerkrankungen

Die Ursache für Lungenentzündung liegt im Gehorsam gegenüber den Mitmenschen, die Dich umgeben. Du hast nie wirklich gelernt, Nein zu sagen und die Verantwortung für das Nein an die Menschen zurückzugeben, denen Du ein Nein ausgesprochen hast. Ein Nein bedeutet keine Ablehnung, sondern ein Annehmen für Deine Gefühle und ein Zurechtrücken in die Richtung, die Dir genehm ist. Das Nein an einen geliebten Menschen bedeutet nicht, dass Du ihn nicht mehr liebst, sondern einzig alleine, dass Du Deine Konstitution vor Überarbeitung und Übermüdung schützt. So oft hast Du Ja gesagt, wo Du besser hättest Nein sagen müssen. Und das Ja ist Dir teuer zu stehen gekommen. Es hat Dir die Energie geraubt, denn Du hast nicht auf Deine innere Wahrnehmung gehört, die Dir immer zur Seite steht und Dir ein guter Ratgeber ist.

Doch was tut man alles, um geliebt zu werden! Was gibt man auf, damit es den anderen besser geht! Aber Du hast dabei den wichtigsten Menschen vergessen, für den alleine nur Du sorgen kannst; und zwar Dich. Zuerst ist immer das Wohl des anderen wichtig und dann kommen erst Deine Bedürfnisse. Das ist Hochmut, in dem Du Dich befindest. Du glaubst, es ginge nicht ohne Dich, und die anderen können es nur halb so gut wie Du.

Und so rackerst Du Tag und Nacht und übernimmst zusätzliche Schichten, damit die Arbeit, die Du Dir selbst aufgehalst hast, zu bewältigen ist. Und wo bleibst Du? Glaubst Du wirklich, die anderen könnten es nicht besser? Glaubst Du tatsächlich, Du wärst der Einzige, der die Arbeit überhaupt bewältigen könne in dieser Qualität? Glaubst Du wirklich, Du hättest die Verantwortung für die Menschen in Deiner Umgebung? Sprichst Du Ihnen wirklich ihre Selbstständigkeit ab? Glaubst Du, es wäre Dir und den anderen dienlich, wenn Du Deine Arbeit als unersetzbar einstufst und sie somit in Abhängigkeit zu Dir drängst?

Das alles muss nicht sein. Gib die Verantwortung, die Du Dir willentlich aufgehalst hast, wieder ab und Du wirst wieder genesen. Es eröffnet wieder neue Räume und Du kannst auch noch lernen, anderen und deren Fähigkeiten zu vertrauen. Das ist, was Du lernen sollst. Vertrauen wieder aufzubauen, Dir gegenüber, den anderen und deren Geschick.

Das Vertrauen Dir gegenüber hast Du mit Füßen getreten. Denn es musste immer alles stets gleich passieren, in Windeseile und ohne zu überlegen, ob vielleicht ein anderer Zeitpunkt für diese Tätigkeit viel besser gewesen wäre. Es gibt für alles einen richtigen Zeitpunkt, den zu erfühlen ist die hohe Kunst – und nicht sofort die Beine in die Hand zu nehmen, um der Aufgabe hinterher zu hecheln. Schneller und schneller und die anderen hinten lassen, denn Du bist viel schneller in der Erledigung. Wenn es nicht erledigt werden würde, würdest Du Dich unbehaglich fühlen. Doch was würde passieren, wenn Du mal nicht sofort reagieren würdest? Würde davon die Welt von einer Sekunde auf die nächste zusammenbrechen und Du in den Untiefen des Universums versinken? Alleine gelassen und einsam?

Nur zum richtigen Zeitpunkt gelingt eine Arbeit auch wirklich. Teamwork ist angesagt. Du lebst in einer Gemeinschaft und bist nicht dazu da, alle zu retten. Nimm das Tempo raus und vertraue dem Tagwerk Deiner Mitmenschen. Sie haben auch ein Recht darauf, Werke zu vollbringen und daran zu wachsen. Wachsen kannst Du, wenn Du nun endlich Vertrauen schöpfst. Vertrauen in Deine Mitmenschen, Vertrauen in die göttliche Vorsehung, die Dich immer begleitet hat, Du diese aber nicht wahrgenommen hast, weil Du immer nur im Hetzen und Funktionieren diese feinsinnige Stimme nicht mehr wahrnehmen konntest; weil es der Hochmut Dir verboten hat. Amen.

Es sprachen Manuel und Samuel in einer Stimme.

Magenprobleme

Der Stein ist ins Rollen gekommen, und wo ist Dein Anteil am Vorwärtskommen? Hast Du den Zugang zu Deinem Herzen verloren und somit den rechten Wegweiser zur Seite eines anderen Kindes?

Bist Du mit Dir immer ehrlich gewesen und hast stets auf Dein Herz gehört, das Dir immer gesagt hat, Du sollst in die andere, von Dir eingeschlagene Richtung gehen? Damit das Licht, was einst in Dir gebrannt hat, wieder zum Vorschein treten kann.

Das alles ist Dir auf den Magen geschlagen. Du hast mit falschen Freunden zwar tendenziell das Richtige getan, hast aber dabei Dein spirituelles Fortkommen total vergessen. Das Fortkommen und Entdecken neuer Innenwelten ist das, warum Du hier bist, und nicht des Nachbars Garten, der immer nur dazu da war, Dich auf eine falsche Fährte zu locken, damit Du Deinen eigenen Weg auch wirklich gehst und verstehst, warum Du genau diese Erfahrung des Abweichens nun machen musstest.

Aber nun ist Schluss damit. Der rechte Weg ist bald gefunden, wenn Du einzig und alleine nun auf Dein sogenanntes Bauchgefühl hörst. Der Magen hat Dir vorgespiegelt, wie sich Deine Seele in dieser im Moment aussichtslosen Situation, die Du einzig und alleine herbeigerufen hast, fühlt. Kein anderer ist schuld für diese vermeintlich ausweglose Situation. Niemanden kannst Du nun dafür verantwortlich machen, was aus Deinem Leben und jener Situation, die Dir auf den Magen schlägt, geworden ist. Sollen all die anderen, denen Du nun die Schuld an Deiner Misere in die Schuhe schiebst, die Verantwortung für Dein Tun oder Nichthandeln übernehmen?

Sollen sie statt Dir Deine Aufgaben, die Du - wohlgemerkt - selber erledigen solltest, für Dich übernehmen, damit Du die Verantwortung, die Dir offensichtlich zu viel geworden ist, abgeben und Dich auf die sprichwörtliche "faule Haut" legen und dahingammeln kannst, weil Du zu ängstlich, zu faul warst, die Eigenverantwortung für Dein Handeln zu übernehmen? Sollen die anderen für Dich richten?

Und wenn sie es nicht aus Deiner Sicht gut gemacht haben, kannst Du über die Taten der anderen schimpfen, weil es, wie es die anderen gemacht haben, Dir nicht recht ist. Übernimm nun endlich Verantwortung für Dein Leben, für Dein Handeln und für Deine spirituelle Weiterentwicklung.

Niemand kann es für Dich richten. Und wenn doch, fühlst Du Dich dann irgendwie übervorteilt und hintergangen und die Magenschmerzen zermürben Deinen Alltag, damit Du gar nicht auf die Idee kommst, selber die Verantwortung für Dich zu übernehmen und aus der passiven in die aktive Rolle zu kommen.

Was soll schon groß passieren, wenn Du Dich am Roulette des Lebens übst? Du bist immer weich aufgefangen, wenn Du es zulässt, dass die Führung Dein Bauchgefühl übernimmt und Du Dich ganz alleine auf das Erfahren und Deine Bestimmung, die Du auf diesem Weg mitbekommst, konzentrierst und Dich das Geschwätz Deiner Nachbarn und Gebrüder nicht mehr interessiert, weil Du Dich einzig und alleine auf Dein Fortkommen konzentrierst.

Suche die Ruhe und schenke all Deine Aufmerksamkeit Deinem Magen. Lege die Hände auf und lasse die universelle Energie Deine Wehwehchen damit auflösen. Sage Danke, dass er so hartnäckig gewesen ist, damit Du ihn nun endlich erhören kannst. Er ist Dir stets ein treuer Begleiter und Ratgeber, wenn Du Dich auf seine Botschaften ein wenig mehr einlassen kannst. Er zeigt Dir den Weg in die für Dich richtige Richtung. Übernimm die Verantwortung für Dein Leben wieder und lasse die Nachbarn Nachbarn sein. Kümmere Dich nur um Dein Leben und lass Dich vom Treiben der anderen nicht ablenken, indem Du Wut und Ärger aufbaust, nur um vor Deiner wahren Größe davonzulaufen. Namaste.

Manuel und Samuel sprachen aus einem Sprachrohr in trauter Zweisamkeit und Wiederkehr.

Magersucht/Ess-Brechsucht
– Bulimie –

Die Eiszeit soll brechen. Finden sollst Du den Weg zu Deiner inneren Blüte, die droht, sich nicht entfalten zu können, wenn Du Dich so sehr in Dein Schneckenhaus zurückziehst, Dich ganz und gar zurücknimmst und einfach verschwinden möchtest, Dich einfach so verflüchtigen, Dich auslöschen möchtest, damit niemand Dein Antlitz wahrnehmen kann, damit es geschützt ist.

Wenn Dich niemand sieht, kann Dir auch nicht wehgetan werden, das ist das eigentliche Ziel hinter der ganzen Sache, nicht das "Perfekt-sein-Wollen". Du kasteist Deinen Körper mit der Abwesenheit von all dem Guten, was Dich nähren könnte, nicht nur vom Essen, das Deinen Körper auf irdische Weise versorgt; Du versagst Dir auch anderen Treibstoff, der Dein gesamtes System stärkt und nährt, nur um der Gefahr zu entgehen, entdeckt zu werden und damit auch verletzlich zu sein.

Die Tarnkappe beschützt Dich nicht vor der drohenden Gefahr. Was machst Du, wenn die drohende Gefahr gar nicht kommt?

Ja sollst Du sagen lernen zum Leben und zum Geschehen, zum Getümmel und dem Lachen auf der Straße. Komm wieder ins Leben, nimm daran teil. Du bist beschützt, wenn Du es wirklich willst. Streife Deinen irdischen Leib nicht ab. Er ist da, um den Geist zu tragen, und spielt eine wichtige Rolle hier auf Erden. Er soll Dich empfänglich machen zu erleben wie es ist, zärtlich berührt zu werden. Er soll den Wind, die Wärme und die

Kälte hier auf Erden wahrnehmen und genießen können. Das ist seine Aufgabe. Er ist perfekt, so wie er ist. Er ist kein Ballast, sondern ein Segen, der gehegt und gepflegt werden möchte. Nimm ihn an und liebe ihn. Er gehört Dir. Er ist das Kommunikationsgerät zwischen Deiner Seele und dem Irdischen. Lehne ihn nicht ab und verurteile ihn nicht für Dein Klagen und Deine Schmerzen. Er will gesehen werden, egal, mit welchen vermeintlichen Mängeln er behaftet ist. Nimm ihn endlich an!

Die innere Stärke, die aus Dir erwacht, schützt ihn voll und ganz. Wenn Du ihn nicht versorgst, wird er brechen und Du musst von Neuem wiederkehren, um die Erfahrung, die Du nicht machen konntest, nachzuholen auf eine andere Art und Weise. Das Wiederkehren wird nur noch schwerer sich gestalten. Du wirst dann lernen dürfen, Dein irdisches Dasein voll und ganz anzunehmen. Im Irdischen steckt das Göttliche. Gott ist in der Materie, vergiss das nicht. Es ist nur eine andere Form vom großen Atem des Lebens hier auf Erden, als in anderen Dimensionen.

Ein Weltenwandler bist Du und Du hast die Unendlichkeit bereits erfahren und möchtest somit nicht wiederkehren, sondern in andere Dimensionen schweben, wo es keine Beschränkungen gibt. Aber Du hast hier und jetzt auf dieser Erde die Chance, das höchste Wohl zu erleben. Manche Menschen erfahren die körperliche Hülle als eine Belastung in ihrer Beweglichkeit. Jedoch ist das Menschliche, die irdische Hülle das höchste Gut, das Du je empfangen hast. Mit dieser Hülle kannst Du bestimmte Erfahrungen erst machen.

Du darfst erfahren wie es ist, in der dichtesten und schwersten Form des Daseins Gott zu verwirklichen und ein freier Geist zu sein.

Du musst lernen die Gezeiten zu überwinden, das Gefälle, die Kälte, die Wärme, den Hunger den Tod, die Geburt, das tägliche Sterben, den Abschied von geliebten Seelenbrüdern. In all dem ist Wachstum, wenn Du es annehmen kannst. Wenn Du diese Form des Seins annehmen kannst, kannst Du das höchste Wohl hier auf Erden verspüren, die größte mögliche Weise, das Göttliche in allem zu entdecken, da es nur durch eine verklärte Brille erst wahrgenommen werden kann. Das Erkennen durch diese verschmierte Brille ist viel schwieriger und erfordert größere Disziplin. Das Erkennen ist mit Leid, Emotionen, Glück, Liebe, Freiheit, Einheit, Trauer und Freude verbunden. Wenn sie erst entdeckt sind, ist etwas Großartiges geschehen. Nimm Dir nicht diese Erfahrung. Nimm Deine irdische Hülle voll und ganz an. Auch wenn sie verletzlich ist und Deinen Erfahrungsradius auf körperlicher Ebene einschränkt. Du bist ein gesegnetes Kind Gottes. Du bist in einem wunderschönen Körper inkarniert und hast die Chance hier auf der Erde, in der Materie die bestmögliche Schulausbildung zu erhalten. Nimm Deinen Körper an in all der Liebe, die ihm gebührt. Er ist das Ebenbild Gottes und unsterblich, wenn Du die Evolution ganz genau betrachtest.

Du willst aus diesem Kreislauf entrinnen? Das Irdische total abstreifen, um nicht verletzlich und hilflos zu sein, obwohl Dir hier auf Erden das größte Glück zu Teil geworden ist?

Nimm Deinen Körper und die damit entstanden Einschränkungen voll und ganz an. Lerne, dass Dein Geist es ist, der Deinen Körper so verletzbar macht. Erinnere Dich an die alten Gesetze des Lebens und lebe nach ihnen.

Gott ist zu jeder Zeit in Dir – nable Dich nicht von ihm ab, sondern integriere diesen Teil von Dir fest in Deine irdischen Zellen. Lerne: Dein Wille geschehe hier und jetzt und lebe, erlebe Deinen Körper. Bleib hier und flüchte nicht. Dein Körper ist göttlichen Ursprungs; mache Dir das bewusst und lass die Göttlichkeit sich in ihm entfalten.

Vertraue auf Deine Führung und auf Deinen Willen hier auf Erden, die Göttlichkeit erfahren zu dürfen und die geistigen Gesetze hier und jetzt anwenden zu lernen in der Dichte, in der es schwieriger ist, das reine Licht zu erkennen. Erkenne, dass in all der Dunkelheit das Licht stets vorhanden ist. Du bist der Schöpfer dieses irdischen Lebens – lebe danach. Dein Körper ist

Dein Transportmittel und ein wunderschönes Instrument, all die tollen Gefühle, Eindrücke und Zärtlichkeiten wahrzunehmen und zu genießen. Die Engel beneiden Dich um diese Fähigkeiten. Sie unterstützen Dich dabei, Dich in dieser irdischen Masse vollends zu entfalten und die Göttlichkeit zu erleben. Hier und Jetzt. Amen. So sei es.

Es sprachen die Geistwesen Manuel und Samuel in einer Stimme.

Menstruationsbeschwerden

Der Fluss des Lebens soll wieder hergestellt werden, indem Du den Fluss des Leidens und der Einswerdung mit diesem Kosmos akzeptierst. Es soll sein, dass Du, Adams Eva, die Last der Reinigung und des Werdens mit Dir trägst. Siehe dies als Geschenk und nicht als Last an, so wird Dich die Reinigung jeden Monat erfreuen und sich Dir als dienlich und kraftschöpfend erweisen. Lass das Blut und damit das Unreine, das Du während des Monats in Dir aufgenommen hast, abfließen. Andere Völker betrachten diese Reinigung als segenbringend und nicht als abstoßend.

Glaubst Du wirklich, es sei ein Makel, einmal im Monat eine tief gehende Reinigung zu durchlaufen? Ist es vielleicht doch ein Gottesgeschenk, das Du freudvoll annehmen und lieben lernen kannst, wenn Du Deine Einzigartigkeit als Frau, als Medium für das Leben, akzeptierst und freudvoll begrüßt? So sollst Du gebären und dieser Dienst soll auch als lustvoll und befreiend empfunden werden. Es stirbt jedoch jeden Monat ein wenig die Hoffnung auf was Neues, was Dir vielleicht als befremdlich erscheint.

Die Menstruation soll auch als Mythos der Unsterblichkeit gesehen werden. Jeden Monat wächst eine Möglichkeit auf ein neues Leben heran, es stellt den Lauf der Wiederkehr dar. Und Du willst diesen unterbinden? Willst Du wirklich diese Gabe des Schenkens und Schöpfens unterbinden und lieber Deinen Leib eng zuschnüren und das versperren vor dem Leben, was Du einst am Tage Deiner Zeugung geschenkt bekommen hast?

Stell Dir vor, Deine Mutter hätte sich gegen ein neues Leben entschieden. Du als Seele hättest nicht diese grandiosen Erfahrungen machen dürfen, die Du bis heute erfahren durftest. Stell Dich Deiner Herkunft und verneine nicht Deine Schöpferkraft.

Sie sei Dir gegeben, um Leben zu spenden und um neues Leben in Dir zu gebären. Stell Dich Deiner Aufgabe als Mutterwesen. Du bist dazu bestimmt. Nimm diese Reinigung Deines Körpers als Geschenk an. Nimm die Attribute einer Frau voll und ganz an. Sich dagegen zu wehren verursacht nur Pein und Leid. Gib Dich der körperlichen Liebe voll und ganz hin und sehe Dich als Frau ebenbürtig und nicht benachteiligt. Du als Seele hast Dich einst dazu entschlossen, als weiblicher Leib zu inkarnieren. Warum haderst Du über diese Entscheidung so sehr? Glaubst Du wirklich, die Männer könnten dominieren, wenn Du im Liebesakt regungslos und hilflos Dich darstellst? In Wirklichkeit liegt die ganze Macht der Schöpfung in Deinem Schoß und Du weißt das auch. Warum versteckst Du Dich vor dieser Größe und Macht? Hast Du mit dieser Macht schon schlechte Erfahrungen gemacht? Im Familienkreis oder im Freundeskreis? Diese Situationen hast Du Dir aber selbst erschaffen, damit Du lernen kannst, die Schöpfung als freudvoll und glücksbringend zu erfahren. Wie solltest Du dieses Geschenk anerkennen oder erkennen, wenn Du nicht die Schattenseiten kennst, womit das Licht erst seine Bedeutung erhält? Wie solltest Du Deine Erfahrungen machen, wenn es keine Behinderungen und Fehltritte anderer gäbe? Wie könntest Du dann die Genialität der Schöpfung erkennen? Wie könntest Du erkennen, dass Du im Schöpfen bist und Du Dich dazu körperlich bereit erklärt hast, damit Du als inkarnierte Seele diese Erfahrung machen kannst, dass alles aus einem Sein ist und zusammengehört wie Tag und Nacht?

Also nimm auch die Schmerzen an, die dadurch entstehen; sie sind die Begleiterscheinung, die Dir ein wenig Demut und Klärung bereiten. Es gibt einen Sinn im Werden und Entstehen, und Du sollst jeden Monat daran erinnert werden, dass Du als Schöpfer eine neue Welt erschaffen kannst, wenn Du Deine Befindlichkeiten beiseiteschiebst und den Schmerz liebevoll als Teil, als sehr wichtigen, sinnstiftenden Teil in Dein Leben integrierst. Mit der Akzeptanz werden auch die Schmerzen schwinden, oder Du wirst Dein Augenmerk auf das Entstehen richten und nicht auf die Hilflosigkeit und das körperliche Ausgeliefertsein einer Macht, die Du nicht wirklich kennst, Du ihr aber aus Unwissenheit zu viel Macht gegeben hast. Sie wollte Dich nur formen und Grundlage für neues Leben sein. Dein Leben und Deine Freude über Deine Schöpferkraft in Dir und die Macht des Neubeginns sollen mit der Klärung und der Reinigung einhergehen. So sei es. Amen.

Es sprachen die Geistwesen Manuel und Samuel in einer Stimme.[55]

---

55) KALEA: Hier hätte man bei diesem sehr weiblichen Thema eher eine Durchsage meiner Geistführerin "Kalea" erwartet. Jedoch hat sie sich entschieden, diese weibliche Angelegenheit ihren "männlichen Kollegen" zu überlassen, sich damit einmal gründlich auseinander zu setzen, wie sie mir augenzwinkernd vermittelte. Offensichtlich haben sie ihre Sache recht gut gemacht, denn auf Nachfragen wollte Kalea keinen weiteren Kommentar hinzufügen. Es sei alles so stimmig.

Migräne

Die Liebe soll Dir nicht verwehrt sein. Baden sollst Du in goldenem Licht und strahlendem Prunk. Verwehrt sein soll Dir Deine von Dir erwählte Abgeschiedenheit vom Sein. Die Last, die auf Deinen Schultern liegt, soll Dich nicht erdrücken, denn das Gleichgewicht liegt im Umkehren und Wiedererneuern alter Gedankenmuster in neue, die kein Leid erschaffen, sondern neue neuronale Vernetzungen bilden.

Die Zeit des Umbruches ist nah. Stell Dich der neuen Herausforderung und mache Dir die Veränderung nicht unnötig schwer. Es ist für Dich allseits gesorgt. Die Sorgen sollst Du entsorgen, das Alte mit einem Besen auskehren und die neuen Lieder in Dein Repertoire aufnehmen. Es ist an der Zeit, die alten Verstrickungen und Machenschaften loszulassen, um dem Neuen, was schon lange auf Dich wartet, Einkehr zu gewähren. Kämpfe nicht gegen die Veränderungen an, sondern lass alles das geschehen, was sich aufdrängt und nach einer Lösung sucht. Was verändert werden soll, wirst Du erkennen, indem Dich Dein Kopf daran erinnert, in Einkehr mit Deinen Gefühlen zu gehen und dem Lied der Elfen zu vertrauen.

Du wirst geleitet durch Gottes Hand und Wort. Höre hin und verfolge den Weg, der Dir gezeigt wird in der Trauer und in der Nacht, die Dich auf die weite Reise vorbereiten mag. Die Stille, die Dir nun offenbart wird, sollst Du nutzen, um in Stille zu gehen und Dich vom Denken über allfällige Konsequenzen für Dein Handeln fernzuhalten. Lass einfach geschehen und hinterfrage nicht den versteckten Sinn. Vertraue einzig und alleine Deinen Eingebungen, die allzeit griffbereit sind, die Du aber noch nicht hören konntest, da Du nur damit beschäftigt warst zu analysieren und alte Schriften zu studieren. Nun ist es aus und vorbei mit dem alten Geschwätz. Lass den Strahl der Göttlichkeit in Dich einfallen; von oben herab in Deine Schädeldecke – und Linderung wird sich breitmachen. Der kosmische Orgasmus darf sich nun entfalten und Dich daran hindern, trüben und einschränkenden Gedanken nachzuhängen. Du bist ein Kind des Lichtes, Du sollst dieses Licht in Dir aufnehmen und danach leben. Einzig und alleine Deine Intuition soll Dich fortan leiten, und der Verstand soll den Weg Dir ebnen, das im Geiste Erdachte umzusetzen und in Einklang zu bringen. Die Stille löscht unnütze Gedanken. Die Stille soll formen des neuen Tages Werk. Die Schaufeln des Glückes sollen Dir bescheren Reichtum und Fülle im Geiste, die sich dann erst materialisieren können, wenn sie im Geiste erschaffen wurden und erlebt werden und mit der unendlich großen kindlichen Freude die Voraussetzung für das Göttliche im Geiste darstellen. Gebären sollst Du nun das große Heilige, denn erschaffen werden soll hier auf Erden das Himmelreich, das einzig und alleine geschaffen werden kann, wenn Du das Licht gebierst und es unter uns wohnen darf.

So soll es sein, dass Du im Einklang Deines Herzens schwingst und sich somit das Göttliche in Dir breitmachen kann, um neue Realitäten zu erschaffen, und somit den Himmel auf Erden zu realisieren. Denke an die Stille und den Einklang, der erschaffen werden soll, und liebe den Tag, an dem Du geboren worden bist, es war ein wahrlich göttlicher Tag, ein Tag des Friedens und des Lichtes. Namaste, mein liebes Kind. Es grüßt Dich die Göttlichkeit in Dir und jene, die sich in Deinen Taten widerspiegelt. So soll es sein.

Es sprach das Geistwesen Manuel.

Mittelohrentzündung

Wer nicht hören will, muss fühlen; oder besser gesagt: Es gibt viele Dinge im Außen, die Du zu diesem Zeitpunkt einfach nicht hören möchtest. Warum ist es Dir so ein Gräuel, das Gesagte Dir anzuhören? Das Hören hat viel mit der inneren Wahrnehmung von Dir selbst zu tun. Das äußere Nicht-hören-Wollen spiegelt Dir die Bereitschaft zu Dir selbst, die inneren Gedanken und Wahrheiten, die Du nicht wahrnehmen möchtest, wider. Es ist aber angesagt, das Kreischen und Murren, das Weinen und Hadern, das Lachen und das Klagen Deiner inneren Stimme wahrzunehmen. Im Außen findest Du lediglich Spiegel, die Du vielleicht nicht mehr ertragen kannst. Doch sei mal ganz ehrlich mit Dir selbst. Hast Du im Außen wirklich Feinde um Dich, oder bist vielleicht Dein größter Feind Du selbst?

Das Verschließen des physischen Ohres, damit die Geräusche, die Vorhaltungen, die Vorwürfe, die Beschuldigungen anderer gegenüber Dir selbst nicht wahrgenommen werden, sind nur Stellvertreter für Deinen eigenen Umgang mit Dir selbst. Du gehst mit Dir so ins Gericht und das Außen folgt Deinen Anweisungen und spiegelt Dir die Art und Weise, wie Du mit Dir selbst umgehst, wieder und wieder. Doch hast Du diesen Spiegel auch erkannt? Kannst Du diese Worte überhaupt hören? Oder schiebst Du die Ursache vielleicht doch lieber auf das Gelingen oder Nichtgelingen Deiner Beziehungen mit anderen Menschen im Außen? Die Zeit ist gekommen, um innezuhalten und Dir und Deinen Vorhaltungen, die Du Dir selbst gegenüber Tag für Tag vorbringst, zuzuhören und sie zu bearbeiten. Willst Du wirklich so mit Dir umgehen? Hat Dich Dein Selbsthass so weit gebracht, dass Du Dir nicht mehr die Vorhaltungen, die Du Dir gegenüber selbst äußerst, anhören möchtest? Vielleicht ist heute, vielleicht ist morgen der Tag angebrochen, an dem Du erkennen kannst, dass diese verletzenden Worte, die im Außen fallen, Deine Worte zu Dir selber sind. Vielleicht erkennst Du dann, wie sehr Du selber mit Dir ins Gericht gehst. Vielleicht erkennst Du auch den Grund, warum Du das tust. Es gibt gar keinen Grund für den Hass gegenüber Dir selbst.

Die Unzulänglichkeiten sind zum Teil dazu da, Dich selbst als liebendes Wesen zu erkennen. Zu erkennen, dass nicht alles perfekt sein muss, um angenommen und geliebt zu werden. Halte inne und erkläre Dir mal selbst, warum Du mit Dir so ins Gericht gehst. Das Gefühl der Unwürdigkeit ist dazu erschaffen worden, dass Du ins Mitgefühl zu Dir selber kommst. Erkenne Deine Göttlichkeit und vergebe Dir selbst Deine vermeintlichen Unzulänglichkeiten. Werde eins mit der Schöpfung und hinterfrage nicht, warum es sich so entwickelt hat. Gehe in den inneren Frieden und genieße Deine Daseinsform so, wie sie ist. Wie sie ist, ist sie gut. Du bist einzigartig und darfst diese Einzigartigkeit auch erkennen. Der alte Groll gegenüber Dir selbst soll schwinden. Er hat Dir nichts gebracht außer Scherben und Leid, das sich im Außen spiegelt. Das Außen musste so agieren, wie Du es gewollt hattest. Und nun sei ganz ehrlich zu Dir selbst. Möchtest Du wirklich, dass so mit Dir umgesprungen wird, dass Du eine Ohrenentzündung bekommen musst, um diese Vorwürfe und Vorhaltungen nicht mehr hören zu müssen? Macht das überhaupt noch einen Sinn für Dich?

So gehe hin und wasch Deine Ohren rein von Deinen falschgemeinten Bemühungen, dem Umfeld gefallen zu müssen. Gefallen musst Du Dir nur selbst. Nimm Dich voll und ganz an als göttliches Wesen und lass Deine Selbstzweifel und den Selbsthass verpuffen, so als wären sie nie gewesen. Mach Deine Ohren wieder auf, um die schönen Dinge, die Du Dir nun selber sagst, auch hören zu können und in Liebe und Demut das Geschenk des Lebens auf dieser Erde in Empfang zu nehmen. Wann möchtest Du es sonst tun, wenn nicht jetzt? In 50 Jahren? So sei es.

Manuel und Samuel sprachen zusammen sehr eindringlich zu Dir.

Multiple Chemical Sensitivity
Vielfache Chemikalienunverträglichkeit
MCS

Einen Rat zu holen ist die eine Sache, diesen auch umzusetzen, ist weit davon entfernt, was sich in Dir offenbaren sollte. Vielmehr gehst Du trotz Vorsicht-Schilder und mehrmaliger Ankündigung den Weg, der nicht für Dich vorgesehen ist. Die Warnschilder wurden extra für Dich aufgestellt, um Dich vor diesen Gefahren zu warnen, weil Du diese nicht für Deinen Entwicklungsprozess benötigst. Die Warnschilder sollten Dich vor diesen unnötigen Irrwegen beschützen. Schaue doch mal genauer hin und sei nicht so stur, auch mal einen gut gemeinten Ratschlag von Dir gutgesinnten Menschen aus Deinem Umfeld anzunehmen. Sie handeln aus Liebe und Achtung vor Deinem Leben und Wohlergehen, um Dich vor größerer Gefahr zu schützen. Es kommt uns so vor, als ob Du Dich absichtlich in die Gefahr begeben musst, um körperlich und geistig diese Schmerzen zu verspüren, damit Du endlich eine Bestätigung dafür bekommst, dass das Leben doch mit viel Mühsal und Bestrebungen verbunden ist, dass Du doch leiden musst, um Dich voll und ganz spüren zu können. Du brauchst aber nicht diesen Schmerz, um zu verstehen, dass Du ein irdisches Wesen mit Gefühlen bist. Es braucht keinen Schmerz, um Deine Eingeweide zu verspüren, wie sie arbeiten oder auch nicht. Da Du Dir mit Deinen Aktionen immer selbst Schmerzen verursachst: Halte nicht den Zeigefinger hoch und richte nicht andere Menschen, die bestrebt sind, einen leichten und unbeschwerten Weg zu wählen. Die Jahrzehnte der Geißelung und der Selbstverleugnung sind nun endlich vorüber. Du brauchst Dich nicht mehr zu kasteien und Dich vom Guten abzuschneiden. Die Jahre der Kargheit und des Verbrechens sind vorüber. Du brauchst Dich nicht mehr zu erniedrigen. Vielmehr bist Du aufgefordert, die schönen Seiten in Deinem Leben zu erfahren und diese auch willkommen zu heißen. Es ist Dein Geburtsrecht, in Milch und Butter zu schwimmen, anstatt in kaltem Wasser unzählige kraftraubende Übungen zur Folklore des Schöpfers zu vollbringen. Du bist dazu hier, die Freuden in Deinem Leben voll und ganz anzunehmen und sie auf eine Art und Weise zu verehren, wie es die Schöpfer und Weisen taten. Es ist Dein Recht auf Erden, dass Du in Wohlstand und Fülle lebst. Nichts soll von Dir abgeschnitten sein, nichts sollst Du Dir selber verbieten – auch die Liebe nicht. Diese ist das Einzige, was wirklich wahr ist und Verbreitung in jedem Herzen finden sollte. Sei gewappnet vor den bösen Chemikalien, die in Dich eindringen und Dir das Leben und das Atmen schwer machen.

Dieses Krankheitsbild ist Sinnbild dafür, dass Du die guten Dinge, die Dein Leben bereichern könnten, nicht zulässt und das Glück vollkommen vor Deiner verschlossenen Haustüre stehen lässt und wartest, bis es die Hoffnung auf Einlass in Dein Haus vollkommen sich abgeschminkt hat und Deine Hausschwelle freiwillig verlässt.

Hast Du nun gewonnen? Ist Dir mal zu Ohren gekommen, dass sich dann das Glück ausgeheult hat, als es nicht zu Dir durfte? Und wie hast Du Dich dann gefühlt? Überlegen? Ermächtigt über die guten Regungen, die Du verschmäht hast, obwohl sie Dir auch munden würden? Glaubst Du, die Macht dadurch wiedererlangt zu haben, indem Du Verzicht übst? Aber wie gesagt: Das Glück wartet vor Deiner Tür und möchte eintreten. Die Warnhinweise der geistigen Welt, die in Menschengestalt Dir die Botschaft übermitteln, sollen Dich vor menschlichen Verschleißerscheinungen bewahren und Dir einen Weg offenbaren, einen Weg im Einklang mit Dir selbst und Deiner Schöpferkraft. Hör auf, Deinen Leib zu geißeln, und finde Frieden mit Dir und Deiner Gestalt. Achte mehr auf den Tempel Gottes, denn nur in einem gesunden Körper kann ein gesunder Geist innewohnen und nur ein geläutertes Herz, befreit von jeder Unfreiheit, kann einen gesunden Geist gebären. Du brauchst Dich nicht zu bestrafen. Du hast das Recht, in Deiner Rechtschaffenheit zu leben, ohne dafür Schmerz und Verzicht zu üben. Amen.

Es sprachen die Geistwesen Manuel, Samuel und Kalea mit einer Stimme.

Nebenhöhlenentzündung

Der Groll und der Ärger auf verpasste Chancen und nicht gelebte Wut äußern sich bei Dir in Form einer Nebenhöhlenentzündung. Fühle Dich in Deinen Körper hinein und er wird Aufschluss darüber geben, wie sich nun Deine Seele fühlen muss, wenn sie nicht gehört wird. Groll, Ärger und Wut sind die schlechtesten Ratgeber und wirken sich in der Regel toxisch auf Dein Immunsystem aus. Du wirst beherrscht von dem pochenden Schmerz, der Dich aus der Spirale des Ärgers herausbringen soll. An kurzfristigem Ärger ist nichts auszusetzen. Er ist sinnstiftend und reinigend. Er bewahrt Dich vor möglicher Unzufriedenheit und hält andere von Dir ab, wenn Du Deine Grenzen ziehst; es hält Dich ab vor Beeinträchtigungen durch andere Personen oder Situationen. Die nicht formulierte Wut jedoch richtet sich gegen Dich. Dabei ist es doch so einfach, das Gefühl der Wut und des Ärgers wahrzunehmen. Es sind starke Gefühle, die Dich vor Situationen bewahren sollen, die Deiner Entwicklung schädlich sind. Du jedoch unterdrückst diese Gefühle. Glaubst Du wirklich, Du könntest die Welt retten, wenn Du alles erduldest und erträgst, auch wenn Du innerlich spürst, dass es nicht gut für Dich ist? Du kannst Deinem Ärger Luft verschaffen; ganz kurz und schmerzlos, indem Du artikulierst, was Dein Unbehagen ausmacht. Du sollst Dich Deiner Umwelt offenbaren. Wie soll sie denn wissen, wenn Dir etwas gegen den Strich geht, wenn Du Dich dazu nicht äußerst? Sollen sie es erraten? Sie haben doch meistens mit sich selber zu tun und können nicht jede kleinste Regung von Dir deuten und verstehen.

Aber wie gesagt, Du äußerst Dich dazu nicht und für Dein Gegenüber ist sein Handeln o. k., sonst würde er sich nicht so verhalten. Es wartet auf eine klare Anweisung von Dir, wie man sich Dir gegenüber zu verhalten hat. Du bist nicht mit erkennbarer Bedienungsanleitung ausgestattet, die für Dich sich äußert. Wie lernst Du Wahrhaftigkeit, Wahrhaftigkeit zu Dir selbst? Hörst Du die Stimme nicht mehr? Es gibt so viele selbst erschaffene Lügen zu Dir selbst, die in Deinem Kopf herumgeistern und Dir das Denken dadurch schwermachen. Es sind meist sehr dunkle und schwere Gedanken; Gedanken, die Du vielleicht gar nicht denken magst; Gedanken, die Dich wütend machen, weil sie eine innere Abwehr gegenüber Dir selbst symbolisieren.

Nimm den Ärger zu Dir selber in Deine Hand und betrachte dieses Wesen liebevoll. Es ist unschuldig, denn es möchte Dich daran erinnern, dass Du mit Dir selbst zu hart ins Gericht gehst und Gedanken zulässt, die sich sehr zerstörerisch auf Dein Wesen auswirken. Das Außen ist nur ein Spiegelbild. Sei wahrhaftig zu Dir selbst und übe es an anderen Personen. Die Wahrhaftigkeit gegenüber Dir und anderen soll zu einem wahrlich glückbringenden Werkzeug werden, um die Ehrlichkeit zu Dir zu manifestieren. Die Wahrheit und die Liebe zu Dir selber werden Dir guttun. Warum liebst Du Dich nicht so, wie Du bist? Warum bist Du im Ärger mit Dir selbst? Warum lässt Du die Wut in Dir hochsteigen und Dein Immunsystem verpesten? Schau nicht auf die Verderblichkeit durch andere, sondern betrachte dich nun endlich als göttliches Wesen, was Du bist und das Du nun hier erfahren darfst. Sei die Sonne, die Leben bringt. So sollen nun Deine Gedanken heller werden und lebensbejahend und nicht zerstörerisch sein. Die Wahrhaftigkeit zu Dir sollte Dich von nun an als treuer Freund begleiten, damit Du aus dieser zerstörerischen Abwärtsspirale entfliehen und ein glückliches und lebenswertes Leben hier führen kannst.

Durch mich sprachen nun die Erzengel Raphael und Uriel.

Neurodermitis

– atopisches Ekzem/
chronische Hautkrankheit –

Die Einstellung auf etwas Neues fällt Dir sicherlich ein wenig schwerer, als so manch anderem. Den Trott, dem Du täglich ausgeliefert bist, findest Du gemütlich und wenig fordernd, doch wehe, Dein Tagesablauf wird verändert durch unvorhergesehene Dinge, die Deinen Alltag vollkommen durcheinanderbringen.

Sind es jedoch die unvorhergesehenen Dinge, die uns zum Wachsen bewegen.

Ohne Wachstum ist Stillstand, und Stillstand ist tödlich. Der Trott ist Dir jedoch vertraut, er bewegt Dein Gemüt nicht sehr, jedoch lässt er Dich in Sicherheit wiegen, und Du brauchst Dich nicht auf neue Dinge, die vielleicht ein wenig gefährlich sein könnten, einzuschwingen. Die alten Dinge kannst Du schon sehr gut ausführen, das Neue möchte nun erst noch erforscht werden. Fehler dürfen passieren. Niemand, wirklich niemand ist perfekt und kann das im Außen spiegeln. Glaubst Du wirklich an weiße Elefanten? Muss alles so makellos sein, wie Du es anstrebst? Darf man auch Fehler machen? Sind es nicht gerade die Fehler, die das Forschen vorantreiben? Würde man sich nur auf eine Sache konzentrieren und sie immer durchführen, wäre man in diesem Ding perfekt; jedoch gibt es so viele verschiedene Möglichkeiten, sich zu beweisen, indem das Spektrum der Erfahrungen durch das Einlassen auf das Neue erweitert wird. Man kann nicht in allem Meister sein. Schmink Dir das ab, es steht Dir nicht.

Dir jedoch steht die unendlich große Freiheit der Kreativität, die Du auch leben solltest, anstatt Dich mit Lächerlichkeiten zu beschäftigen, die Dich in Deiner Weiterentwicklung hemmen. Wer sagt Dir, was richtig und falsch ist? Deine Lehrer? Ist es wirklich ein wahrer Lehrer, wenn er Dich in Deiner Weiterentwicklung hemmt? Stellt er sich über Deine Kenntnisse? Oder bereitet er den Raum dafür, dass Du Dich erweitern kannst und kreativ Deinen Horizont erweiterst? Liebt er Dich weniger, wenn Du aus seinen Reihen entwischst und ihm eine Nasenlänge voraus eilst? Wir lernen voneinander und miteinander und jeder, der im Kreativprozess Neues erschafft, tut es für die Gemeinschaft. Wie glaubst Du wohl, wäre sonst der Fortschritt entstanden? Glaubst Du wirklich, Einstein hätte nur Freunde gehabt?

Sei Dir Deiner selbst sicher und bewege Dich in Richtung Veränderung.

Dir werden immer wieder neue Menschen begegnen, die Dich lehren – und die Du lehrst und ihnen somit neue Impulse zur Selbstverwirklichung gibst. Du bist ein göttliches, erschaffendes Wesen, das sich weiterentwickeln und Neues erschaffen darf. Siehe Dich als einzigartig an, auch wenn es an anderer Stelle nicht erwünscht wird. Manchmal sind es genau diejenigen, indem sie Dich in die Enge treiben, die Dich darin unterstützen, Deine Einzigartigkeit und Kreativität zu leben. Sie treiben Dich solange in die Enge, bis Du Dich aus diesen Fesseln der Unfreiheit befreist. Dazu sind manchmal tiefer Schmerz und schwere Enttäuschung notwendig. Aber wenn Du den Schritt gewagt hast, aus Deinem Trott Veränderung, Kreativität und Lebenslust zu generieren, brauchst Du diese Krankheit nicht mehr.

Sie kann dann verschwinden und erst dann, wenn Du wieder in diesen Trott gekommen bist, Dich wieder auf den selbstbestimmten Weg geleiten; auf den Weg der Schöpfung und auf den Weg der freudvollen Veränderung, weil es hier auf Erden noch so viel zu erforschen gilt – in all der Leichtigkeit, mit der Du einst entstanden bist.

Es war ein Hauch der Lebenslust und der Kreativität, der Dich damals geformt hat und von Dir nun gelebt werden möchte. Amen.

Es sprachen die Geistwesen Manuel und Samuel in einer Stimme.

Nierenerkrankungen

Vertrauen ist besser als Angst. Die Angst trägt den Gottesgedanken nicht in sich. Du bist erschaffen worden, um die Liebe zu leben; jedoch ist der andere Aspekt der Liebe die Angst. Immer wieder bist Du dazu aufgefordert, der Liebe Platz zu machen, indem Du Dich Deinen Ängsten stellst. Die Angst kann nur entstehen, wenn das Vertrauen an die unendliche Größe Gottes abhanden gegangen ist. Wäre da doch etwas hinter der Türe, was Dich verschlingen könnte? Jedoch ist ein übertriebenes Maß an Angst schädlich für Deine sämtlichen Systeme, da Du dadurch von den gesamten Versorgungskanälen abgeschottet bist. Das Ziel ist, wieder diesen Durchfluss zu ermöglichen, indem Du in die Allmacht Gottes Deinen Fokus legst. Manchmal geschehen auch Dinge, die bei erster Betrachtung sich als ungünstig erwiesen haben. Wenn Du aber zurückblickst, auf den bisher gegangenen Weg, kannst Du mit ein wenig Offenheit und Gleichmut auch den Sinn im Unsinn erkennen. Viel zu oft richtest Du über Gut und Böse, hast aber vergessen, dass es stets Deine Auffassung war, was Gut und Böse bedeuten. Das vermeintlich Böse könnte unter Umständen für Dich das größte Glück bedeutet haben. Warum also Angst haben vor etwas, was man nicht wirklich greifen kann? Die Angst sollte ganz klar von der Vorsicht unterschieden werden. Wie man so schön sagt: "Ich sehe nach vorne und nicht weg, wie es ein ängstlicher Mensch tut. Ich verschließe meine Augen nicht vor dem, was vor mir liegt." Das Feld der unbegrenzten Möglichkeiten kann schon manchmal ein wenig furchteinflößend sein. Jedoch bist Du mit einem System der Abgrenzung ausgestattet, damit Du den rechten Weg für Dich findest. Über ungelegte Eier brauchst Du Dich auch nicht zu sorgen, denn der Ausgang der Geschichte ist schon lange vorbestimmt. Einzig und alleine das Tempo ist noch von Dir bestimmbar. Warum sollst Du Dich dann aufgrund unbegründeter Angst gegen den Fortschritt verweigern, wenn es so und so kommen soll, wie es sollte? Und den Ausgang kannst du hier mit Deinem begrenzten Verstand eh nicht begreifen, die Windungen und Überschneidungen sind so und so nicht für einen Menschen begreifbar und abschätzbar. Doch das Einzige, was wirklich gewiss ist, ist der Fortschritt. Wie eine Uhr; stetig und ständig vollzieht sich der Fortschritt und es liegt an Dir, ob Du dagegen ankämpfst, oder Du ganz locker und leger Dich dem Strom hingibst. Das Einzige, was Dich davon trennt, ist die Angst, die eigentlich von Dir hausgemacht ist. Diese innere Haltung ist im Handumdrehen umkehrbar; und so wird wieder der natürliche Durchfluss Deiner Körpersäfte geregelt. Vertraue Dir und Deiner Vorsehung. Am Ende ist alles noch gut gegangen, wenn Du Dich dem Fluss und somit dem neuen Weg stellst. Du weißt, Du wirst geliebt und nicht gehasst, also brauchst Du Dir auch keine Angst vor dem bösen Unbekannten zu machen. Stelle Dir vor, Dir wurde einzig und alleine hier auf Erden eine Taschenlampe mitgegeben, mit der Du nur punktuell die Umgebung erforschen kannst, der Rest bleibt im Unbekannten. Schwenkst Du diese Taschenlampe im Vertrauen, dass keine bösen Augen Dich dann erfassen, wirst Du schon einen besseren Überblick über die von Dir geschaffene Welt erfahren. Einzig und alleine die Schöpfung hat den Generalschalter, um alle Winkel, die das Universum für Dich bereithält, auszuleuchten. Du aber hast die Aufgabe bekommen, die Liebe hier zu erleben, das Vertrauen und die Einsicht, dass alles nur aus Liebe besteht. Amen.

Es sprachen die Geistwesen Samuel, Manuel und Kalea mit einer Stimme.

Osteoporose
– Knochenschwund –

Die Zeit zum Verweilen soll Dir gegeben werden, wenn Du haushaltest mit Deinen Versprechungen und den Idealen, die Dich in Bedrängnis gebracht haben. Sie formten Dein Leben und haben es so vorangetrieben, dass Du nur mehr ein Schatten Deiner selbst bist.

Du hast Dich einteilen lassen für den guten Zweck, ohne Dir dabei Gedanken zu machen, ob es im Moment für Dich stimmig ist, in fremder Energie zu wirken, anstatt sich auf sein eigenes Geschick zu konzentrieren. Wo bleibst Du? Was ist Dein Plan für Deine Zukunft? Oder schiebst Du schon wieder einmal dicke Wolken von Erfüllungs- und Bestätigungsdrang vor Dir her, damit Du Dich nicht mit Deinen Wünschen und Idealen beschäftigen musst? Wusstest Du um die Macht der Selbstbestimmung?

Du warst es, der sich selbst ins Abseits gestellt hat, um anderen zu gefallen und somit deren Befindlichkeiten freien Raum zu lassen. Aber wo bleibt der Platz, den Du für Dich selbst einnehmen sollst? Frage Dich zuerst einmal, welchen Stellenwert Deine Vorlieben und Unternehmungen haben: Stehen sie an zweiter, wenn nicht dritter Stelle? Ist es gewiss, dass Dein Ego nun endlich mal gefüttert wird mit aufmunternden Worten für Dein Fortkommen -und nicht für das Fortkommen anderer? Es liegt an Dir, diese Situation zu ändern und zu lernen, dass es stets wichtiger ist, zuerst für Dich selbst zu sorgen und dann erst für Deine Mitmenschen tätig zu werden. Es ist Dein Leben, was Du gestalten sollst für Dich – und nicht für andere. Sie haben mit sich genug zu tun und zu walten und wollen vielleicht selbst die Erfahrungen machen dürfen, welcher Du ihnen aber durch Dein Tun beraubst und sie somit an ihrem eigenen Fortschritt behinderst. Es ist nicht Deine Aufgabe, in fremder Energie zu wühlen, um dann auch noch die unerledigten Dinge anderer zu erledigen.

Reichen Dir nicht die Aufgaben aus, die Dir gestellt wurden, ein Sinn bringendes und spannendes Leben zu führen? Ist der Drang nach eigenem Ausleben Deiner Sinne noch nicht groß genug, um für Dich die Zeit und Energie zu reklamieren, die Du für die Umsetzung so dringend nötig hättest? Oder willst Du einfach nur gefallen?

Mildtätig zu sein und anderen stets nur das Gönnergesicht zu zeigen hat Dich in diese passive Situation gebracht, in der Du Dich im Moment befindest. Brüchig und leblos sind Deine Knochen geworden, schleichend im Verlauf, da auch Du langsam Deine Ideale aberkennst und sie gegen Mildtätigkeit und Nächstenliebe eintauschst. Der Bruch zwischen dem, was Du von Dir erwartest, und dem, was Du wirklich noch umsetzen möchtest, ist schleichend passiert. Musstest Du wirklich die Nächstenliebe dazu benutzen, um von anderen geliebt zu werden? Wärst Du vielleicht ein Vorbild all jener, für die Du Dich im Moment aufopferst, wenn Du Ihnen die Selbstliebe vorlebst, damit sie selber in ihre Schaffenskraft kommen können? Auch sie brauchen einen Vorwand, um geliebt zu werden: das Leid. Sind wir doch alle Kinder Gottes und dazu da, die einzig wahre Liebe zu erkennen. Die Liebe, die in jedem Menschen vorhanden ist und bedingungslos schöpft und erschafft. Sind wir doch alle im Tun dem Drang nach Liebe unterworfen. Doch wir entscheiden selbst, aus welcher Motivation heraus wir die Liebe erleben und erkennen. Wir sind AllEins und dürfen die Liebe des allumfassenden

Wesens in all seiner Brillanz erleben, und spüren, wie es ist, in Liebe zu sich selbst und daraus zu leben. Amen.

Es sprachen die Geistwesen Manuel und Samuel in einer Stimme.

Panikattacken

Das Davonlaufen vor Deiner Größe hat Auswüchse hervorgebracht, die Dich zwingen, klein und erbärmlich zu bleiben und zu werden. Das stille Dasein soll Dir zugetragen sein, damit Du in der Einsamkeit Deines Herzens versinken magst, um nicht zu sehen das Licht, was Dich umgibt und in Dir ist. Nimm es an und fliehe nicht in Ausreden vor Deiner Größe und Deiner Erscheinungsform. Du sollst einnehmen den Stuhl des Thrones und der Allmacht. Dies sei Dir zugedacht und nichts anderes. Du sollst wandeln über Wiesen und Wälder in absoluter Freiheit und Lebenslust und sollst Dich nicht schränken lassen von des Henkers[56] Lust und Laune, zu richten über die Größe Deines Seins. Wachsen sollst Du noch können und den Tag vor dem Abend genießen, nicht umgekehrt, wie es andere Dir vorschlagen; doch keiner hält Dich davon fern – wenn nicht Du. Du bist es, der sich lässt beschränken von Unsinnigkeiten, damit man schön klein bleibt und die Herrlichkeit nicht sehen mag. Was soll geschehen, wenn Du das Licht erblickst? Glaubst Du, Du wirst zerschellen in des Lichtes Glanz und Dich auflösen und Dich nicht mehr überblicken können? Sollst Du Dich wirklich auflösen in des Lichtes Glanz? Ist das Deine größte Angst, nicht mehr abgegrenzt zu sein von

---

56) ALFONS: Hier ist mit dem Begriff "Henker" dieser selbst nicht gemeint, sondern er steht als Metapher für alle diejenigen, die über jemand anderen urteilen, verurteilen, richten, über andere bestimmen.

des Lichtes Grenze? Doch: Wo ist die Grenze des Lichtes? So dringt das Licht in jede Ritze, mag sie auch noch so klein sein[57]. Man kann sich nur abwenden vor des Lichtes Strahl, damit man sich nicht auflösen muss und zur Masse wird. Ist es das? Wo sind denn dann die Grenzen?

Ist man dann aufgelöst? Sieh des Strahles Verlauf. Er möchte dringen in Dein Herz, damit aus der Nacht wird heller Tag und Du wieder Lachen und Spielen kannst. Nimm die Angst raus und stell sie vor die Tür, damit sie Dir nicht mehr im Weg steht vor deinem göttlichen Antlitz, damit Du in den Farben, die dir wirklich passen, erstrahlen kannst. Die Farbe, die Dir steht, muss erst gefunden werden. Wo hast Du sie versteckt? Kennst Du sie überhaupt? Wo hast Du den Schlüssel dazu versteckt? Der Schlüssel liegt in Deinem Herzen, das zur Öffnung nun bereit steht, wenn Du es zulässt, über Hindernisse wegzusehen, wo es keine Hindernisse gibt, und Du Dir vertraust; ganz tief in Deinem Herzen eine Sicherheit verspürst zu trauen Deiner Stärke und Deinem Mut.

Hast Du erst mal das Lied gefunden, nach dem Du zu tanzen gewohnt bist, fällt es leichter, den Alltag und die Sorgen hintenanstehen zu lassen und im Vertrauen den Schlüssel des Herzens zu sprengen, da es keines Schlüssels bedarf, den man braucht, um zur verschlossenen Türe zu kommen. Die Türe ist immer offen, immer offen gewesen! Den Schlüssel hast Du erfunden als Ausrede, damit Du verschlossen bleiben kannst, damit Du im Leid bleiben kannst, anstatt Dich der göttlichen Allmacht hingeben zu müssen[58].

---

57) KALEA: Ich bekomme ein Bild, dass das Licht sich ausbreitet, egal wie klein auch ein Spalt sein mag, Licht breitet sich immer aus, man kann es nicht verhindern.

58) KALEA: Ich bekomme immer das Bild des Auflösens im Licht und dass die Seele Angst davor hat, sich im Licht aufzulösen, keine Grenzen mehr zu spüren, Angst, wenn man sich im Licht auflöst (es ist ja kein wirkliches Auflösen, sondern ein Verschmelzen), die Individualität zu verlieren, zu sterben.

Nimm die Göttlichkeit an und genieße die Allmacht, die diese mit sich bringt. Löse Dich von den alten Bräuchen, die Dich fesseln und beschränken, damit ein neuer Tag entstehe; ohne die Größe, die Allmacht, zu hinterfragen. Gott ist kein strafender Gott, sondern er will Dich wiegen sanft und leise, damit Du einen ruhigen Schlaf hast und kannst erwachen voller Kraft und Energie und Du voller Tatendrang Deine Göttlichkeit leben kannst.

Nimm die Beschränkungen als Ziel, zu verfolgen Deine Angst und vor dem Großen abzuschwächen, damit die Tage mit kraftvollen Gedanken und Taten einen Ausklang haben. Es sei Dir beschert ein Leben voller Freude und Liebe. Nichts soll Dich abhalten vor der Umsetzung Deiner Träume. Nur Du beschränkst Dich. Vertraue Deinen Taten und Deinem Gefühl; es soll Dich geleiten in die totale Unabhängigkeit und ins Schaffen, ins Erschaffen und in die Leichtigkeit, Entscheidungen zu fällen, was Dein Glück und Dein Seelenheil betrifft. Nimm die Angst des Zerschellens raus.

Du kannst Dir nicht mal im Ansatz mit Deinem Verstand vorstellen, wie das Leben wirklich funktioniert; dazu ist Dein Gehirn nicht konzipiert, also bleibt Dir nur eines übrig: zu vertrauen Deiner Stärke und auf sie zu bauen, wenn Du sie besonders brauchst. Hinterfrage nicht die Hindernisse, die Dir in den Weg gelegt worden sind. Du könntest es so und so nicht verstehen. Lerne, mit Deiner Stärke zu leben, und benutze sie, damit es Dir wohlergehe und Du Deine Träume umsetzen kannst. Die Kraft und Stärke ist Dein und Du sollst von ihr Gebrauch machen, so wahr mir Gott helfe.

Nimm es an und hinterfrage meine Worte nicht. Es soll geschehen und lass es zu, dass sich in Deinem Leben die Machtverhältnisse ändern, wenn Du es zulässt, dass der Geist der Stärke über Dich kommen darf über Nacht, wenn Du bereit bist, sie zu nehmen und sie zu lieben, wie Du es mit Deinen Kindern tust. So sei es und nimm Dir das nun endlich zu Herzen.

Es sprach das Geistwesen Manuel.

Phobie
– Krankhafte Angst –

Die Angst, entdeckt, entlarvt, verurteilt zu werden, hat Dich in eine Art Angstkonstrukt gebracht. Die wahre Angst hinter den Dingen blieb einst vor Dir verborgen. Schau doch genauer hin. Sind diese Dinge für Dich wirklich so angsteinflößend, oder steckt noch eine viel tiefere, verborgene Angst hinter den Auswirkungen, die Du Dir zu eigen gemacht hast, damit Du Dich vor Deiner Urangst, Deiner Unsicherheit verstecken kannst? Du kannst dieser uralten Angst entfliehen. Stammt diese doch von Deiner Herkunft her, von Einschränkungen, die Dir selbst auferlegt wurden und die Du Dir aus Unwissenheit selbst erschaffen und ins Leben somit gezogen hast. Die Angst soll Dir wohlgesonnen sein bei der Suche nach dem wahren Kern, der Liebe und der Dankbarkeit, aus dem alles entstanden ist. Du klammerst jedoch Teile davon aus, als seien sie nicht auch ein Bestandteil dessen, was Dich ausmacht und Dich liebenswert macht. Gehe in die Stille und nimm in Liebe an vor dem Du Dich fürchtest. Nimm diese vorgeschobene Angst liebevoll in Dein weites, geöffnetes Herz auf. Vergiss die Bedenken, Du könntest Schaden erleiden. Der Schaden, den Du erleidest, findet nur in Deinem Kopf, nicht in der Realität statt. Gehe liebevoll mit dem Gedanken um, das Gefürchtete als liebenswert und wertvoll in Deinem Leben zu integrieren, lauf nicht davon und lenke Deine Aufmerksamkeit auf den Schrecken; liebevoll und in voller Hingabe sollst Du diese Angst betrachten und sie umarmen – erst dann wirst Du einen Wandel erfahren und erkennen, dass die wahre Furcht eine ganz andere ist, als Du dachtest. Nun ist die vorgeschobene Furcht weg und Du musst nun in Deine eigenen Augen, die Dir sagen wollen, wie sehr sie Dich lieben, schauen und das aushalten, dass es jemanden gibt, der Dich liebt. Hättest Du das gedacht? Du wirst geliebt, auch ohne Deine selbstgemachte Einschränkung. Trotz dieser Einschränkung, Angst zu empfinden, wirst Du beachtet und unterstützt. Unterstützt nur diesmal in Dingen, die Du in diesem Leben realisieren möchtest, die Dich weiterbringen an das Ziel, das Du Dir einst ausgedacht hast, als Du damals als große Seele die sehenden Augen geschlossen hast, um in diese Welt wiederzukehren, um den Seelenplan für Dich zu erfüllen.

Glaubst Du wirklich, dieser ist unerreichbar für Dich? Musst Du wirklich vor diesen Aufgaben flüchten? Lieber flüchten in eine Angst, eine unerklärbare Angst, selbst konstruiert, damit Du vergessen kannst, was Deine eigentliche Aufgabe hier ist, damit Du von Dir ablenken kannst und Du Dir Dein Leben schwerer machst, als es notwendig ist für Deine Weiterentwicklung?

Nimm den Druck raus, entsprechen zu müssen. Es kommt alles zur rechten Zeit und Du wirst geführt und geliebt von Deinen geistigen Führern, die Dir den Weg bereiten, Deine Lebensaufgabe in all der nötigen Achtsamkeit zu Dir zu erfüllen. Es ist schon alles erschaffen im Gedanken und Du brauchst es nur mehr zu realisieren. Wir helfen Dir dabei, in Deine eigene Kraft zu kommen und Dich von Deinen Feindbildern in all der Achtsamkeit, die ihnen gebührt, zu verabschieden. Sie werden woanders gebraucht, damit andere diese Erfahrung machen können, sich verstecken zu müssen vor Dingen, die ihnen nicht wirklich schaden können. Das ist jedoch auch ein Weg zu wachsen, zu erkennen, dass man vor seiner Bestimmung flüchtet, indem man Ängste vorschiebt, um an der eigenen Kraft zu scheitern. Du hast aber nun verstanden. Nimm die wahre Angst an, nicht Deine Angst vor Deiner Erwartung, die Lebensaufgabe nicht erfüllen zu können aus einer festen

Überzeugung heraus, dem nicht gerecht zu werden. Diese Überzeugung kann nicht wahr sein, da Du es warst: Du hast Dir die Spielbedingungen, die Du in diesem Leben vorfindest, selbst erschaffen, da Du wusstest, Du kannst all diese Aufgaben zu hundert Prozent erfüllen und ausfüllen. Sonst macht das alles gar keinen Sinn. Das ist doch logisch, oder?

Namaste! Ich sehe den Schöpfer, den großen Geist in Dir. Amen.

Es sprach das Geistwesen Manuel.

Etwas später meldete sich plötzlich auch mein Geistwesen Kalea zu diesem Thema und wollte unbedingt auch aus ihrer Sicht eine Botschaft durchgeben. Diese Botschaft, die ich nun anhänge, beleuchtet andere Aspekte der Phobie – obwohl in vielen Dingen ähnlich; aber diese Befindlichkeit äußert sich sowieso sehr vielschichtig.

Offensichtlich war es deshalb der geistigen Welt sehr wichtig, hier eine weitere Meinung durchzugeben.

Nun spricht Kalea:
Wer sich hinter einem dicken schwarzen Rock verstecken möchte, der ist aufgefordert, sich vor allem und jedem zu fürchten. Das Leben als solches ist manchmal eine einzige Gefahrenzone in den Köpfen der Menschen; haben sie doch vergessen, an die Schöpferkraft in sich selbst zu glauben und diese auch zu leben. Stattdessen wird viel lieber die Angst vor Dingen in den Vordergrund gerückt, vor denen man sich wirklich nicht fürchten sollte und bräuchte, da von diesen Kreaturen und Gegenständen wirklich keinerlei Gefahr ausgeht. Aber es ist, wie gesagt, nur ein Ablenkungsmanöver, eine Fluchtmöglichkeit, um sich der Tragweite, die das Leben mit sich bringen könnte, nicht stellen zu müssen.

Die Eigenverantwortung ist immer dann gefragt, wenn es darum geht, Entscheidungen für das eigene Leben zu treffen. Aber viel lieber lenkst Du Dich dann ab mit den Wehwehchen und Unzulänglichkeiten, die von Gegenständen und Lebewesen keineswegs ausgehen können. Der Weg zur vollkommenen Offenbarung des Geistes wird hinausgezögert, weil es eigenverantwortlichen Handelns bedarf. Warum stellst Du Dich nicht der Aufgabe, entschlossen und selbstkritisch Entscheidungen zu treffen, die Dein Leben umkrempeln könnten? Ist es wirklich so schwer, Eigenverantwortung auszuüben für Dein eigenes Leben, für die Liebe und die Trennung von Frucht und Tadel? Musst Du Dich wirklich mit Dingen beschäftigen, von denen keinerlei Gefahr ausgeht, anstatt Dich mit sinnstiftenden Gedanken und Werken auseinanderzusetzen? Ist der Weg in die Selbstständigkeit wirklich so schwer? Hast Du so wenig Selbstbewusstsein und inneres Vertrauen in Deine Entscheidungskraft? Oder suchst Du dadurch einen Schuldigen, den Du dann für Dein Verhalten verantwortlich machen kannst? "Ich konnte ja nicht ... Du weißt schon, ich habe Angst ...".

Das ist wirklich ein billiger Weg, sich seiner Verantwortung nicht stellen zu müssen? Eine Waffe gegen Dich selbst in letzter Konsequenz, denn dadurch gibst Du in manchen Bereichen die Verantwortung ab und lässt Dich durch andere durch den Irrgarten Leben leiten, ohne wirklichen Einfluss über mögliche Richtungswechsel nehmen zu können. Ist es wirklich so weit, dass Du bereitwillig Deine Entscheidungsfähigkeit gegen Deine persönliche Freiheit eintauschen möchtest? Vertraust Du wirklich Deinen Entscheidungen nicht, oder möchtest Du dann, wenn es nicht so geklappt hat, wie Du es gedacht hattest, die Verantwortung an andere abwälzen? Doch wie sollen die anderen es für Dich recht machen? Wie sollen sie wissen, was wirklich gut für Dich ist? Verstecke Dich nicht länger vor Deinem Leben und lebe nun endlich Deine Vorsehung. Du kannst Dich nicht immer vor dem Leben verstecken und vermeintliche Übeltäter für Dein Nicht-tun-Wollen vorschieben. Übernimm endlich selbst die Verantwortung und schiebe sie nicht an andere ab. Erbiete ihnen auch die Ehre, sich um sich selbst kümmern zu können und nicht immer auf Dich achten zu müssen. Auch für sie ist es ein Lernprozess, Dich einfach mit Deinen Phobien alleine zu lassen, damit auch sie selbstbestimmt leben können, ohne sich hinter Dir zu verstecken. Es ist fast dasselbe Spiel, mit dem Unterschied, dass diese jedoch gerne zu ihren Taten stehen und sich nur ablenken lassen durch Deine Unlust, Dein Leben voll und ganz selbstständig zu gestalten. Gib Dir einen Ruck und vergewissere Dich: Du bist geschützt und wirst von einer höheren Macht beschützt. Diese Hand ist unsichtbar, jedoch da, um Dich vor Unheil zu beschützen. Sie ist unsichtbar, damit Du wieder die Selbstverantwortung übernehmen kannst und selbstbestimmt den Weg zu Deiner wahren Berufung finden kannst. Amen.

Es sprach das Geistwesen Kalea ergänzend zu Dir.

Pilzerkrankungen

Die Ursache ist weit verbreitet. Du musst nur sehen nach Deines Nachbarn Gefilden[59], soweit musst Du sehen, um den wahren Grund für diese Krankheit zu finden. Hat Dich schon einmal die Frage beschäftigt, warum das Verderben der anderen einen so hohen Stellenwert einnimmt, dass es Dich damit ver- und bedeckt, dass Du nicht mehr Deinen Sinn und Deine Vorlieben erkennen kannst? Ist des Nachbarn Schwäche so interessant, dass man sich tagein, tagaus damit beschäftigt, anstatt mit anderen Sachen, die einen glücklicher machen könnten? Ist das der Sinn Deines Lebens, von anderen Leben gelebt zu werden? Das eigene Ich, Deine eigene Identität aufzugeben und in einer fernen unbeeinflussbaren Welt zu leben, in der Welt eines anderen?

Der andere hat genug zu tun, sein Werden selber voranzutreiben. Er benötigt nicht Deine Hilfe, um sehen zu können um zu erkennen, wie der Hammer richtig hängt; ob links oder rechts, das tut wohl wirklich nichts zur Sache.

Beschäftige Dich lieber mit Deinem Leben. Hier gibt es einiges zu tun, von dem Du Dich die längste Zeit hast ablenken lassen. Gehe Deinen Weg, einen selbstbestimmten Weg, falls Du es noch

---

59) ALFONS: Mit dem Begriff "Nachbar" meinen wir alle anderen Menschen auf Eurem Planeten Erde und deren Lebensgeschichten, die Ihr zu Euren eigenen machen oder die Ihr beeinflussen wollt, um so von Euch und Euren eigenen Themen wunderbar ablenken zu können.

nicht verlernt hast; aber alles ist wieder erlernbar, wenn es gewollt wird. Also hinterfrage Deine Ängste, die Dich gehindert haben, im Tun und Handeln zu verweilen, hinterfrage die Motivation, im Stillstand zu verharren. Was willst Du festhalten?

Das einzig Konstante im Leben ist Veränderung. Es obliegt Dir, ob Du Dich diesem Strom hingibst, oder ob Du Dich treiben lässt, wie Treibgut in einem tosenden Fluss. Nur Schwimmen hält Dich an der Oberfläche, aber Du hast verlernt zu schwimmen; Du lässt Dich treiben und beschäftigst Dich viel lieber mit den Angelegenheiten Deiner Nachbarn und Deiner Umgebung. Hat sich dieses Verhalten jemals produktiv für Dein Leben ausgewirkt? Das Leben Deines Nachbarn muss durch ihn selbst gelebt werden. Es sind seine Erfahrungen, und sie gehen Dich nichts an. Hüte Deine spitze Zunge vor Verleumdungen und Interpretationen. Einzig und alleine der Betroffenen weiß um die Herkunft, den Ausgang und die Ursache seiner Angelegenheiten, die Du beiseite egen sollst, damit diese Angelegenheiten nicht zu Deinen werden. Sei auf der Hut und verlasse das fremde Ufer. Paddle lieber in Deinem Boot an Dein Ufer. Das Feld ist zu bestellen und im Ofen brennt kein Feuer mehr. Dieses Feuer ist schon längst erloschen, seitdem Du Dich mit dem Feuer Deines Nachbarn beschäftigt hast. Also lass es und komm einfach nach Hause in Dein Dir vertrautes Heim. Nimm den Besen und kehre kräftig die Stube rein[60].

---

60) ALFONS: Wir Geistwesen haben eine Vorliebe für Metaphern und Gleichnisse. Wir können jedes Mal vor Glück jauchzen, wenn uns wieder mal was genial Doppelsinniges einfällt. Auch hier meinen wir sinngemäß: Wenn Du Dich wieder um Deine eigenen Sachen kümmerst, braucht der fremde Dreck in Deinem Körper nicht mehr zu sein. Das "Ausfegen Deiner Stube" ist Sinnbild für die Reinigung Deines eigenen Körpers. So werden auch die Pilze als Synonym für das "Einmischen in anderer Angelegenheiten" gesehen und werden mitausgefegt. Das Krankheitsbild braucht nicht mehr zu sein, denn es braucht Dich nicht mehr zu erinnern, Dich um Deine eigenen Angelegenheiten zu scheren.

Das ist, was Dir angeraten wird zu tun, und die Pilze, der Unrat, wird von selber verschwinden, wie er hergekommen ist. Pilze sind ein natürlicher Bestandteil Deiner Flora, nur Du hast diesen Pilzen erlaubt überhandzunehmen, da Du Urteil über sie gesprochen hast. Das Urteil hat das gesunde Verhältnis zwischen Dir und Deinen Mitmenschen gestört, sodass diese sich bemerkbar machen müssen, indem sie Deinen Körper schwächen. Akzeptiere das Unperfekte und ziehe Dich aus dem Urteil über Gut und Böse heraus. Es liegt im Auge des Betrachters und es gibt keine Maßstäbe, an denen sich eine Einteilung orientieren könnte. Lass los und vergiss Dein Sinnieren über Gut und Böse. Lass die Bewertung raus und es werde Dir gut ergehen, Dich nun mehr auf Deine Belange zu konzentrieren, und Du wirst Dich wundern, was es mit Dir macht. Du lernst dann auch, in Deinem Leben über Deine Belange das Urteilen aufzugeben. Denn es macht keinen Sinn zu urteilen, es gibt keine Maßstäbe, keine Richtlinien und keine Vorschriften, wie etwas auszusehen hat. Es ist alles aus einer Hand, aus dem göttlichen Entstehen ist alles erschaffen und alles ist heil, wenn Du lernst, es so zu sehen und anzusehen; mit voller Liebe und Bereitschaft alles so anzunehmen, wie es ist, jede Situation, jeden Menschen und jedes Gefühl, das Du hegst, es ist aus der Hand Gottes entstanden und ausgesendet worden extra für Dich, damit Du wachsen kannst und die Liebe, die Gott für uns alle hegt, annehmen kannst, auch wenn es von Deinem Nachbarn kommt; an der unendlichen Schöpfung Deiner Möglichkeiten zu wachsen und zu verstehen, wie die Unendlichkeit und die Vorsehung funktionieren. Amen.

Es sprachen die Geistwesen Manuel und Samuel in einer Stimme.

Plötzlicher Kindstod
– Krippentod –

Das Verderben und das Werden stehen in derselben Reihe. Es ist eine Einheit und soll auch als solche gesehen werden. Das Leid, das damit einhergeht, sollst Du überwinden und in allem, was Du machst, einen Sinn erkennen. Sinniere nicht über die alten Tage. Gott hat Leben geschenkt und es war dazu da, früher, als Du es erwartet hast, diesen Zustand wieder zu ändern. Es ist alles aus einem Sein, das Werden und das Vergehen sollen auf ein und dieselbe Stufe gestellt werden. In all dem besteht ein Sinn und Du sollst versuchen, dies in Deinem Leben zu integrieren, auch wenn Dein Elternherz noch so schmerzt. Du durftest Dein Kind so kennenlernen, wie es von ihm gewollt wurde. Es hat sich dazu bereit erklärt, Dir diese grandiose Weltanschauung zu ermöglichen, indem es frühzeitig und ganz ohne Vorwarnung wieder aus dieser Menschenhülle verschwindet. Pack Deinen Schmerz in Watte. Es soll ein Rahmen um Dich erbaut werden, in dem Du besser Dich bewegen und wieder arbeiten kannst. Deine Liebsten und Deine Umwelt brauchen Dich wieder so, wie Du einst warst. Steh Dir und Deinen Liebsten in dieser schweren Stunde zur Seite und hadere nicht über Dein Schicksal. Es wird sich ergeben, dass diese Erfahrung, die Du in so jungen Jahren machen musstest, sich auf Dein weiteres Leben positiv auswirkt. Mit Tiefgang und Achtung wirst Du fortan den Lebewesen begegnen können, mit Freude all das Lebendige betrachten können, den Wert des Lebens neu einschätzen und den Moment, der Dir gegeben worden ist, neu definieren; ausschmücken mit der Fülle der Möglichkeiten, die Dir gegeben worden sind, Dein Leben zu gestalten; in Demut den Sinn der Zeit übernehmen und sich über jeden glücklichen Moment erfreuen, damit das Glück einen tieferen Sinn, einen sinnstiftenden Sinn ergibt und das Lachen in Eure Herzen wieder kehren kann. Die Schönheit des Lebens wird mit einem geläuterten Herzen gesehen, denn alles andere ist nur Schein. Die tiefen Abgründe, die gesehen wurden, ermöglichen die Betrachtung des allergrößten Glücks und der allergrößten Schönheit, der echten Schönheit, die es gilt zu finden, um diese zu erleben und zu integrieren, damit sie Frucht und Werk werden kann, damit sich die Menschheit an dieser Göttlichkeit laben und wachsen kann; damit es wieder Tag werden und die Dunkelheit als solche erkannt werden kann; deshalb wurde dieses Leid des Vergehens erschaffen, damit man den Wert des Lebens erkennen kann. Es ist jedoch nur ein Abbild von der wahren Wirklichkeit, aber auf dieser Ebene der Realität absolut erstrebenswert. Du hast gesehen den absoluten Abgrund, und deshalb kannst Du das absolute Glück auf Erden erkennen und wahrnehmen. Wie viele Menschen gehen am größten Glück vorbei, ohne es je wahrgenommen zu haben? Du aber hast durch diesen Schicksalsschlag erkannt, was wahre Schönheit und wahres Glück bedeuten, die Abwesenheit hat Dich geschult, sie dadurch wahrzunehmen und sie freudvoll willkommen zu heißen. Hadere nicht über Dein Schicksal. Deinem Kind geht es gut. Es hat sich offenbart, um Dir den Weg ins Licht zu geleiten und aus dir einen geläuterten Menschen zu machen. Es war sein Wille zu gehen und seine Aufgabe, Dich auf diesen Weg der Erleuchtung zu bringen. Glaube an die Kraft der Veränderung und glaube an die Kraft des Schicksals. Es war Dir vorbestimmt, diesen Verlust hier zu erleben, damit Du das absolute Glück, wenn es Dein Leben streift, erkennen und es annehmen kannst, damit Du ein Vorbild für all jene bist, die ihr Glück noch nicht gefunden haben; damit sie durch Deine Augen erkennen können, was wahre Meisterschaft bedeutet.

So sei es.

Es sprachen die Geistwesen Manuel und Samuel in einer Stimme.

Polypen
– Geschwulst –

Die Ursache ist verborgen und muss erst ergründet werden. Es ist eine Kombination aus Nichtzurückgebenwollen und Nichtloslassenkönnen, aus einem Gefühl der Verlustangst und des immerwährenden Friedens, der nur im Herzen erschaffen werden kann und nicht hier in dieser Konstellation. Der Frieden, der erwünscht worden ist, ist erbaut auf einem Haufen von Kompromissen und Zugeständnissen, die niemandem wirklich guttun und die menschliche Entwicklung eindämmen. Oftmals ist eine heftige Auseinandersetzung mit den Mitmenschen eine bessere Lösung, als stillschweigend vor sich hin zu leiden und den Mund nicht auf machen zu können aus einem Gefühl der Ohnmacht heraus, aus Angst vor der eigenen Stärke, die oft unterdrückt wird, weil man Angst vor den Konsequenzen der totalen Isolation und Aberkennung der zwischenmenschlichen Beziehungen hat. Das Leid soll somit vermieden werden. Jedoch wird ein neues Leid erschaffen, ein Leid was noch viel tiefer greift als das Leid einer kurzen und heftigen Auseinandersetzung, die schon lange ansteht, ansonsten hättest Du nicht diese Beschwerden. Es soll Dich täglich daran erinnern, dass Du Deinem Druck, der sich über die Jahre hinweg angestaut hat, nun endlich Raum und Erleichterung verschaffen und im totalen Vertrauen den Liebsten Deine Meinung kundtun sollst, was nun schon längst überfällig ist gewesen. Du gewinnst mit dieser Haltung an Achtung und Anerkennung, denn bislang hast Du Dich vor wirklichen Auseinandersetzungen gedrückt und bist nur zu den unpassendsten Gelegenheiten in die Luft gegangen, zu Situationen, die von Deinem Umfeld nicht verstanden worden sind, weil Deine Reaktion nicht proportional zu den Ereignissen gestanden ist. Der Weg zur Befreiung ist ein anderer und Du sollst ihn im vollsten Vertrauen gehen, denn ein anderer Weg führt Dich weiter in die interne Aggressivität und Zermürbung. Deine eigenen Bedürfnisse werden weiterhin unterdrückt, weil Du jedem gefallen willst, ohne zu bedenken, dass Du einzig und alleine für Dein Wohl sorgen solltest. Zum Wohle aller und dem kollektiven Wohle ist es angesagt, ganz offen und ehrlich Deine Empfindungen Deinem Umfeld in adäquater Art und Weise zeitgleich mitzuteilen, und nicht verjährt nach mehrmaligem Hinunterschlucken von längst fälligen Worten übertrieben zu reagieren und Dein Umfeld damit vor den Kopf zu stoßen. Selig sind diejenigen, die ihr Herz auf der Zunge tragen und gelernt haben, die Empfindungen in sanfte Worte zu verpacken und somit der gesamten Heilung dienlich zu sein. Ganz genau – dem allgemeinen Wohl dienst Du am besten, wenn Du dafür sorgst, dass es Dir gut geht, sowie es in der Verantwortung der anderen liegt, dass sie für ihr Wohlergehen sorgen. Wenn es allen gut ergehe, wird niemand auf die Idee kommen, den anderen wissentlich zu schaden, denn es ist für alle gesorgt, wenn sie das Geschenk des Lebens annehmen wollen. Also sage ganz offen demjenigen, der Dich nervt, dass er mit seinem Verhalten aufhören soll. Woher soll er es denn sonst wissen, wenn Du ihm nicht Deine Empfindungen mitteilst? Soll er vielleicht die Grenzen so eng vorgeben, dass Du gezwungen bist, nach mehrmaliger Einengung Deinem Druck nun Luft zu verschaffen? Er ist Dein Lehrmeister und Du kannst Dich an dieser Person messen, wie sehr Du Dich immer noch im Dienste der Liebe verbiegen lässt und Deine eigenen Bedürfnisse verleugnest und sie dem vermeintlichen kollektiven Wohl unterordnest. Aber bedenke, Du bist das kollektive Wohl – und indem Du Dir selbst schadest, schadest Du Deinem Umfeld. Das ist das große Geheimnis. Das

Kollektive kann nur wachsen, wenn Du auch wächst, denn Du bist das Ganze und das Ganze ist in Dir. Also handle in voller Liebe zu Dir und zum kollektiven Bewusstsein. Amen. So sei es und nicht anders.

Es sprachen die Geistwesen Manuel und Samuel in einer Stimme.

Prostataerkrankungen

Die Ursache für ein Gebrechen der Prostata liegt begründet im unendlich großen Stolz, den so manche Erdenbürger gegenüber ihren Mitmenschen bringen. Sie vergleichen, sie zählen, sie wägen ab. Stück für Stück und Teil für Teil – und haben dabei vergessen, über den Tellerrand hinaus zu schauen und die Schönheit zu betrachten, die sie umgibt. Du als Mann hast es verabsäumt, ein ganz anderes Wertesystem, oder besser gesagt einen Wert für Deine Männlichkeit aufzubauen, anstatt den, der Das-Mann-Sein so hergibt. Möchtest Du Dich wirklich messen mit den Männern aus Deiner Umgebung, in sportlichen Sachen, in Sachen der Begehrlichkeit und des Wohlstandes? Ist es wirklich Dein erklärtes Ziel, zu prahlen und Deinen Wert nur an Äußerlichkeiten festzumachen, anstatt nach innen zu schauen und zu erkennen, egal was Du darstellst nach außen hin? Du bist ein einzigartiger Mensch, der es verdient hat – ohne etwas Bestimmtes machen zu müssen oder jemand Gewissen darzustellen – geliebt zu werden, einfach so, weil Du Du bist und nicht ein Replik eines von Dir auserkorenen Vorbildes, das geprägt worden ist von den Männern, die Dir vorangegangen sind. Haben sie es besser gemacht als Du? Bist Du der Meinung, Du müsstest Ihren Ansprüchen genügen, um ins Himmelreich der Seligen aufzusteigen oder eine Berechtigung zu haben, die Schwelle zur Glückseligkeit überschreiten zu dürfen? Ist das Deine feste Überzeugung? Dein Vater wollte nur das Beste und konnte es nicht anders. Vergib ihm und bitte Du ihn, dass er

Dich aus diesem Gefängnis der Eitelkeiten entlässt, damit Du Dich nun erfahren kannst als freien Menschen, der das Recht hat, auch einmal gegen den Strom zu schwimmen, ohne dass ihn jemand dafür anklagt. Hat man Dich jemals wirklich angeklagt für Deine Marotten, oder hat man Deine Einzigartigkeit vielleicht sogar bewundert? Denke mal darüber nach in einer stillen Stunde und gib die Verantwortung wieder zurück an Deine Ahnen und hol Du Dir Deine Verantwortung für Dein Handeln wieder zurück. Der Austausch soll stattfinden, damit alle wieder frei sein können und ihren speziellen Mann stehen können, in ihrer Art und Weise, wie sie es belieben. Hast Du Dich jemals gefragt, ob die Rolle, die Dein Vater zugewiesen bekommen hat, ihm so gefällt? Hat er vielleicht auch den Fehler gemacht, von anderen diktiert zu werden oder mindestens zu glauben, man müsste nach einem konkreten Muster funktionieren? Hilf Deiner Familie und all den anderen, die unter diesem Druck stehen, etwas darstellen zu müssen, was sie gar nicht sind und auch gar nicht wollen, denn Du hast es heute und hier erkannt und kannst es in die Welt hinaustragen, damit es die anderen auch erkennen können und die Käfige sich langsam alle auftun, damit die innere Freiheit sich ausbreiten kann und niemand mehr gezwungen ist, ein Leben zu leben was er gar nicht will und für das er gar nicht geschaffen ist. Das Gefühl, etwas im Leben verpasst zu haben, ist somit aufgehoben, denn eine Seele, die ihren Seelenplan wirklich erfüllen hat können, altert nicht im Herzen, sondern nur im Körper; wenn die Zeit dazu da ist, zu vergehen, ist es ein anderes gehen und wird als normal und stimmig empfunden, weil Du Dein Leben geführt hast, wie Du es für richtig empfunden hast und nicht wie Du dachtest, dass die anderen es für Dich vorgesehen hätten können. So sei es.

Es sprachen die Geistwesen Manuel und Samuel in einer Stimme.

Reisekrankheit
– Bewegungskrankheit/Seekrankheit –

Nichts ist im Werden. Nichts ist im Vergehen. Stattdessen widmest Du Dich lieber den alten Dingen und hängst den alten Liedern nach. Lieber die Kontrolle für sich haben, als sich auf ein neues Abenteuer neu einzulassen, das ist Deine Devise. Kann doch ein Wechsel Deines Standpunktes so viele neue schöne Dinge mit sich ziehen. Warum vertraust Du nicht der Gegebenheit, dass du beschützt bist und geliebt? Lieber hältst Du an all dem fest, was Du glaubst, im Griff zu haben. Viel lieber beschäftigst Du Dich mit Dingen, die Dir bekannt und nicht fremd sind. Aber mal ganz ehrlich: Möchtest Du wirklich Dein ganzes Leben lang dieselben Geschichten hören, dieselben Bilder sehen und dasselbe essen und trinken, und das nur, weil es Dir so vertraut ist? Was würde geschehen, wenn Du Dich mal über den Tellerrand hinauswagst und mal neue Dinge in Deinem Leben willkommen heißt, anstatt sie zu verdammen? "Weil das gut Vertraute keine Risiken mit sich bringt", ist das Deine Devise? Warum bist Du so unbeweglich im Denken und im Handeln? Glaubst Du jetzt und hier ist alles erlebt und erforscht worden? Warum hältst Du an den mickrigen Erfahrungen fest, anstatt sich mit vollkommen neuen Dingen zu beschäftigen? Loslassen – und vertrauen auf die Genialität Deines Unterbewusstseins; traust Du Dich?

Es hat Dich heute an diesen Ort geführt, damit Du Dich neu erfinden kannst, indem Du neue Eindrücke und Genüsse in Dein

Leben lässt. Aber viel lieber beschäftigst Du Dich mit Deiner Reisekrankheit, als Dich mit den neuen Eindrücken, die durch den Ortswechsel einhergehen, zu beschäftigen und diese zu realisieren.

Viel lieber vergräbst Du Dich im Brechreiz, als den Reiz der neuen Umgebung mit offenem Herzen aufzunehmen und als neuen Bestandteil in Deinem Leben zu integrieren, auf dass dieser neue Eindruck zu einer neuen Wirklichkeit wird und neue Weichen für Dein Leben formt. Würdest Du in der Ferne vielleicht Deine Unzulänglichkeiten und Deine Unpässlichkeiten in Deinem Leben erkennen müssen und zugeben, dass Dein Leben bisher nicht besonders bunt war? Aber dieses Bild, dieses eingeschränkte Bild hast Du Dir selber geschaffen, oder besser gesagt Dein Verstand, der in Deinem Leben die Oberhand gewonnen hat. Vertraue Deinem Unterbewusstsein. Das hat Dich an diesen wunderschönen neuen Ort geführt, damit Du alle Facetten von Dir in der neuen Umgebung neu erforschen kannst. Letztlich ist alles nur ein Spiegel, der widerspiegelt all Deine Talente und Begabungen, die Du nie ausgelebt hast, weil Du Dich nicht auf neue Abenteuer eingelassen und lieber mit dem Altvertrauten kokettiert hast. Hat es Dich wirklich glücklich gemacht? Immer derselbe Trott, immer dieselben Eindrücke, immer dieselben Sitten, immer dieselben Leute. Hat Dich das wirklich zu einem glücklicheren Menschen gemacht, oder langweilt Dich dieser Umstand? Willst Du etwas Neues in Dein Leben ziehen – vergesse die alte Trauer über das Unwohlsein.

Vertraue in Deine Fügung und Deinem Unterbewusstsein, das Dich an diesen Dir neuen Ort gebracht hat, damit Du Dich in Dir erkennen kannst. Diese neuen Kleider stehen zu Deiner neuen Weitsicht und bringen eine Weisheit mit sich. Erkenne den Schöpfer in den neuen Möglichkeiten, die Dir geboten werden, indem Du die alten Bedenken und Ängste loslässt und Dich über das Abenteuer Leben freust. Lass ganz die Leinen los und wiege Dich im Glanze des Neuen. Amen.

Es sprachen die Geistwesen Manuel und Samuel in einer Stimme.

Rheuma

Es sei so, dass es ist, dass Du musst ergründen des Schatzes Ruhm und Ehr', die althergebrachte Kunde über das Leben im Allgemeinen. Es sei vollbracht in der Stunde der Allmacht und der Vollkommenheit, dass Du gesehen hast des Meisters Ehr' und Ruhm. Gehe tapfer den Weg der Gerechten und frage nicht nach dem Warum und dem Sein. Es ist so, wie es ist, und soll so sein, dass Du eingehst in die Einkehr zum wahren inneren Sein unter Einberufung des inneren Kindes, zur Verbreitung der frohen Botschaft über die Gelüste und Hindernisse am allgemeinen Trachten zur inneren Ruhe.

Sei zuversichtlich, der Tag wird kommen, an dem Du eingehen wirst zu des Meisters Stunde, in der er wird über Dich wachen, dass Du es vollbringst, in seinem Glanz zu erscheinen; im Gegensatz zu den Stunden, die er zuvor im Alleingang ist gegangen, um Dich zu erhaschen, denn Du warst es, den Du gestoßen hast ins Abseits, und hast vergessen seine Allmacht und seine Vollkommenheit. Stell Deine Bedenken zur Seite und vertraue den allgemeinen Bedingungen, die Dich gebracht haben in die Stunde der allmächtigen Verbindung zu dem, was Dich erschaffen hat und Dich liebt, denn Du bist aus dem Stoff, aus dem wir alle erschaffen sind, um zu ehren des Meisters Stunde und Ruhm.

Nimm die Segel und begebe Dich auf die Tour des Lebens, ohne zurückzuschauen, im tiefsten Vertrauen, dass Dein Weg geebnet ist mit goldenen Pflastersteinen und der Mond, der Dich umspielt, wird Dich leiten an die richtige Stelle, an der Du Dich laben wirst an dem göttlichen Trunk, denn Du bist Licht und Du bist reine Liebe; vergiss das nicht und lebe den Tag, wie es Dich die Alten gelehrt und Dir vorgelebt haben.

Sie haben erschaffen eine Welt, in der es sich lohnt zu arbeiten; und zu lieben des Gottes Thron und dessen Heerscharen, die Dich beflügeln das zu tun, was Deine Aufgabe ist. Lebe ohne zu hinterfragen nach dem Grund und der Ursache für Dein Handeln, lebe, wie es Dir vorkommt und Dir wohl ist. Tue das, was Dir wohltut; und lebe, liebe und achte das Leben, denn es ist Dein und wird es immer sein in all der Macht und im Glanz, der Dich bereits umgibt. Du bemerkst ihn kaum, schau dich um. Es werde Licht und es wurde Licht, wenn Du aus den Augenwinkeln eines anderen, der den Weg bereits gefunden hat, diesen betrachtest und gehst denselbigen, den derjenige gewählt hat. Nimm ihn und gehe in stiller, tiefer Überzeugung über die Richtigkeit und hinterfrage nicht den Weg, denn er ist Dein und er kommt zu Dir im Schlaf der Gerechten und in der Eintracht mit der Weisheit, die Dich umgibt. Nimm sie und renne, renn ohne zu hinterfragen den Sinn und die Zeit, in der Du geboren. Denn es werde Licht in Deinem Herzen und im Raum, der dich umgibt. Lebe und liebe, das sei Dir gesagt. Du bist vollkommen und geliebt. Du brauchst es nur zu erkennen. Fliehe aus der Dunkelheit des hinteren Randes Deiner Sinne, die Dich vernebeln, ohne zu hinterfragen den Sinn der Zeit.

Lebe und liebe das Leben so, wie es ist. So sei es und nicht anders.

Es sprach das Geistwesen Manuel.

Schilddrüsenerkrankungen: Überfunktion

Die Drüse symbolisiert den Atem des Lebens, der unterbrochen wurde durch die fehlende Stille in Deinem Leben. Gehe in die Stille und hinterfrage den Ort und die Zeit, an der Du verabsäumt hast zu ruhen und die Stille zu schätzen. Das Schweigen soll Dein bester Freund sein und nicht das Treiben, das Dich bringt in Schwäche und Überfunktion als Unterstützer, damit Du einsehen kannst, dass das Leben auch ein wenig langsamer verlaufen könnte. Geh in Stille und freue Dich über ein gepflegtes Glas Wein, genossen in Stille und mit guten Freunden, die Dich ganz, ganz ehrlich dabei unterstützen, in Deine persönliche Ruhe zu kommen. Ruhe bedeutet nicht Stillstand, sondern nur ein Innehalten, eine Innenschau und eine Einkehr, damit der wahre Geist, der in Dir vorherrscht, zur Geltung kommen kann. Welche Talente hast Du verschwiegen, an welchem Punkt hast Du Deine Träume aufgegeben? Die fehlende Stille hat Dich davor bewahrt, den wahren Grund für Deine schlaflosen Nächte zu ergründen. Vertraue auf Deine Gaben. Sie sind ein Geschenk der Götter, sie wollen gehegt und gepflegt werden. Sieh doch, welch große Freude sie bescheren, wenn sie bedingungslos und vom Verstand losgelöst gelebt und geliebt werden. Sie sind ein Teil von Dir, der unbedingt gelebt und geliebt werden sollte – von Dir. Du bist dazu da, diese Talente zu beherrschen und sie zu pflegen, niemand sonst könnte diese grandiosen Dinge erschaffen und unter die Menschen bringen.

Hinterfrage nichts und niemanden. Es ist alles so richtig, wie es ist. Der Verstand hat Dir im Wege gestanden. Schaff ihn zur Seite und lebe Deinen Traum. Geh in die Stille und Einkehr. In ihr liegt die eigentliche Macht. Durch Hasten und Rasen entsteht nur Fieber und Unruhe, die Dir im Weg steht, von der Du Dich nun endlich befreien solltest, um Dein wahres Potenzial leben zu können. Breite Deine Flügel aus und mach Dich auf den Weg. Die wahren Meister werden Dir den Weg ebnen und Dich führen in Deine persönliche Erfüllung und Dein Losgelöstsein, wenn Du Dich nicht von Deinem Verstand, sondern von Deinem Gefühl leiten lässt. Es steht Dir gut, große Dinge zu tun. Du glaubtest, Du kannst diese nur erreichen, indem Du diszipliniert und konzentriert Deinen scheinbar rechten Weg verfolgst, ohne nach rechts noch nach links zu schauen, ob rund um Dich vielleicht noch andere Ablenkungen sind. Sie hätten Dich vermeintlich aufgehalten, Dich abgelenkt von Deinen Zielen. In manchen Situationen ist es vielleicht angebracht, kontinuierlich einen Weg zu verfolgen. Aber diese Zeiten sind nur begrenzt. Das seitliche Abschweifen von Deiner Routine bringt Dich zum Nachdenken, zum Innehalten; und vielleicht ergeben sich dadurch auch andere Einsichten, andere Perspektiven, andere Eindrücke und Musen, die Dich küssen wollen. Hast Du die Musen am Wegesrand überhaupt schon einmal wahrgenommen? Sie wurden Dir geschickt, damit Du Dir Deiner Genialität bewusst wirst und diese im Außen Dein Inneres spiegeln, in dem schon alles vorhanden und erschaffen wurde. Sie sind erschaffen, damit Dein lahmer Verstand etwas hat, an dem er festhalten und verstehen kann. Zur Muße sollst Du öfters mal Stille halten, mit Freunden die Tage genießen und genießen, einfach im Hier und Jetzt zu verweilen. Du bist dazu da, diese Innenwelt nach außen zu transportieren und zu mehren, damit auch andere sich ein Beispiel an Dir nehmen und das gleiche tun. Sieh Dich als Pionier. Wir glauben fest an Dich. Du wirst geliebt und geführt. Gehe in Deine Mitte und vertraue auf Deine Eingebungen. Halte öfters inne, und dann kannst Du strukturiert und auf das Ziel bedacht vorgehen; denn es ist im Vorfeld schon erschaffen und bedarf nur noch der grobstofflichen Umsetzung, die ein Teil dieser Dimension ist. Vergiss das nicht. Wir sind gekommen, um in dieser Grobstofflichkeit die Genialität des Geistes zu erforschen. Dazu braucht es Disziplin, aber nicht so, wie Du sie bis jetzt gesehen hast. Alles entsteht aus dem Wort, zuerst muss das Wort entstehen und dann folgt alles geordnet nach. Dosiere Deine Strukturiertheit und vergiss das Getriebensein, das Dich hat gebracht zu diesem Krankheitsbild, damit Du Deinen genialen Erschaffergeist entfalten kannst und dich somit auf Erden unsterblich halten kannst. Wir lieben Dich. Du bist die schönste Rose, die wir je zum Erblühen gebracht haben. Denke immer daran, wenn Du Dir in den nächsten Tagen bewusst eine Auszeit gönnst, damit die göttlichen Ideen in dein Tagesbewusstsein kommen können, damit sie von dir ausgeführt und geliebt werden können. Sie sind göttlich, Du weißt es. Sie sollen von Dir als göttliche Gabe anerkannt werden und sollen einen gebührenden Platz zugewiesen bekommen.

So sei es.

Es sprachen die Geistwesen Manuel und Samuel in einer Stimme.

Schilddrüsenerkrankungen: Unterfunktion

Ein wenig langsamer, ein wenig gemächlicher ist das Leben lebenswert. Wenn Du dich nur auf die Langsamkeit und den Schwindel konzentrierst, wird sich das Leben ohne Dich weiterentwickeln und Dich auf der Wegstrecke zurücklassen, ohne sich an Deinem Tempo zu orientieren. Denn die Langsamkeit in den Entscheidungen und in den Taten hindert Dich am Weiterkommen. Entscheidungen sind angesagt und deren Umsetzung. Schritt für Schritt, ohne darüber nachzudenken, welche Konsequenzen sich aus diesem Handeln ergeben. Die Dinge sind so und so nicht aufhaltbar, außer Du entziehst Dich mit Trägheit und Faulheit. Doch sie werden Dich wieder überrollen, und den Tribut fordern, der nötig ist, um wieder angekurbelt zu werden und Dich in den Fluss des Lebens wieder zu stellen.

Die Langsamkeit verhindert den Fortschritt nicht. Das Tempo der Entwicklung ist konstant und passt sich nicht Deinem Unwillen an. Es ist an der Zeit, sich zu entscheiden, ob man hinterherhechelt oder mit dem Strom mitschwingt, damit der natürliche Fluss, das Werden und Vergehen, wieder in Einklang gebracht werden kann. Du kannst Dich nicht auf Dauer diesem Fluss entziehen. Es ist ungesund, alles beim Alten zu belassen, denn die Weiterentwicklung fördert Dich in Deinen Talenten – und Deine Vorlieben können so umgesetzt werden.

Empfindest Du manchmal eine Trauer, wenn Deine Herzenswünsche von Dir einfach so schleifen gelassen werden? Ist der Druck noch nicht groß genug und überwiegt derzeit noch die Lethargie und der Zweifel, der Unwille, Dinge zu verändern und aktiv zu werden? Die Veränderung bringt neue Chancen mit sich. Veränderung bedeutet auch, archivierte Glaubenssätze auf ihre Aktualität zu überprüfen und die Aussichtslosigkeit, die die Ohnmacht mit sich bringt, zu überwinden und neue Initiativen zu setzen. Was ist anstrengender? Etwas vor sich herzuschieben, bis der Berg an unüberwindbaren Hindernissen, die Du Dir selbst erschaffen hast, zu groß wird und die Resignation die einzig wahre Alternative wird, oder das einmalige tiefe Luftholen, um den wirklich kleinen Berg zu überwinden, der eigentlich vor Dir liegt? Kostet das Vor-sich-Herschieben in Wirklichkeit nicht mehr Energie als das tatsächliche Werk? Ist die Betrachtung des großen Weges vielleicht doch die eigentliche Hürde? Der erste Schritt ist der schwierigste, denn dieser kostet Kraft, weil Deine anfänglichen Einschränkungen und die Unkenntnis über den vor Dir liegenden Weg an Deinem Fuß zentnerschwere Gewichte aus Zweifel und Unkenntnis geschnallt haben. Hast Du jedoch diese Vorstellung überwunden, folgen der zweite Schritt und die darauffolgenden wie in Windeseile.

Der eigentliche Kampf findet immer in Deiner Vorstellung statt. Du bist ein unbegrenztes Wesen, und das hast Du manchmal vergessen. Die Grenzen und Einschränkungen hast Du Dir selbst erschaffen, und darfst sie hier und heute wieder ablegen. Schritt für Schritt. Und denke daran, der erste Schritt ist der schwerste, weil Du glaubst, Du hättest diese schweren Gewichte an Dir hängen. Aber sie sind nur in Deinem Verstand entstanden und haben mit der Wirklichkeit nichts zu tun. Wenn diese Gewichte in Deinem Kopf sehr schwer sind und Du diesen ersten Schritt überwunden hast, werden große Energien freigesetzt, die eine Eigenschwingung bekommen und Dich nach vorne bringen. Wenn Du an diesen unüberwindlich großen Berg denkst, dann bedenke, dass jeder einzelne Schritt Dich dem Ziel immer näher bringt und diese Schritte von Dir gestaltet werden. Jeder Einzelne kann nach Verfassung und Spontanität dosiert werden. Das Ziel wird so von ganz alleine erreicht, ohne die Einschränkungen je zu spüren; denn Du legst das Tempo fest. Der erste Schritt ist, seine festgefahrenen Einschränkungen zu überwinden – und aus der Lethargie und Passivität kann dann fruchtbare Erde entstehen, wenn Du den ersten Schritt in die von Dir erwünschte Richtung, in vollem Vertrauen darauf, dass jeder Schritt sich Deiner Kondition anpasst, setzt und dann aus dem großen Berg ein kleiner Hügel wird, der ganz gut überschaubar ist. Amen.

Es sprachen die Geistwesen Manuel und Samuel in einer Stimme.

Schlaflosigkeit
– Schlafstörungen –

In der Ruhe liegt die Kraft. Das wussten bereits die alten Götter und die Gelehrten. Doch warum windest Du Dich tags und nachts und kannst Dein Haupt nicht in den Schlaf wiegen? Die innere Unruhe in Dir schafft dem Zweifel großen Raum und Macht. Dabei solltest Du in spielerischer Leichtigkeit den Aufgaben, die Du Dir selbst gestellt hast, freudvoll begegnen. Sinniere nicht allzu sehr über die Möglichkeiten, Rollenverteilungen, Abschweifungen, Unsicherheiten, Unzuverlässigkeiten, Ungereimtheiten und hypothetischen Möglichkeiten eines Ausgangs. Es bringt Dich in Deinen Entscheidungen nicht weiter. Es hemmt Dich, wahrlich großartige Entscheidungen treffen zu können. Entscheidungen trifft man in allererster Linie mit dem Herzen. Nur die mit dem Herzen getroffenen Wahrheiten stimmen Dich ein auf Deine Ursubstanz, die wieder zur Geltung kommen möchte. Wie sollst Du mit Deinem kleinen Verstand überhaupt die genialen Verstrickungen und Zufälle ergründen können, die das Leben für Dich bereithält? Es gibt kein "Schema F", das man wirklich umsetzen kann. Vielleicht bei den Alltagsangelegenheiten ist ein solches angesagt; selbst wenn Du Dich darauf einlässt, kannst Du Dich leiten lassen und einmal alles anders machen. Es steht Dir offen, meine Worte für skandalös zu halten, aber ich spreche Dir aus der Seele. Die Seele möchte auf spielerische Art und Weise die Welt entdecken. Wir sind nicht da, um über unsinnige Dinge uns den Kopf zu zerbrechen oder sogar über letztlich unbeeinflussbare Dinge uns die Nacht zu verkürzen. Du kannst manche Dinge nicht durchs Denken und Sinnieren abändern. Kannst Du überhaupt abschätzen, was wirklich Dir dienlich ist? Willst Du das Große und Ganze mit Deinem Verstand begreifen, wo besser fühlen angesagt ist? Das Herz soll geschult werden sich bemerkbar zu machen, indem Du Dich darin übst, Dich leiten zu lassen. Sieh auf die Zeichen; sie werden Dich besser leiten als der Verstand es je zuvor imstande war. Gehe in die Stille und vergönne Dir einen ausgleichenden ruhigen Schlaf. Das ist doch letztlich das, was Dir fehlt und was Du erreichen möchtest. Deshalb lass Dich nicht davon ablenken und lenke Deine Aufmerksamkeit nicht auf den Mangel, sondern erfreue Dich der schönen Stunden und Minuten, in denen Du Kraft tanken kannst, damit Dein Geist und Dein Körper wieder genährt werden. Lenke Deine Aufmerksamkeit von den trüben und angsteinflößenden Gedanken ab und beschäftige Dich ganz alleine nur mit Deiner Entspannung und vergönn Dir jede Sekunde. Du hast es Dir verdient, Dein Haupt in Sicherheit zu legen. Denn Du bist ein Kind Gottes. So kannst Du am nächsten Tag erwachen und den wahren Meister in Deiner Kraft finden. Geh mit offenen Augen durch den Tag und erfreue Dich der zahlreichen Hilfestellungen, die Dir gereicht werden, wenn Du diese für Dich annehmen möchtest. Sie werden Dir gereicht, damit Du Dich optimal weiterentwickeln kannst. Bedenke, Du kannst das Rad der Evolution nicht abändern. Du möchtest gewisse Erfahrungen machen. Behindere Dich nicht selbst daran. Die Angst vor Deiner vermeintlichen Machtlosigkeit gegenüber Deinem Leben soll schwinden, wenn Du Dich am Abend vertrauensvoll an Deine geistigen Führer wendest und Ihnen den Auftrag gibst, Deine hinderlichen Gedanken reinzuwaschen und Dich am nächsten Tag optimal durch den Tag zu begleiten. Fange den neuen Tag ganz bewusst und in voller Hingabe zu Dir selbst an. Haste Dich nicht, sondern freue Dich schon in der Früh über die neuen Chancen, den Tag wieder ganz neu gestalten zu können.

Jeder Tag ist ein Universum in sich und in jeder Nacht wird korrigiert, wenn Du es zulässt und Du Dich in die schützenden Hände des höheren Geistes übergibst und Dich nur auf das Wohlfühlen konzentrierst. Sonst sollst Du nur aus dem Herzen lieben und leben. Das ist Deine Aufgabe hier auf Erden. Vergiss dass nicht, wenn Du Dich mal wieder in der Nacht mit quälenden Gedanken herumschlägst. Verzichte auf ihre Anwesenheit und lasse sie in Liebe gehen. Nur so können sie erlöst werden und als wohltuende Gedanken wiederkehren. Vergiss das nicht. So sei es und freu Dich auf einen erholsamen Schlaf heute Nacht. Er sei Dir von allen vergönnt. Amen.

Es sprachen die Geistwesen Manuel und Samuel in einer Stimme.

Schlaganfall
– Gehirnschlag –

Es ist ein absolut erstzunehmender Hinweis aus der geistigen Welt, dass Du Deine Einstellung zum Geben und Nehmen überprüfen solltest. Wenn Du einen Schlaganfall erlitten hast, solltest Du Dir wirklich die Muße und die Zeit nehmen, Dich mit Deinen Bedürfnissen und nicht mit den Bedürfnissen der anderen auseinanderzusetzen. Wie vieler Hinweise bedarf es noch, dass Du nun endlich auf Dein Herz hörst und Deine Bedürfnisse vor denen des anderen gehen? Wie viele Hinweise hast Du überhört, sodass wir zu weit drastischeren Mittel als zuvor greifen mussten. Es ist Deine letzte Chance für Dich, die für Dich wichtigste Lektion zu lernen, die es in Deinem Leben zu lösen gibt. Sag mal ganz ehrlich: Bist Du wirklich glücklich mit dem, was Du bis jetzt erschaffen hast? Hättest Du Dir vielleicht andere Ziele gesteckt, wenn Du gekonnt hättest? Waren es nicht einst die Träume, die Du aufgegeben hast, des Friedens Willen, für den Frieden im Außen? Hast Du Dir wirklich den Verlauf Deines Lebens so vorgestellt? Wo sind Deine Träume, Deine Ideale geblieben? Hast Du sie zum Wohle der anderen und der Gesellschaft aufgegeben? Für was? Für wen? Und hat Dich diese Aufgabe wirklich glücklicher gemacht? Hat die Aufgabe Dir in letzter Konsequenz wirklich gedient, oder hast Du Deine Individualität und Deine Schöpferkraft dadurch aufgegeben? Warum musstest Du diese Schöpferkraft aufgeben? Für wen war diese Abgabe dienlich? Wäre vielleicht auch die Umsetzung möglich gewesen, ohne dabei jemandem zu schaden, oder Deine "Verantwortung", die Du einst für einen anderen Menschen eingegangen bist, aufzugeben? Oder besser gesagt: Hätte es vielleicht doch einen Weg gegeben, aus dem Vollen zu schöpfen und das allgemeine Wohl miteinzubeziehen, ohne Deine Ideale aufzugeben? Die Menschen leben in Gemeinschaft, sie brauchen sich, auch um zu wachsen und um sich gegenseitig zu unterstützen, die Lernerfahrungen, die es hier zu bewältigen gibt, erst zu ermöglichen. Jedoch hast Du Dein einzigartiges Leben, das nicht mehr wiederholbar ist in dieser Konstellation, geopfert, weil Du glaubtest, Du müsstest für andere funktionieren und deren Leben erleichtern. Wer hat Dein Leben erleichtert? Diejenigen, die von Dir den Tribut gezollt haben? Wirklich die? Sie waren Dir wahrlich ein guter Spiegel, die Einzigartigkeit Deiner Persönlichkeit überhaupt erst wahrzunehmen und das Schöne, das es in dieser Welt zu ergründen gibt, wirklich erst schätzen und lieben zu lernen. Wo viel Schatten, da auch viel Licht – und es waren immer die Engel, die geschickt worden sind, damit Du die Einzigartigkeit und den Wohlstand hier auf Erden wirklich erst zu schätzen lernen kannst. Wie hättest du überhaupt Deine Träume lieben können, hätten sich nicht ein paar Widerstände hier ergeben, die Deine Beharrlichkeit aus Dir hervorlocken hätten können, damit Du lernen kannst in absoluter Liebe das umzusetzen, was in Deinem Herzen von jeher schon angelegt worden ist? Du jedoch hast Dich von den Äußerlichkeiten so ablenken und beherrschen lassen, dass die Ohnmacht, die Du die ganze Zeit schon verspürt hast, sich auf körperlicher Ebene gezeigt hat. Es soll nun ein anderer Weg eingeschlagen werden. Deiner. Ein freier – ein dynamischer –, zum Wohle aller, die an Dein Bett kamen, um Dir Trost zu spenden. Sie sind Deine Engel. Ergreife Deine Chance jetzt, Dein Leben nach Deinen Vorstellungen zu gestalten. Zum Wohle aller – auch zu Deinem Wohl. Vergiss das nicht. Amen.

Es sprachen die drei Weisen, die stets da sind, um Dich zu unterstützen. Amen.

Schnarchen
– Rhonchopathie –

Das Schnarchen symbolisiert das Abnabeln von der Umwelt. Mit dem Schnarchen grenze ich mich gegenüber denen ab. Was ist geschehen, dass Du Dich von Deinen Mitmenschen abgrenzen musst? Warum musst Du Dich denen entziehen? Steht eine Angst hinter der Abgrenzung? Bist Du Dir Deiner Stellung im System nicht sicher? Musst Du Dir überhaupt Deiner Stellung bewusst sein? Was nützt es Dir zu wissen, wo Du stehst? Soll das Wissen Dich vor Unrat schützen? Ist es nicht letztlich egal, wie die Würfel gefallen sind? Wiege Dich in Sicherheit in den menschlichen Beziehungen; sie sind letztlich Erfüllungsgehilfen für Dein Weiterkommen. Sie sind, egal was sie Dir auch immer spiegeln und vorspielen, wahre Lehrmeister, damit Du Deine Dir gestellten Aufgaben erfüllen kannst. Also warum haderst Du noch? Warum machst Du Dich von Deinem Umfeld so abhängig? Sind wir doch alle Eins und somit untrennbar miteinander verbunden. Nicht getrennt, wie es in dieser Dimension wahrgenommen wird. Wiege Dich in Sicherheit und das nervtötende Schnarchen kann aufhören und somit können Deine Liebsten auch wieder näher rücken. Oder besteht Bedarf, die Bindungen zu trennen? So tue das auch. Du bist gesegnet auf all Deinen Wegen, egal wie Du Dich auch letztendlich entscheidest. Du seist gesegnet in Deinen zwischenmenschlichen Beziehungen, wenn Du endlich lernst, sie nicht überdimensional groß werden zu lassen, das heißt, die Wertigkeit und Schwere der

Zwischenmenschlichkeit all zu groß werden zu lassen. Seien sie auch noch so verworren, sind sie letztendlich da, Dich weiter zu bringen, damit Du in ihnen den Wert, den Du anstrebst, erkennen kannst und ihn zu lieben, alles so zu lieben; denn es ist von Dir gewollt, herbeigesehnt. Alles, auch die dunklen Stunden, hast Du erschaffen, damit Wachstum vorangetrieben wird. Dazu brauchst Du Schauspieler, die sich für Dich zur Verfügung gestellt haben, damit Du ins Erkennen kommen kannst. Bedenke auch: Du hast Dich für andere zur Verfügung gestellt, als Komparse, damit sie erkennen können ihren Wert, ihre Themen und ihre Schwächen. Du dienst ihnen, so wie Du ihnen auf grandiose Art und Weise dienst. Lass dich emotional nicht so tief verstricken. Nimm alles als Spiel und als Lehre, sie haben nicht Macht über Dich, außer Du gibst ihnen die Macht, und sie werden gehorchen, was Du von ihnen forderst. So einfach ist das Spiel. Siehe die Trennung durch das Schnarchen als Trennung zu Dir selber, die Du aufheben und in Liebe zu Dir und anderen transformieren solltest. Es ist nun alles gesagt und getan und vergönne Dir einen Schlaf, ohne Deine Nachbarn durch Deine durchdringenden Geräusche zu vergraulen; sie sind Dein Spiegel, der Dir den Weg ins Licht zeigen und in die Unabhängigkeit geleiten soll. Amen. So sei es.

Es sprachen die Geistwesen Manuel und Samuel in einer Stimme.

Schuppenflechte
– Psoriasis –

Der Schutzpanzer, der über die Jahre und Jahrzehnte errichtet wurde, fängt an zu bröckeln. Das goldene Kleid, das darunter versteckt ist, soll nun endlich zum Vorschein kommen. So lange hast Du Deine innere und äußere Schönheit versteckt unter Groll, Selbstzweifel und Unterdrückung. Das Leuchten soll Dich erheben und Dir vertraut und innig werden. Denn alles ist aus Licht und soll wieder dorthin zurückkehren. Aufgrund der Scham über diese Schönheit hast Du Dich unter einem dicken Keratin-Panzer, ähnlich der einer Schildkröte versteckt, die sich bei jeder kleinsten Veränderung ihres gewohnten Umfeldes in ihren Panzer zurückzieht und manchmal vergisst, den Kopf nach ausgestandener Gefahr wieder herauszustrecken, um die neuen Sonnenstrahlen, die durch die Veränderung eine neue Qualität haben, zu erhaschen und sie aufzunehmen. Vergiss Deinen Panzer und konzentriere Dich lieber auf das Sein und nicht auf den Rückzug. Er bringt Dich weit weg von Deinem Weg, den Du Dir ausgesucht hast zu gehen. Der Panzer soll brechen in all der Zuversicht und in all der Achtung Deiner Ängste und Bedenken. Sie haben einen Teil Deines Weges begleitet und können nun nach und nach Platz machen für Dein neues befreites Wesen. Vertraue auf Deine innere und äußere Schönheit. Sie soll gepflegt und geliebt werden; ersichtlich für jeden, der Deinen Weg kreuzt. Er darf sich an Dir erfreuen und sich inspirieren lassen, denselben wagemutigen

Schritt in die körperliche und geistige Freiheit zu machen; als freier Mensch, der das Sonnenlicht sehen und das wunderschöne Licht absorbieren und zu gleichen Teilen reflektieren darf. Es steht in Deiner Macht, Deine Bedenken über das vermeintliche Übel abzustreifen und in Zuversicht und Selbstverständlichkeit Dein Ich zu präsentieren und es zu genießen, von anderen Wesen gesehen und geliebt zu werden. Du bist es wert, ganz zärtlich in den Arm genommen zu werden. Egal von wem – und sei es vom ältesten Rat und Herrscher. Du sollst Deine Körperlichkeit und die damit einhergehende Zärtlichkeit in vollen Zügen genießen. Die Sexualität steht nicht dabei im Vordergrund. Alle Menschen wollen berührt werden, sei es körperlich, seelisch oder geistig. Alle Varianten sind erstrebenswert und dazu da, von innen heraus gekräftigt und genährt zu werden. Wie soll das aber geschehen, wenn Du vor jeder Herausforderung und Chance Dich in Deinem Panzer versteckst und all die Zärtlichkeit und Sinnlichkeit für Dich nicht annehmen kannst? Glaubst Du wirklich, Du hättest sie nicht verdient? Welcher Grund würde das rechtfertigen, dass Du in die Einsamkeit gehen solltest? Abgeschnitten von all dem Gutem, dem lichtvollen, dem nährenden Atem des Lebens. Durch die Zärtlichkeit, die das Leben bereithält, sollst Du genährt werden. Die Sonnenstrahlen sollen Dich erhellen und kitzeln, damit Du in kindlicher Freude die Sinnlichkeiten des Lebens genießen lernen kannst. Gestehe Dir zu, zu diesem sinnlichen Wesen zu werden. Du gibst im Empfangen die Sinnlichkeit und die Zärtlichkeit an Deine Mitmenschen weiter; vergiss es nicht. Man kann auch mit Worten berühren, mit Gesten und Berührungen kannst Du das Innere in Dir und in den Herzen Deiner Mitmenschen erreichen und damit die Chance für Dich und Deine Kinder schaffen, mit der zärtlichen Berührung Gottes vertraut zu werden. Gib dieses Wissen, dieses Erleben an Deine Kinder weiter. Sie werden schauen und staunen, wenn Du es geschafft hast, den Panzer abzustreifen. Sie werden anfangen, Vertrauen in die Nacktheit zu bekommen. Niemand braucht wirklich die

Kleider, die wir einst uns angeschafft haben, um unsere Göttlichkeit zu verdecken. Lebe und liebe die Zärtlichkeit zu Dir selbst. Es wird Dir gereicht werden eine Selbstverständlichkeit Dir gegenüber, zu Deinem Sein und Tun. Lass die Lichter sich über Deinen Schatten erhellen, damit Deine Schönheit von Dir gesehen werden kann, damit sie von Dir voll und ganz zu Dir gehörend angenommen werden kann. So sei es.

Es sprachen die Geistwesen Manuel und Samuel in einer Stimme.

Schwerhörigkeit

Die Ursache muss im Innen und nicht im Außen gefunden werden. Oftmals verlieren sich die Menschen im Hören von offenbar Gesagtem, ohne das Gehörte zu hinterfragen und die Quelle auf deren Richtigkeit hin zu überprüfen. Es gibt jedoch viele Wahrheiten, die es zu ergründen gilt. Alles ist wahr – jedoch, was ist Deine Wahrheit? Hast Du jemals Dich zu Deiner Wahrheit hinbewegt oder hast Du nur das Geschwätz von außen als richtig und wahr erachtet? Hast Du nie auf Deine Gefühle und Deine innere Stimme, Dein Bauchgefühl gehört, um auf die für Dich richtige Annahme zu kommen, zu Deiner Wahrheit und gleichzeitig Deiner Freiheit? Es steht Dir offen, das zu glauben, was Du möchtest, jedoch hinterfrage stets alles, was Du hörst, ob es mit Deinem Herzen im Einklang schlägt, ob sich Dein ganzes Sein mit dieser Wahrheit identifizieren kann, oder ob es vielleicht für Dich andere, heilsamere Wege als jene gibt, die Du bis jetzt ungefiltert für Dich als wahr befunden hast. Höre auf Deine innere Stimme. Sie ist in letzter Zeit viel zu kurz gekommen. Du hast viel lieber die Verantwortung und die Entscheidungen in fremde Hände gegeben, weil Du glaubtest, sie können für Dich Deine Wahrheit finden. Deine Wahrheit für Dein Leben kannst nur Du ganz alleine für Dich finden. Diese Bürde kann Dir niemand abnehmen, denn sie ist es, die Dich zu dem geformt hat, damit Deine Einzigartigkeit und das warme Licht, was in Dir lodert, nun endlich zum Vorschein kommen können. Lasse Dich voll und ganz auf Deine innere

Stimme ein, die Dir den Weg zu Deiner persönlichen Glückseligkeit zeigen wird. Niemand anderes kann wirklich wissen, was für Dich gut und richtig ist. Und wenn es für Dich wichtig ist, Dich dreimal morgens im Kreis zu drehen, um den Stuhlgang anzukurbeln, dann tue es und höre einfach auf die Signale, die Dir zugesandt werden von höchster Stelle. Höre zu und setze um, was Du fühlst, und hinterfrage stets mit Deinem Bauchgefühl, ob nun das Gesagte für Dich stimmig ist. Wenn Du ein Unbehagen verspürst, dann handele angemessen und lass Dich von anderen nicht für dumm verkaufen und Deine Autorität unterwandern. Du bist der Maßstab für Dich selbst und Dein Bauchgefühl leitet Dich immerwährend, auch wenn Du das Gefühl ablehnst: Du wirst immer geführt sein. Wenn Du hinhören würdest, könnte Dein Lebensweg manchmal weniger steinig sein und direkter zum Ziel führen. Höre hin auf das Unbehagen, wenn eine Situation für Dich nicht stimmig ist und auf das Glücksgefühl, wenn Du zupacken sollst. Höre hin und lass die Außengeräusche, die Du bis jetzt als wichtig und richtig erachtet hast, beiseite. Nehme die Außengeräusche nur wahr und lass sie durch Deinen inneren Filter passieren und verwende das Außen als Inspiration. Lasse Dein inneres Wahrnehmen wachsen, damit das äußere Wahrnehmen von Geräuschen wieder seinen Platz einnehmen kann. Dann kannst Du auch wieder lernen, die angenehmen Dinge, die das äußere Hören mit sich bringt, wieder voll und ganz zu genießen, weil Du gelernt hast, das Außen zu hinterfragen und Dir Deine eigene Wahrheit zu erschaffen und nach ihr zu leben.

Eins kann ich Dir auf diesem Weg noch mitgeben: Es gibt nicht die eine Wahrheit. Hör hin; es gibt immer mehrere Möglichkeiten. Und keine ist besser als die andere, sondern einfach nur anders. Du jedoch kannst Dir Dein Gemälde so erschaffen, dass Du es am Lebensabend voller Freude und Ehrerbietung über die durch Dich entstandene Schönheit und Vielfalt bewundern kannst und somit andere beflügelst, selbst Meister und Lehrer ihres eigenen Lebens zu werden.

Namaste – und hör nur auf Dein Gefühl. Es liefert Dir immer die harmonischste Farbkomposition für Dein Werk. Amen.

Es sprachen die Geistwesen Manuel und Samuel in einer Stimme.

Sehkrankheiten

– Augenkrankheiten –

Es ist Zeit, dass angedacht wird das Treffen der Runen[61], um nicht zu entgleiten in den Schlaf, der Dich ummantelt, wenn Du nicht aufpasst und Dich davonschleichst. Denn Du bist in manchen Dingen feige; feige, Dich zu stellen des Meisters Ehr' und dessen Gefährten. Nimm die Brille ab und sehe in das Angesicht des Schöpfers und hadere nicht. Es geschieht Dir dabei nichts. Du wirst sehen des Abends und des Morgens Tau, Du wirst sehen die Schönheit der Gestalt, die Dich übermannt und einnimmt, denn du bist ganz und gar im Fluss, der Dich zu mir gebracht hat, um zu glauben an des Gottes Boot und Fähre.

Nimm die Brille ab und vertraue dem Bild, was Dir geboten ist, und nimm es mit Deinen Zellen in Dir auf. Hab keine Angst davor, es kann nicht schaden, es kann Dich nicht brechen von des Glanzes und der Ehr', die Dir gegenübergebracht wird. Und es ist nun still und leise geworden, denn Du hast erkannt, dass

---

61) ALFONS: Hier hat der verwendete Kurz-Begriff "Rune" eine weitergehende Bedeutung. Denn wir meinen hier die Zusammenkunft der Runenmeister, die das Runen-Orakel durchführen, die Runen befragen und es den Menschen so ermöglichen, der Routine der Gewohnheit zu entgehen und die Fesseln der Bedingtheit und die Zwänge des Verstandes zu hinterfragen und zu transformieren.

Sehkrankheiten (Augenkrankheiten)

Du es bist, der sich hat verschleiert vor des Glanzes neuem Schein. Du bist es, der sich abgeschnitten und versteckt hat wie ein kleines Kind, was sich fürchtet vor der bösen Monster Macht. Sei in Deiner Mitte und gehe mit im Fluss des Lebens und der Liebe, die Dir immer schon gegenüber gebracht worden ist und stell dies nicht infrage.

Das Infrage-Stellen grenzt Dich ab zu der Vollkommenheit, die Dich umgibt und Dich einhüllen möchte. Nimm den Schleier von Deinen Augen und du wirst gesunden, so wahr Gott ist und Dich die Engel tragen in die uferlose Welt, die Dir zugetragen wurde und Du diese nicht erhaschen konntest, da Du Dir viel zu sehr mit Kleinigkeiten und Unzulänglichkeiten die Sinne vernebeln hast lassen. Entferne den Schleier und sehe, was Du zuvor nicht sehen konntest oder wolltest.

Stimmt es Dich nun ein auf ein anderes Sehen der Dinge? Wie ist es denn zu sehen die Liebe, die Dir entgegengebracht werden möchte? Sind Deine Sinne immer noch vernebelt oder kannst Du nun sehen? Ich kann Dir helfen den Schleier zu lüften; den Willen dazu musst aber Du alleine aufbringen – und es wird geschehen über Nacht, indem die Engel Dich umkreisen und leise und liebevoll Dich in den Arm nehmen, um Dich zu liebkosen und Dich zu beschützen vor der Angst, die Dich noch umgibt; die Angst, Du könntest das Licht erkennen, was Dich umgibt und zu Dir kommen möchte. Wenn Du das möchtest, so stimme Dich ein und vertraue. Vertraue in Deine Intuition voll und ganz. Hast Du vergessen, dass auch Du ein Seher und Schamane bist und immer warst? Wusstest Du das? Nimm es an und hadere nicht. Der Weg, den Du gehen solltest, ist dir schon bereits vor Jahren geebnet und führt Dich zur vollkommenen Hingabe an die göttliche Dreieinigkeit und lässt Dich schwinden an Zweifeln und Ängsten, die Dich einst angehalten haben von des göttlichen Stromes und der Eintracht mit dem Geist, der zu Dir kommen will, um Dich zu umschmeicheln und Dir zu dienen, wenn Du es zulässt.

Es liegt in Deiner Hand – wir unterstützen Dich liebevoll jederzeit. Spüre es und vertraue ganz darauf. Du bist ein Kind Gottes und des Jesias' Messias[62]. Stell Dein Licht nicht unter den Scheffel. Es soll gesunden das Licht, was nicht zu Dir durchdringen konnte. Es wird Dich verzaubern und Dich beglücken, denn das ist der Stoff, aus dem wir alle gemacht sind und zu dem wir zurückkehren, wenn der Tag gekommen ist und wir das Kleid der Vergänglichkeit abstreifen und das Licht mit ganz anderen Augen annehmen, wie Du es im Moment möchtest. Es ist nun deine Chance, jetzt schon das Licht sehen zu können auf Gottes Erden und Mutter Erden. Es soll für Dich bestimmt sein, dass du siehst, was andere nicht sehen können. Nimm es an. Es liegt ganz an Dir, das Licht anzunehmen. Lebe es, und Du wirst gesunden. So sei es und ward immerwährend, seitdem die Welt ward erschaffen. Hosanna, es sei getan und getragen, so wie im Himmel, so wie auch hier auf der Erde. Sei eingestimmt und froh. Es sei ein Weg und Dein Schicksal, zu sehen, was andere nicht zu sehen vermögen. Das ist Dein Job für Dich und Deine Mitmenschen, zu sehen und liebevoll das Licht Gottes unter die Menschheit zu bringen. So sei es und nicht anders.

Es sprach das Geistwesen Manuel.

---

62) KALEA: Für alle, de nicht so bibelfest sind: Jesias (Isaias) ist ein Prophet, der den Messias vorher gesagt hatte und dafür den Martyrer-Tod fand. Man zersägte ihn. Soweit mein Recherche-Ergebnis.

Skoliose
– Seitabweichung der Wirbelsäule –

Nahtod der Zeit. Die Sinnlosigkeit des Daseins und der Endlichkeit – die absolute Fülle im Geben, aber im Erhalten eine totale Blockade. Das Hier und Jetzt soll mehr gefeiert werden und in den Vordergrund gerückt werden. Wie oft wurde darüber sinniert, wie schlecht doch die Welt und die untergebenen Gefühle dargestellt werden. So oft wurde darüber geklagt, wie herrlich doch ein Leben ohne den Schmerz wäre. Aber warum wurde kein anderer Weg gewählt, wo doch jederzeit die Option offensteht, einen anderen Weg zu wählen? Warum wurden so viel Bürde und Wehklagen auf sich genommen auf dem Weg, anstatt sich an anderen Dingen zu erfreuen? Es ist nur ein Gedanke, der trennt, und eine Handlung, die wieder alles ins Lot bringen könnte; doch etwas hindert Dich daran, diese Fülle, die das Leben bereit hält, anzunehmen und zu lehren und zu leben. Dich drückt ein unbändiger Wissenshunger, der Dich in manchen Situationen einschränkt. Nichts kann ergründet werden, wenn es nicht mit dem Herzen im Einklang schwingt. Nichts kann erforscht werden, da wir uns in einem Hologramm befinden und das Außen nur Abbild dessen ist, was wir uns vorstellen. Die Wirklichkeit erschafft jeder für sich selbst und es gibt keine absolute Wahrheit. Warum also sich darüber den Kopf zerbrechen, anstatt das Leben zu lieben und im Einklang mit dem Herzen zu leben? Diese Einstellung lähmt Dich und bringt Dich ins Ungleichgewicht. Dies soll Dich schützen vor dem Gedanken, nicht zur Ruhe zu kommen, so soll der Schmerz Deine Gedanken lähmen und Dich an einer anderen Stelle packen.

Die Veränderung in Deinem Wachstum ist gewollt, damit Du Dich Deiner Unzulänglichkeit bewusst wirst und Dich mit anderen Dingen beschäftigst, anstatt nur mit dem Sinnieren über ungelegte Eier, die Dich vom wahren Leben fernhalten. Beschäftige Dich lieber mit Dir selbst, anstatt über das Leid der anderen zu wehklagen. Beschäftige Dich lieber mit dem Sinn und Unsinn, auf spielerische Weise mit Deinem Leben – da hast Du genug zu tun. Und bitte hör endlich auf, das Wehklagen in den Vordergrund zu stellen. Es steht Dir nicht und die Erfahrung, die Du auf dieser Erde machen solltest, gerät total in den Hintergrund. Versuche wieder das Leben voll und ganz anzunehmen und zu begrüßen wie einen alten Freund, der das Gehen noch nicht verlernt hat. Du wirst Dich wieder normal bewegen können, wenn Du die Einschränkungen zum Leben selbst beiseiteschiebst und Dich wieder mit den sinnstiftenden Gedanken umgibst. Lass die alten Gedanken ziehen und verabschiede Dich feierlich von Ihnen. Sie haben Dir eine ganze Weile lang gedient und benötigen Klärung und Auferstehung in eine andere Dimension. Bitte Deine geistige Welt, zu Dir zu sprechen, damit Du gewarnt wirst, wenn Deine Gedanken wieder ins Negative abschweifen und sie Dir somit Dein schönes Leben vermiesen. Das Leben sollte wieder beweglicher werden und nicht so starr wie Deine Gedanken. Erlöse Dich selbst von dieser Starrheit, indem Du, wie ein kleines Kind, wieder die angenehmen Gerüche und Klänge kindlich wahrnimmst, ohne zu hinterfragen, ob diese Tonfolge stimmt.

Es ist Deine Interpretation von Harmonien und nicht deren, die Du beachten solltest. Nimm auch bewusst die schiefen Töne auf in Dein Repertoire und heiße jene willkommen, die Du zuvor abgelehnt hast. Befreie Dich von alten Dogmen und lasse Dich im Strom treiben wie ein Blatt, das nun die Freiheit erlangt hat, indem es sich vom Ursprung getrennt hat, um eine wunderbare

Reise ins Ungewisse zu machen. Doch vergiss nicht: Der Baum weiß um die Windungen des Baches, dessen Verlauf Du ausgesetzt bist. Es vergehen Jahre, bis Du wieder zum Baum wirst und diese Höhen wieder erreichst. Du wirst den Fluss sehen, in dem Du geschwommen bist, manchmal mit Angst und manchmal mit einer übertriebenen Furcht vor dem Leben. Doch erinnere Dich: Du bist nicht untergegangen, sondern bist gestrandet und wurdest wieder zum Urstoff, aus dem Du gekommen bist, von einem Mal zum anderen. Und wieder hast Du Dich auf die Reise begeben flussabwärts, ohne zu wissen, wohin Deine Reise endet. Aber alle die Ausflüge hatten eines gemein: Der Baum, von dem Du stammst, hat immer über Dich gewacht und hat die Biegungen gesehen, schon von Weitem; er hat die Erdgeister und die anderen Naturgeister um Hilfe gebeten, Dir den Weg zu offenbaren, den Du nicht mehr in Deinem Blickfeld hattest. Und geworden ist eine Erfahrung, die Dich sicherlich geprägt hat, doch lasse Dich in Leichtigkeit wieder fallen. Es wird über Dich gewacht und es ist für Dich gesorgt. Schiebe Deine kruden Gedanken beiseite und konzentriere Dich lieber wieder auf das leichte Leben, das Spaß und Freude bringt, und lass die Beweglichkeit in Deinen Gedanken wieder zu.

Amen – so sei es.

Es sprachen die Geistwesen Manuel, Samuel und Kalea mit einer Stimme.

Steine
– Gallensteine/Nierensteine –

Der Zugang zum Göttlichen, zur eigenen Göttlichkeit ist verstopft, indem die Flüssigkeiten, die das Leben nähren und reinigen, einfach an ihrem Durchfluss gehindert werden. Der Durchfluss des Göttlichen wird durch massive alte Glaubensmuster, die Du vor Langem aufgebaut hast, versperrt. Es sind schon viele Hinweise aus der geistigen Welt zu Dir durchgedrungen, dass es nun endlich einer Auflösung dieser Blockade bedarf, aber Du hast nicht hingehört. Du hast Dich viel lieber mit belanglosen Dingen beschäftigt und Dich dadurch von Deiner inneren Stimme, die teilweise schon sehr eindringlich reagiert hat, abgelenkt. Warum hast Du Dich von Deiner eigenen Stimme ablenken lassen? Glaubst Du, Du könntest durch nichthören die unerlösten Dinge zum Abschluss bringen? Jeder Stein steht für einen ungelösten Glaubenssatz, der nun endlich von Dir erkannt werden möchte. Schau hin und überhöre nicht sein Flehen nach Erlösung. Er hat sich Deiner erbarmt, indem er sich zur Verfügung gestellt hat, damit Du lernen kannst, Deiner Göttlichkeit Herr zu werden. Die Einschränkungen haben Dich davor bewahrt, göttlich zu wirken und Dich auch so zu fühlen. Nun ist der Zeitpunkt gekommen, Dir die ganzen Einschränkungen anzusehen und sie liebevoll anzunehmen. Nimm sie in all Deiner Liebe so an, als wären es Deine Kinder, so liebevoll und ohne Bedingung. Ankämpfen und ignorieren hat noch niemandem geholfen, diese Einschränkungen loszuwerden. Das Wegschauen und dagegen

Ankämpfen und Resignieren bewirkt nur, dass sich diese Glaubenssätze verstärken und erstarren wie ein Stein, der den Durchfluss des Göttlichen stört. Wer hindert Dich dabei, in all der Ruhe, wie Du eine schöne Blume betrachten kannst, liebevoll Deine selbst erwählten, alten, Dir nicht mehr dienlichen Muster anzusehen, um zu erkennen, dass sie Dir indirekt den göttlichen Fluss, in den Du Dich wieder hineinbewegen kannst, spiegeln?

Damit Du eins wirst mit der unendlichen Liebe, von der Du Dich selbst abgeschnitten hast, indem Du den Gedanken und Gefühlen alter Zeiten nachhängst.

Hast Du jemals hinterfragt, ob die hoch gehaltenen Glaubensmuster der Wahrheit entsprechen, oder hast Du sie, woher auch immer, bedingungslos übernommen?

Wäre es dann auch möglich, diese gegen andere Heil bringende Gedanken und eine lebensspendende Grundeinstellung zu tauschen? Warum fällt es Dir so schwer, die lebensverneinenden Gedanken loszulassen, haben sie doch jahrelang Deinen Weg begleitet? Haben sie ein Wohnrecht bei Dir eingeräumt? Hast Du einen lebenslangen Mietvertrag unterschrieben, oder kannst Du ihnen nun endlich die Unterkunft in Deinem Innersten kündigen? Du bist der Herr über Deine Gedanken und Muster, und nun befreie Dich selbst von den Mustern, die Dir nicht mehr guttun. Überprüfe stets Deine Gedanken auf die Berechtigung, in Deinem Hause zu wohnen. Es ist Deine Entscheidung, ob Du sie nun loslässt oder nicht. Bedenke aber, dass der Fluss des Lebens nur dann wiederhergestellt werden kann, wenn Du der Veränderung und Weiterentwicklung eine Chance gibst, indem Du Deine Erfahrungen eintauschst gegen neue – und die alten Steine, die Dir nun nicht mehr dienlich sind, einfach wegräumst, sodass kein Stein mehr den Durchfluss stört und Du Dir Deiner Göttlichkeit nun gewahr werden kannst. So sei es.

Es sprachen die Geistwesen Manuel und Samuel mit einer Stimme.

Thrombose

Die Ursache für Thrombose ist begründet in der Auseinandersetzung mit den tiefen Gefühlen der Unfreiheit und des immerwährenden Zweifels an der eigenen Selbstbestimmung. All die Jahre, in denen Du Dich eingeengt hast; es sind wertvolle Jahre vergangen, in denen Du Dich hättest in den Künsten der Freiheit üben können. Du bist als ein freier Mensch zur Welt gekommen, und hast Dich doch über die Jahre einschränken und beschränken lassen von den Vorstellungen, die Dir mitgegeben worden sind auf Deinem Weg in Deine Freiheit. Doch jeder Weg erweist sich anders und birgt verschiedene Parameter in sich, die sich untereinander nicht vergleichen lassen. Also vergleiche nicht Dein Leben mit den Parametern eines anderen, sondern vergleiche nur mit dem Herzen und dem Verstand und Du wirst sehen, dass sich Dein Leben nicht mit den anderen vergleichen lässt. Es liegt an Dir, den Weg in Deine Freiheit zu finden. Jeder empfindet Freiheit als etwas ganz anderes und es lässt sich nicht am Außen festlegen. Denn Du sollst die Freiheit im Herzen und im Denken verspüren. Die Fesseln im Außen sind nur Fesseln, wenn Du sie als solche erkennst. Sollten Dich Situationen oder Personen einschränken, bist nur Du es, der den Maßstab dafür setzen kann – und nur Du kannst Dich von diesen Fesseln befreien. Denn es war Deine Entscheidung erst, Dir diese Fesseln anzulegen. Niemand hat Dich darum gebeten, Dir diese Schuhe anzuziehen. Du alleine warst derjenige, der sich von diesen äußeren Einflüssen hat versklaven und einengen lassen. Es ist Deine Herausforderung nun, diese Fesseln abzulegen und Dich von diesen Verpflichtungen und Einschränkungen zu befreien. Denn diese Herausforderung hast Du Dir selbst gestellt, weil Deine Seele sich in kleinen Dingen unfrei und fremdbestimmt gefühlt hat und den Druck nochmals verstärkt hat, damit Du lernst von der ersten Sekunde an, die Freiheit für Dich ganz persönlich anzunehmen. Du glaubst, Dich von den Einschränkungen, die Du Dir erschaffen hast, nicht trennen zu können? Sie sind wie ein Manifest und scheinen wahrlich Dein Leben zu bestimmen. Jedoch liegt es an Dir, Deine Freiheit und somit Deine unbegrenzte Schaffenskraft wieder zu Dir zu holen und Dir nicht von den Einschränkungen Deinen Werdegang diktieren zu lassen. Aber nochmals zur Erinnerung: Die Einschränkungen hast Du Dir selbst erschaffen – und nicht Dein Umfeld. Es ist Dir jederzeit freigestanden, die Situation zu Deinem Besten zu verändern. Es hätte nicht mal übertriebenen Mut gekostet. Vielleicht kennst Du in Deinem Umfeld Menschen, die sich genau dieses Recht herausnehmen, was Du Dir selbst nicht zugestehst. Und es geht doch. Nur Du bist derjenige, der sich sein Gefängnis der Beschränkungen selbst erschaffen hat, vielleicht aus Unwissenheit, vielleicht auch aus der Angst heraus, etwas sonst falsch zu machen. Es gibt nichts, was Du falsch machen könntest. Es gibt nur eine andere Art, Deine Dinge zu gestalten, und es liegt an Dir, welchen Weg Du einschlägst und welchen Weg Du nicht gehen möchtest. Also kreiere Dir Deine Wirklichkeit selbst und gaukle nicht Dir vor, Du wärst unfrei. Die Unfreiheit hast Du Dir selbst erschaffen und kannst somit auch wieder Deine Freiheit erschaffen. Namaste.

Es sprachen die Geistwesen Manuel und Samuel mit einer Stimme.

Tinnitus aurium
– Klingeln der Ohren –

Der leise Ton übertönt die leisen Töne Deiner Seele. Du willst nicht mehr hinhören, was Dir die geistige Welt und somit Dein Andersbewusstsein Dir zu sagen hat. Es ist ein bequemer Weg, Dich von wo anders her bedröhnen und ablenken zu lassen, anstatt auf das wirklich zu hören, was Dir schon seit jeher bekannt ist. Warum willst Du diese Stimme und deren Ausprägung verdrängen, anstatt nun endlich das anzunehmen, was Du von jeher schon wusstest und Deine innere Stimme Dich wieder daran erinnern möchte? Nimm Abstand von falsch verstandenen Aussagen. Du bist das einzige Kriterium, das die Ausprägungen und Spielregeln für Dein Leben zu definieren hat. Du bist der Ausgangspunkt und die Lehre, die als erstrebenswert gilt, und der Anfang für eine glücklichere Partnerschaft mit den lieben anderen Seelen, die Dich umgeben. Hör auf zu zweifeln über die Ausreden, die das Leben bereithält, und konzentriere Dich auf die Herzensstimme, die Dir jedes Mal lebensspendende und lebensbejahende Impulse vermittelt. Tu sie nicht ab als ein Hirngespinst, als ein Schatten der Untiefen Deiner Seele, die es zu beseitigen gilt. Du bist der Mittelpunkt der Erde und Du willst auch als solcher betrachtet werden. Vergiss die Unwegsamkeit, die einhergeht, wenn Du Dich gegen die allgemeine Meinung stellst. Du bist der Parameter für Dich selbst. Höre ganz genau auf die feinen und leisen Schwingungen Deines Unterbewusstseins und nimm sie endlich als für Dich stimmig und wahr an. Wer sonst soll für Dich die beste Lösung bereitstellen, wenn nicht Dein göttliches Selbst? Wer, wenn nicht Du, kennt am besten Deinen Seelenplan und Deine innersten Bestrebungen, Dich zu verwirklichen im Hier und im Jetzt? Und Du lässt Dich zudröhnen von den Stimmen der anderen, die nichts um Dich wissen. Wie können sie auch wissen, was für Dich stimmig ist, wenn sie nicht in Deinem Gefühl sitzen, um die leisen feinen Töne Deiner Seele wahrzunehmen und danach zu handeln?

Wir wünschen Dir ein erfülltes und achtsames Leben. Ein Leben, in dem Du und Deine Bedürfnisse an erster und nicht an zweiter Stelle stehen, ein Leben, das geprägt ist durch Selbstbeobachtung und Selbstachtung gegenüber den eigenen Bedürfnissen. Wer soll sonst für Dich sorgen, wenn nicht Du? Nun ist genug gesprochen und nun soll das Fühlen der eigenen Flügelschläge erprobt und wieder für Dich entdeckt werden. Breite im Gedanken Deine Flügel aus, damit die feinen Antennen in Dir wieder aktiviert werden. Sie sind dazu da, die feinen Sinne mit Informationen zu versorgen. Sie sind dazu da, die feine Schwingung in Dir wieder zu aktivieren. Lasse diese feinen Schwingungen von höchster Ebene über Dein Herz in Dein feines Gehör fließen und die unausgesprochene Weisheit in Dir berühren. Horche mit der inneren Weisheit ganz genau hin und übergehe diese Worte nicht mit den mächtigen Worten "Ja, aber" und "Ich kann ja nicht".

Vergiss die Verneinung des Lebens und wende Dich endlich zu den Dingen hin, die Dein Herz berühren und Dich wieder mit der unendlichen Quelle des Frohsinns und der inneren Weisheit verbinden – und hör hin, wenn Dir ein Wort gegeben wird. Dieses Wort ist stets wichtig für Dich, hinzuhören, damit die innere Weisheit zu Dir wieder sprechen kann. Amen. Danke, dass Du verstanden hast.

Es sprachen die Geistwesen Manuel und Samuel mit einer Stimme.

Übergewicht

Mein liebes Kind, es sei so, als wären alle, die einst Freunde waren, in der Lage, über das Schicksal eines Menschen zu befinden, obwohl dieser selber in der Lage wäre, das Glück zu schmieden auf seine Art und Weise. Übergewicht ist ein Zeichen für fehlenden Wagemut und Gespür für das, was zuträglich ist für das Gemüt und das Wesen, was in einem steckt und was gehütet und beschützt werden sollte.

Sei wagemutig und gehe den Weg des Helden und des Kriegers, es soll Dir gut ergehen, indem Du Dich ganz zurücknimmst, um zu verweilen im heiligen Schutzraum, der ausgestattet ist mit goldenen Schindeln, um nicht zu weinen und um sich nicht zu bewerfen mit verwerflichen Worten und Gesten. Sei einfach Du und finde in deinem goldenen Käfig das Türchen zu dem, was Du Dir immer schon wünschtest – und vergiss all die Sorgen um das Morgen und das Heute ein wenig und verbirg den Schlüssel ganz und gar alleine für Dich. Alles, was für Dich gut und teuer ist, verberge unter dem Tuch der Geborgenheit, aber vergiss es nicht herauszunehmen, wenn die Stunde der Umsetzung und des Absterbens der alten Gelüste gekommen ist. Gehe unverblümt und voller Zuversicht den Weg, der für Dich bereitet ist. Sieh Dich nicht um, es wird geschehen, was geschehen muss. Aber das trotzige Verhalten, was Du sonst so an den Tag gebracht, wäre empfehlenswert, hinter Dir zu lassen, damit der Morgentau sich erheben kann vom Nachtlager des Vergessens und der Traurigkeit. Stell den Scheffel, der Dir den Weg versperrte einst, beiseite, er wird gereicht den Armen zum Mahle – und der Kelch, aus dem einst Blut und Schweiß vergossen, wird nun erhellt durch die Taten, die durch das neue und einfältige Bewusstsein vollbracht werden, das geschärft ist durch den Geist; es wird Dir zur Seite gestellt, damit Du wandeln kannst ohne Ballast und ganz und gar frei bist in Deinen Gedanken und deinem Handeln.

Lebe Deinen Traum und Dein Gefühl. Es ist an der Zeit, aus dem Kokon zu schlüpfen in ein neues Kleid, das Dir viel besser steht und das Dich glücklich macht, wie einst, als Du gesehen hast den Morgen, ohne Tadel und Vorurteil betrachtend Dein Wesen, was Du einst hast gesendet in diese Welt, damit Du erfahren kannst, was es heißt, Dich voll und ganz zu lieben – auch mit der Unvollkommenheit im Tun und im Sein.

Stelle Dich unter die Lichtdusche und reinige Dich mit dem Schaum der Erkenntnis über die Schönheiten des Seins und achte auf Deine Sinnlichkeit, die Du aufgrund des Verderbens im Geist aufgegeben hast, um Dich nicht an ihr zu reiben und Dich mit ihr zu messen.

Das Insekt, das ich dir einst schickte, ist aus des Teufels Bohne und ohne Sinn für gemeinschaftliches Tun entstanden. Die Fliege, die um Dich summt, sollte nun Dir den Weg bereiten durch ein neues Tor, das ich Dir einst gezeigt habe, durch das Du gehen solltest ohne zu hinterfragen, ob es recht sei, ohne nachzudenken, den richtigen Schritt zu machen durch die neue Türe[63]. Nimm die Last von deinen Hüften und hülle Dich ein mit lieblichen Düften und sinnlichen Freuden. Dafür bist Du da: um zu sehen die Welt durch die Augen der Schönheit und der Sinnlichkeit. Was ist Sinnlichkeit für Dich? Hat Sinnlichkeit einen Platz für Dich in Deinem

---

63) *KALEA: Ich erhalte ein Bild von einem beleibten Menschen, der versucht, durch die Türe durchzugehen, schafft es aber nicht, da er in der Türe stecken bleibt.*

Leben? Verneinung für das Schöne hat Dich dazu gebracht, mit Deinem Körper Orgien zu veranstalten, die Dir nicht guttun. Warum vernachlässigst Du dein Gefühl, das Dir geraten hat, die Körperlichkeit zu leben und nicht zu gehen durch ein Tal von Ignoranz für das, was für Dich zuträglich und verträglich ist? Musst Du Dich verstecken und verhüllen mit Äußerlichkeiten, die es Dir nicht gestatten, Dich zu laben an des Lebens Kraft? Zieh Dir ein neues Kleid an, das Dir besser steht und vergiss, was einst Dich trennt von dem Lebensfluss, der für Dich ein Zeichen ist, dass Du diesem folgen und Dich umschmeicheln lassen solltest mit Lianen; und das Gestrüpp, was Dir im Wege steht, sollst Du reißen und zu Erde machen. So sei es.

Es sprach das Geistwesen Manuel zu Dir.

Vaginalleiden

Die Ursache ist leicht gefunden. Geh zurück zum Ursprung, seit wann Du dieses Leiden hattest. War es vielleicht ein unangenehmes Gefühl, hier in diesem Körper zu verweilen, oder hattest Du vielleicht doch Tendenzen, Dich in einem anderen Körper wohler zu fühlen? Der Weiblichkeit in Deinem Körper ist nicht genug Rechnung getragen worden und Du hast Dich stattdessen viel lieber mit anderen Körpern beschäftigt, als mit Deinem. Er ist Dir einst gegeben worden, damit Du hier auf Erden viel Gutes vollbringen kannst, und dazu zählt auch Dein Sosein als Frau und Mutter. Es ist Dir gegeben worden die Schale, in der Du ein Wesen heranziehen kannst, das Dir ebenbürtig ist und die Reihe der Ahnen fortsetzen kann[64]. Warum sperrst Du Dich selber gegen diese Eigenschaft Deines Körpers, der Dir mitgegeben worden ist, um Gutes unter der Menschheit zu verbreiten? Diese Eigenschaft ist keine Last, sondern eine Tugend, die Dir insbesondere aufgetragen worden ist. Das Gebären und die damit zusammenhängenden Eigenschaften Deines Körpers könnten ganz liebevoll angenommen werden, wenn Du nun endlich die Zweifel und den Ärger über die Geschlechtlichkeit Deines Körpers über Bord wirfst und Du Dich Deiner weiblichen Aufgabe hier auf Erden voll und ganz hingibst.

---

64) KALEA: Ich hab dann auch ein Bild bekommen, dass es ein Problem darstellt, ein Ebenbild des eigenen Körpers herzustellen, weil der eigene Körper abgelehnt wird.

Sie ist Dir gegeben, damit Du die Fleischlichkeit des Lebens voll und ganz auskosten kannst; wie ein guter Wein, der Dir gereicht worden ist zum absoluten Genuss und Hochgefühl. Nimm diesen Genuss in Dein Leben auf. Es ist Dein Recht zu genießen, alles, was Dir an fleischlichen Gelüsten begegnet. Es sei Dir gegeben das allerhöchste Glücksgefühl am Ende einer andauernden Beflügelung der Herzen zweier Menschen, die sich in Ektase und Freizügigkeit treffen, um die für die Inkarnation notwendigen Schritte einzuleiten, damit neues Leben entstehen kann.

Damit ist nicht nur das irdische Leben gemeint, vielmehr handelt es sich um das Leben zweier Menschen, die sich vereinigen, damit das entstehen kann, was einst war und immer noch existiert – und zwar die Gemeinschaft, das EinsSein mit der göttlichen Substanz, die sich geteilt hat, als Du inkarniert bist und diesen weiblichen Körper ausgesucht hast, um die Liebe und den Wohlstand und Reichtum in der Vereinigung beider Seelen zu finden. Die Weiblichkeit wird jedoch von Dir abgelehnt, und somit auch die Vereinigung der Kräfte, die das Universum zusammenhalten. Das weibliche und männliche Prinzip soll hier und jetzt gelebt werden, mit allen dazugehörigen Schwächen und Stärken, damit die Vereinigung im Geiste hier auf Erden geschehen kann und das Leben, so wie es in ferner Zukunft existiert, hier Einklang und Erfahrung finden kann, wenn Du Deine Rolle als weibliches Wesen annimmst und die Vereinigung mit dem männlichen Prinzip kein Problem mehr darstellt. Du fühlst Dich isoliert und möchtest lieber mit Deinem Schmerz alleine dahinvegetieren, anstatt die Geschlechtlichkeit als Torweiser in eine vollkommene Daseinsform zu sehen und auch zu nutzen. Lass Dich voll und ganz auf die Geschlechterrolle ein, und Du wirst genesen; nicht nur körperlich, sondern auch auf Seelenebene, die eigentlich der Heilung bedarf.

Namaste.

Manuel und Samuel sprachen durch das Sprachrohr einer wunderbaren Frau, die diese Zeilen für Dich geschrieben hat. Amen.

Verdauungsprobleme

Die allzeit bereite Danksagung an die Urväter ist gegeben, damit man sich zurückerinnert an die Zeit, zu der noch gesungen und getanzt wurde. Die Freiheit, die damit einhergeht, soll man behüten und schätzen, sowie verherrlichen den Tag, der die Nacht mit sich bringt. Tanzen sollst Du, ohne zu hinterfragen den Sinn dahinter, und genießen den Wein und das Bier, was Dir gereicht wurde, damit Du feiern kannst die Einkehr des Heiligen Geistes auf Erden, die gemacht wurde, damit Du Dich amüsieren kannst und feiern den Tag des Herrn. Genießen sollst Du jeden Tag, denn der Herr hat Dich geschaffen, um Dich fortzubilden in den Künsten und in der Allmacht Gutes zu bewirken durch die Kraft der Freude und der damit einhergehenden Freiheit im Geiste. Und in der unendlichen Laune zu tanzen lösen sich all jene Probleme, die einen Stau verursacht haben, damit wieder der Kreislauf des Lebens kann fließen und das Blut zirkulieren, damit die Freude Dein Herz beflügeln kann und Du mit Leichtigkeit kannst meistern das Leben. Ohne Argwohn und Übelkeit sollst Du den Kelch des Lebens einnehmen, ohne schlechtes Gewissen ein wenig Zeit für die fröhlichen Dinge verwenden, sollst du genießen der Blumen Duft und deren Schönheit. Das Fass ist noch nicht voll[65] und so sorgt Dein Körper dafür, dass Du sehen sollst die Unausgeglichenheit

---

65) *KALEA: Ich bekomme den bildhaften Hinweis: Dein Töpfchen ist nicht voll, Du musst für Dich sorgen.*

des Wesens, damit Du endlich verstehst zu leben, zu lieben und den Wein fließen zu lassen, ohne schlechtes Gewissen über die Konsequenzen danach. Zu leben und zu lieben: Das soll es sein, nach dem Du streben sollst, und nicht nach dem krampfhaften Festhalten von Normen, die Leute aufgestellt haben, die nicht wissen um die Kraft der Leichtigkeit und der Unbeschwertheit, das Leben in vollen Zügen genießen zu können und zu fühlen den unendlichen Wind der Freiheit in Deinem Haar, wenn Du Dich der Leichtigkeit hingibst[66]. Die Fesseln der Unfreiheit wurden Dir gezeigt, damit Du sie hinterfragen kannst, um sie dann zerschellen zu lassen, dass es eine Freude ist. Gib Dich hin. Gib Dich hin dem Weib und der Lust.

Genieße jede Sekunde mit dem, was Dir Freude bereitet, und danke dem Herrn für die Gelegenheit, hier auf Erden das Paradies zu leben.

Es ist in Dir, vergiss es nicht zu leben, denn das zu erkennen ist eine Kunst, die abtrainiert wurde, damit wir alle gleich sind, wie kleine Roboter funktionieren und hab Acht stehen, wenn wir gerufen werden zu gehorchen und zu dienen. Es bietet Schutz so zu leben, weil Deine Kreativität nicht gefordert ist und Du Dich nicht der unbekannten Schönen hingeben musst, ohne zu wissen, wie weit man fallen muss. Dennoch erinnert Dich der Geist täglich daran, dass Du sollst schauen nach der Leichtigkeit und dem Frohsinn, der Dich umgibt und zu Dir kommen mag. Nimm den Druck heraus, verfolge nur Deine Regeln und Vorstellungen, wie Deine Welt funktioniert. Orientiere Dich an den Vögeln, die sich nicht kümmern, was die anderen Vögel machen. Sie singen ihr Lied, wie es ihnen gefällt, ohne sich darum zu scheren, ob es den anderen gefällt. Gemeinsam singen sie ein Lied jedoch, was die Welt entzückt, jeder Einzelne für sich und ganz individuell; gemeinsam ein wahres Symphonieorchester ergibt das Gezwitscher

---

66) KALEA: Bild vom Motorradfahren mit offenen Haaren.

der einzelnen Lieder und bunt ist es geworden in der trostlosen Welt, damit der Morgen anbrechen kann; bunt und ohne Zweifel über die Einzigartigkeit jedes Einzelnen. Genieße den Tag und jede Stunde mit den Tätigkeiten, die Dich erfreuen und Dich beflügeln. Orientiere Dich nicht an den Wünschen und Träumen Deiner Nachbarn, sondern stärke Deine Intuition, das Richtige für Dein Seelenheil zu tun, und tanze, tanze in den Morgen und in den Abend, wie es Dir gefällt und Dir guttut.

Namaste.

Es sprach das Geistwesen Manuel.

Verspannungen

Verspannungen treten auf bei übertriebener Anspannung und Verzweiflung. Der Weg zur wahren Größe und Göttlichkeit wurde versperrt und auf ein niedriges Niveau geschmälert. Doch die Verspannung soll auch symbolisieren, dass Entfaltungspotenzial in Dir steckt. Nimm es positiv. Die Verspannung zeigt Dir an, dass Du dich als großes Wesen, als unendliches Wesen wahrnehmen willst und nun endlich von Dir erkannt werden möchtest. Breite Deine Flügel aus und fliege, wie es die Alten und Weisen schon vor Dir getan haben. Es ist an der Zeit, die unendlich großen Flügel, mit denen Du ausgestattet worden bist, auszubreiten und Dich in die Lüfte zu erheben. Es ist Dein Recht und auch Deine Pflicht, Deine wahre Größe und Macht zu leben. Die Verspannungen sind ein Versuch, Dich einerseits klein zu halten, auf der andern Seite birgt dieser Stau ein enormes Entwicklungspotenzial. Es liegt an Deiner Interpretation dieses Zustandes, daraus für Dich die richtige Schlussfolgerung zu ziehen. Es liegt an Dir, was Du aus dieser Situation machst. Doch die Verspannungen werden bleiben, wenn Du Dich nicht erweiterst und zu Deiner wahren Größe anwächst. Denke immer daran: Eine Verspannung möchte den Überdruck in Dir ausgleichen, den Du erschaffen hast, damit Du hier auf Erden die Anspannung und die Begrenzung erfahren kannst, sowie auch die Erlösung des Karmas und die Aufrichtung im spirituellen Sinne. Es ist Deine Entscheidung, wie lange Du noch in Deinem Kokon verweilen möchtest und Deine wahre Schönheit hinter einem Keratin-panzer verstecken möchtest. Denk aber immer daran: Die Schönheit ist immer vorhanden, egal was Du tust, um sie zu verstecken. Sie möchte wahrgenommen und verstanden werden; sie ist Dein Türöffner, um an die Reichtümer der Seele und des Wohlbefindens zu gelangen. Deine Schönheit möchte gelebt und von Dir geliebt werden. Viel zu lange hast Du Dich klein gemacht und Deine Minderwertigkeit gelebt. Nun ist es an der Zeit, die Wandlung zu einem endlosen und starken Wesen zu vollziehen. Breite Deine Flügel aus und lasse den angestauten Druck raus und sich verflüchtigen. Der graue Nebel wird sich lichten, wenn Du nun endlich Deine wahre Größe als etwas Erbauliches und nicht als etwas Angsteinflößendes empfindest. Die Wahrnehmung Deiner Größe ist eine ganz neue Qualität, die vielleicht in erster Instanz als furchteinflößend und unwirklich erscheint. "Ich und groß? Ich bin doch nur klein und unbedeutend. Die Anlehnung an das Große steht nur den anderen zu, die es auch verdient haben." Denkst Du so? Doch Du bist die Größe in Person, sonst würde es Dich nicht nach Ausdehnung dürsten und Dir die Verspannung die Fehlhaltung Dir gegenüber signalisieren. Nimm Dich voll und ganz an und verzeihe Dir selbst für Deine üblen Gedanken Dir gegenüber. Verzeihe den kränkenden Worten, die Du im Geiste ausgesprochen hast und Dich somit klein und hässlich erklärt hast. Verzeihung ist der erste Schritt zur Heilung. Die Umwandlung soll passieren, indem Du einfach die Verspannung als Parameter, als Coach verwendest, um zu registrieren, wann Du Dein wahres Licht und Deine Größe Dir selbst aberkannt hast. Warum bist Du im Zweifel über die göttliche Führung? Und warum gönnst Du Dir selbst nicht die Pralinen und sprichst sie lieber anderen Personen zu, als Dir selbst? Die Pralinen sind für alle da – auch für Dich. Lebe es vor, damit auch die anderen Menschen bereit dazu sind, die Süße und die Größe anzunehmen. Haderst Du wieder mit Dir, wird Dich die Verspannung wieder daran erinnern, dass Du Einkehr halten und die negativen und destruktiven Gedanken bereinigen sollst. So sei es. Amen.

Es sprachen die Geistwesen Manuel und Samuel mit einer Stimme.

Warzen

– Dornwarzen –

Die Einkehr ins Unterbewusste soll gelingen, wenn du die Aufgaben, die Dir gestellt worden sind, für wichtiger nimmst. Sie sind ein Teil Deines Lebens, sie sind Bestandteil dessen, was Du einst sein sollst und Vorgabe dessen, wohin sich Deine Wünsche entwickeln könnten. Vergiss nicht: Wünsche sind Schäume. Wenn Du wünschst, bist Du weit davon entfernt, das zu erreichen, was Du Dir vorgenommen hast, es umzusetzen und in Besitz zu nehmen. Du weißt, was es heißt, etwas in Besitz zu nehmen? Etwas in Besitz zu nehmen heißt, das ganze Gefühlsleben darauf auszurichten, den Willen und die Kraft zu vereinen, sich mit dieser Materie zu verbinden und die untergeordneten Kräfte, die damit einhergehen, zu umgehen und im Einklang mit dem Besitz zu schwingen, eine Einheit zu bilden und sich davon nicht mehr abbringen zu lassen. Letztendlich ist alles nur Schein oder Schwingung, und alles Erdachte ist nur Illusion; das wussten die alten Götter schon.

Du aber hast es vergessen, wie es ist, etwas richtig in Deinem Leben zu integrieren, es zu fühlen, es zu spüren zwischen Deinen Händen und dann die ganze Welt rund um Dich zu vergessen, zu versinken und zu verschmelzen mit dem Ganzen, was Dich schuf und formte.

Gehe in die Gedanken des Gutes, was Du Dir wünschst, hinterfrage nichts, und es sei Dein. "Der Wunsch nach" soll schwinden und soll sich verwandeln in ein "Ich bin" und "Ich habe". Die

Minderwertigkeit, der Du Dich einst ausgesetzt hast, soll nun schwinden und der Reichtum und die Fülle sollen kommen. Die Fülle kannst Du nur erspüren mit deinem Herzen, und die Sinne werden Dir alles offenbaren, was Du Dir selbst erlaubst. Zu schweben sei da nur die kleinste Kür. Du sollst Dir alles erlauben; alles, was Dir gut und recht erscheint, soll kommen in Dein Leben und all die Zweifel davonschwappen. Sieh Dir nur Deine Makel an: Sie spiegeln Deine Unzulänglichkeit, die Du verspürst tief in Deinem Herzen, die Du nehmen kannst und im heiligen Wasser der Unschuld und Sorglosigkeit waschen sollst.

Fort damit! Es sei nun genug mit dem bemitleidenswerten Geschwätz. Glaubst Du wirklich, es hätte sich jemals wirklich jemand darüber erbarmt? Das Geschwätz hat Dich nur in tiefe Trauer und Minderwertigkeit zu Dir selbst gebracht. Geplagt hat Dich die Hoffnung über den guten Ausgang und die Erfüllung des Nichterreichbaren, denn Du warst es, das musst Du wissen, der Dich weit weg von Ruhm und Segen gebracht hat. Brennen muss selbst der Wunsch nach etwas, denn selig sei die Abwesenheit von allem Guten in Deinem Leben; selbst Dein Körper spiegelt Dir diese Zier wieder. Nimm die Trauer über Deine vermeintliche Minderwertigkeit aus Deinem Repertoire und ersetze sie durch Stärke, Wagemut und Sicherheit. Die Sicherheit, dass Du ein wunderbares Wesen bist, soll Dir ab nun bescheren Reichtum und Fülle, vor allem Fülle im Herzen, denn Dein sei die Welt mit allen Fürstentümern und Schätzen, Dein sei das All und all die von Dir noch unerforschten Ecken des Universums. Zugestehen sollst Du Dir alles, was Dir guttut und Dich erhellt. Zustimmen zu einem erfüllten Leben kannst nur Du, keiner kann es für Dich machen. Wert sollst Du es Dir sein. Denke daran: Ich schickte Dir Engel, und Du erkanntest nur Ihre vermeintlichen Makel, da Du mit ihrer Göttlichkeit nicht umgehen konntest. Du konntest Ihnen nicht in die Augen schauen, sie nicht anlächeln und sie nicht in Deinem Leben willkommen heißen. Warum widersagst Du Deinem eigenen Glück, was vor Deinen Toren auf Dich wartet, von Dir höchst persönlich in Empfange genommen zu werden, ohne Einkehr, einfach so, weil Du es wert bist, den Engeln auf Erden die Türe ganz weit zu öffnen, damit sie mit Dir am Tisch sitzen können und mit Dir vom gleichen Wein trinken können? So sei es und so bleibt es. Nimm diese Worte und gehe Dein Leben neu ausrichten. So sei es, Amen.

Es sprach das Geistwesen Manuel.

Wirbelsäulenprobleme

Es fehlt die Stütze in Deinem Leben, im Herzen und im Gemüt. Die Stabilität ist Dir nun abhandengekommen und Dein Rücken, die Säule, die Dich trägt Dein ganzes Leben lang, ist außer Kontrolle geraten. Was heißt außer Kontrolle geraten? Soll es heißen, dass Du keinen Einfluss mehr auf die Geschehnisse hast, die Dein Leben begleiten? Glaubst Du wirklich, Du könntest alles festhalten und verbissen den Kelch der Unzufriedenheit trinken, ohne dabei auch nur im Ansatz für Dich was Gutes dabei zu tun? Die Härte zu Dir selbst hat Dich in diese Schieflage gebracht und bestärkt Dich nicht dabei, neue Ufer zu erforschen und Dich treiben zu lassen, denn die von Dir erwünschte Stütze ist Dir abhandengekommen. Du hast sie versteckt, verlegt, verloren, oder sonst was. Aktiv hast Du sie weggegeben, da Du sie nicht als wichtig erkannt hast. Die innere Stütze geleitet Dich durchs Leben und hält Dich jung und fidel. Die innere Stütze ist es, die Dich aufschauen lässt, die Dich trägt und Deinen Gang formt. Die Stütze ist es, die Dich vorantreibt, und nicht Deine Beine. Ohne Deine innere Stütze fällt das gesamte Gerüst zusammen und zerfällt in Schutt und Asche. Die innere Stütze gilt es, wieder zu Dir aufzubauen. Der Stolz und die innere Zufriedenheit, die Verlässlichkeit und der innere Glaube an Deine Gabe und Deine Talente richten Dich wieder auf und lassen alte Wunden verblassen. Du brauchst nur an Deine Göttlichkeit, an Deine innere Stütze[67] fest zu glauben, damit Du innerlich Dich aufrichten kannst, um wahre Meisterwerke zu vollbringen. Glaube an Deine Göttlichkeit, an die von Dir gegebene Einheit im Heiligen Geiste und in der Materie, damit sich die innere Haltung auf die äußere übertragen kann. Es ist Dir gestattet zu wachsen und Deine wahre Größe zum Vorschein zu bringen. Gesegnet sei Deine Größe, denn sie verschafft Dir die Gelegenheit, die Göttlichkeit hier auf Erden bereits zu erfahren. Die innere Stütze soll sich nun nach außen wenden und aus Dir eine stolze Frau, einen stolzen Mann machen. Die Kür ist es zu gewinnen, und die anderen dabei wohlwollend an der Seite stehen zu lassen. Genau dieses Verhalten verleiht Dir Deine wahre Größe. Lass Dich nicht von Deinen Mitmenschen ausbremsen, sie wollen nur über Dich triumphieren. Setze Du das Maß der Dinge fest: ganz persönlich für Dich, und lass Dich nicht von anderen zu anderen Taten verleiten, die für Dich nicht bestimmt sind. Diese Dinge sind für die anderen bestimmt und sie sollen sie zu ihrer wahren Größe bringen. Doch Du, betrachte nur Dich. Lasse die Nachbarn das in ihrem Garten anpflanzen, was ihnen schmeckt und guttut. Und Du sähe das Korn an, welches Dir zum größtmöglichen Wachstum verhilft, unabhängig von den Kommentaren der anderen, die vielleicht Deine Arbeit nur schlecht machen wollen, um von ihrer eigenen Hilflosigkeit abzulenken. Also lasse Dich nicht von ihrem eigenen Gefängnis blenden und konzentriere Dich einzig und alleine auf Deinen Plan, den Du schon längst hättest umsetzen können. Nur – was hat Dich davon abgehalten? Zurückhaltung ist keine Kür, sie ist absoluter Wahnsinn, ein Rückschritt im Fortschritt, und den hast Du nicht nötig. Amen.

Es sprachen die Geistwesen Manuel und Samuel mit einer Stimme.

---

67) KALEA: Ich bekomme ein Bild von einer Wendeltreppe, die sich in sich stützt. Ein spitzer hoher Berg, der eine Treppe beinhaltet, an der Du Dich entlanghangeln kannst, um die Spitze des Berges zu erklimmen.

Zahnerkrankungen

Es ist an der Zeit zu erwachen und die unliebsamen Eigenschaften des Lebens vollends zu akzeptieren und nicht zu hinterfragen den Sinn und die Zeit, die mit dem einhergehen. Die allumfassende Liebe und die göttliche Führung sind Dir allzeit zu Hilfe, in unliebsamen Situationen die Mitte zu finden und zu herrschen über die Macht, die einst Dir aus den Händen geglitten ist zu anderen, die damit Schabernack treiben und nicht wollen, dass Du die Verantwortung Dir einverleibst und sie voll ausfüllst. Wie ein Grashalm sollst Du Dich winden im Wind, grazil und elegant sollst Du Dich biegen und Dich dem Strom des Lebens vollends hingeben und Dich schmeicheln an die Gegebenheiten. Der Sinn des Lebens wird erschlossen, wenn Du Dich einlässt auf das gesprochene Wort unter Brüdern und Schwestern, die aus einem Geist sind und die Dir den rechten Weg weisen in der Nacht im Irrgarten, in der Einsamkeit des Seins und des inneren Unfriedens. Du sollst die Türe zu einer neuen Welt Dir ergründen, und suchen sollst Du den Ausweg aus der Gefangenheit der Gefühle und den Gesten des Unwohlseins. Du sollst überwinden die Ängste vor dem übel riechenden Schleim, der damit einhergeht, die Nacht zu verstecken und den Tag zu besiegen; und zu besiegeln einen neuen Tag, der bringen mag neue Chancen und Richtungen, die Du gehen kannst ohne Furcht und ohne Angst. Nimm das Zepter der Entscheidungsfreudigkeit über Dein Leben wieder zurück, und erfreue Dich bester Gesundheit und Frohsinn über die neuen

Gelegenheiten und Perspektiven, die Dir dargeboten werden, damit Du wachsen kannst wie ein Baum; Ring um Ring, Zentimeter für Zentimeter – hoch in den Himmel ragend sollst Du vorangehen und Dich nicht hinterfragen, denn die Fragen werden auf Dich zukommen erst im Tun und nicht in der Untätigkeit. Das Erwachen aus dem Schlaf des Unfriedens über Deine Entschlussfähigkeit soll geleitet sein von Engeln, die Dich unterstützen und Dir helfen, das rechte Maß und das Ziel Dir immer im Bewusstsein zu halten und fördern die Kreativität und die Entschlossenheit, die neuen Pfade der Selbstentwicklung mit Herrlichkeit und Leichtigkeit zu beschreiben, ohne zu hadern, ohne zu weinen über verpasste Gelegenheiten, die dadurch entstanden sind. Nur im Sinn seien es die verpassten Chancen, die Dich haben gehindert an der Umsetzung Deiner Träume; nein – es ist die Unbeweglichkeit im Herzen und in den Gliedern, denn der Tag, an dem Du Dich verantworten musst für Deine Entscheidungen, wird gefürchtet und somit außer Kraft gesetzt – vermeintlich.

Gehe den Weg der Leichtigkeit, der Flügel und des Freigeistes, denn die Welt ist Dir Untertan und Du sollst sie erschaffen, wie Du sie haben möchtest. Sie ist Dein und das Deine soll sich formen nach Deinen Vorstellungen und Deinen Wünschen, die dem Himmel ebenbürtig sind. Der Widerstandes gegen Deine inneren Befürchtungen kann sich in Luft auflösen, wenn Du die Angst vor den Konsequenzen loslässt und Dich bettest in das weiche Bett der Einkehr, der Verliebtheit und in das Geschenk Gottes, das Dir gegeben wurde, einzigartige Wege und manchmal auch Irrwege zu beschreiten, damit der Baum wachsen kann und die Früchte nur so strotzen vor lauter Kraft und Liebhaberei. Die Früchte werden über uns alle kommen. Sie werden erschaffen eine neue Zeit, eine neue Ära, zu der Du eingeladen bist, aktiv mitzuwirken, denn es sind Dein Wille und Deine Entscheidung, die wie ein Motor die Welt antreiben und die Wunden eines Stillstandes verhindern. Sei wie ein kleines Kind und hinterfrage nicht. Handle, und Dir wird Gutes widerfahren; und dargebracht werden soll Dir die ganze Herrlichkeit und der Segen der Götter. Sei Dir allzeit gewiss, denn die Welt wird sich weiter drehen und Du wirst daran nicht teilhaben, wenn Du nicht lernst, Entscheidungen zu fällen. Sie holt Dich ein. Nimm aktiv am Entscheidungsprozess teil und Du wirst herrschen über Dein Leben, und nicht das Leben über Dich.

Namaste – und nimm Dir das zu Herzen.

Es sprach das Geistwesen Manuel zu Dir.

Zeugungsunfähigkeit

Es ist gediegen und beherrscht von einer ungebändigten und ungezähmten Leidenschaft, die erschaffen hat und zerstört aus einer Hand. Das musst Du wissen, dass es allzeit Deine Leidenschaft war, die zerstört hat des Keimes kleinen Samen, denn in allergrößter Not ist es ergangen, dass es ausgelöscht wurde[68], um nicht zu verharren in der Umklammerung der Frau, die man nicht nehmen möchte[69]. Löse Dich vom Gedanken, dass Du es warst, der nicht hinschauen konnte in der Nacht, in der Nacht, in der Du sie nahmst. Du machst Dich verantwortlich dafür, dass Du sie nicht geliebt, als Du sie genommen hattest. Stelle diesen Scheffel beiseite. Es ist auch erlaubt, die Gier und die Wollust zu leben ohne Wiederkehr der Reue und das zu tun, was die Natur erschaffen hat. Es ist Dein Recht, die Triebhaftigkeit zu leben. Du bist und bleibst ein Tier, was sich reproduzieren darf und körperlich sich ergießen muss, damit die Frucht die Welt bevölkert. Auch wenn Du dabei

---

68) *KALEA: Ich bekomme das Bild von einer Petroleumlampe, die von einem Leuchtturmwächter in einem Regenmantel gehalten wird. Ein Sturm und ein Gewitter sind aufgekommen und löschen das Feuer der Petroleumlampe.*

69) *KALEA: Ich sehe ein sinnliches, rundes Weib, verhüllt in Leinenkleidung, und sehe nur Leidenschaftsgefühle mit Abscheu vor Intimität, sehe oder verspüre nur den tierischen Drang und verspüre gleichzeitig Hass und Missbilligung für die Frau, deren Gesicht ich gar nicht wahrnehme, sondern nur die dicken Hüften, die meinen Sexualdrang erwecken und mich zugleich abstoßen.*

nicht die Herrlichkeit gefunden hast, sei Dir gesagt, dass Du Gutes getan hast und Deine Seele sich mit der Mutter abgesprochen hat einst, bevor Du durch den Tunnel des Vergessens geglitten bist, und ihr es für gut befunden habt. Wer bist Du, dass Du urteilst über etwas, was Du nicht verstehst? Muss alles immer der Himmel sein? Gibt es nicht auch ein Unten, wie es ein Oben gibt?

Lasse Deinen Argwohn gehen, nimm die Stellung eines Beobachters ein und schaue Dein Leben mit liebevollen Augen an. Du brauchst Dir nichts vorzuwerfen. Du hast alles richtig gemacht, wie es Dir zu diesem Zeitpunkt möglich war. Und vergiss nicht, Du bist ein Tier, das sich leiblich fortpflanzen muss; und dann setzt auch manches Mal das Gehirn aus und kann nicht mehr logisch und normal denken. Nimm es an und hadere nicht. Wo wären wir denn, wenn man jegliche Regung infrage stellen müsste. Nimm es an und lebe – liebe und verzeihe Dir dafür, was Du einst getan hast, um unvollkommen zu sein. Es ist Dein Weg zu erkennen, dass alles aus Licht ist und alles einen tieferen Sinn hat, den Du erst erkennen wirst, wenn Du die Hülle ablegst und das Vergessen hinter Dir lässt und zu mir kommst, um mit mir durch höhere Sphären die Göttlichkeit in jeder Unvollkommenheit zu sehen. Lasse Dich auf das Leben ein, das Dir geschenkt worden ist, um zu ruhen in des Gottes Tempel und Geist. Dem Götterfunken gleich und im Morgenschweif glitzernd in der Sonne wiegend sollst Du das Kind Gottes sein und dankbar für jede Erfahrung, die Du machtest, um Dich abzuheben. Sei dankbar für jede Umarmung in der Nacht; und bei Tag lass Dich blicken mit hocherhobenem Haupt, um mit Stolz berichten zu können, was Dein Geist einst nicht zugelassen hat. Ave denen, die gekommen sind, um das heilige Lied unter den Sterbenden zu verbreiten. Es ist Deines, meines, unser Lied, was dazu beigetragen hat, die allumfassende Schönheit auf Erden zu bringen. So sei es.

Es sprach das Geistwesen Manuel zu Dir.

Epilog

Es war mir sehr wichtig, die Meinung der lichtvollen Helfer auch dazu einzuholen, wie sich die geistige Welt eine optimale Zusammenarbeit zwischen Arzt, Patient und Alternativheiler vorstellt und wünscht. Dazu hatte ich alle meine 3 Hauptwesen Manuel, Samuel und Kalea aufgefordert.

Überraschenderweise meldeten sich nicht meine mir vertrauten geistigen Freunde, sondern eine verstorbene Persönlichkeit, die noch nie mit mir in Kontakt trat. Es war der berühmte englische Geistheiler Harry Edwards, der durch mich sprach und mir Rede und Antwort stand:

> *"Jeder der von den oben Genannten[70] soll das seine tun. Der Arzt ist dazu verpflichtet, den geeigneten Weg auf physischer Ebene zu finden, um den Menschen in seiner Heilwerdungskraft optimal zu unterstützen. Er soll zusehen, dass sich die Kräfte nicht gegenseitig aufheben, sondern sanft den Körper in seiner Eigenschaft als Kanal der göttlichen Energie unterstützen. Er soll sich mit Prognosen und Diagnosen zurückhalten. Denn es ist falsch, einem Menschen eine falsche Lebenserwartung zu versprechen, da der Geist den Körper heilt und*

---

70) KALEA: *"Die oben Genannten"* sind die Ärzte, Heiler und Klienten.

nicht der Körper den Geist. Durch die Bearbeitung des Fleisches soll der Mensch lediglich nur dabei unterstützt werden, das Leid in solch erträgliche Dosen zu minimieren, damit der Geistesprozess vorangetrieben werden kann. Der Mensch soll dabei immer wieder ermuntert werden, die rechte Sicht auf die Dinge im Auge zu behalten und den rechten Weg für sich persönlich zu finden, um mit den Unwegsamkeiten des Geistes wieder in Einklang zu geraten. Der Arzt unterstützt den Menschen, indem er aufmunternde Worte spricht und somit der Mensch Mut fassen kann, um sich die eigentliche Ursache, die immer im Geiste liegt, anzuschauen und damit den wahren Kern, die Ursache für die fleischliche Pein zu begreifen, mit dem Herzen zu erfassen. Optimal ist es, wenn der Arzt und der Heiler ein und dieselbe Person ist, jedoch findet sich diese Kombination nur äußerst selten, obwohl viele dieser Genannten schon mehr als hundertfach ein kleineres oder größeres Wunder vor Augen hatten. Jedoch wurden oftmals diese Wunder nicht gesehen oder vielfach verdrängt. Der Mensch ist ein physikalisches Meisterwerk, ein Ebenbild der Schöpfung und somit den Engeln gleich, nur mit Bodenhaftung. Es ist ihm gegeben, aus allen Situationen wieder den Urzustand, den Heilszustand zu erreichen. Niemand ist von diesem Heil abgeschnitten, niemand davon getrennt. Jeder ist dazu aufgefordert, diesen Urzustand wieder zu finden und somit einen Ausgleich zwischen den Mächten zu erreichen.

Der Patient hat die Aufgabe, sich sowohl mit den metaphysischen Gegebenheiten dieses Erdendaseins, sowie mit den geistigen Kräften, die darüber stehen, auszusöhnen. Meist ist es ein Anachronismus in sich, zu glauben, man könne den Tod besiegen, indem man die

Schuhe vor eine andere Türe stellt, als vor die eigene, in der Hoffnung, sie wären am nächsten Tag geputzt und wieder ausgehfertig. Jeder kann nur vor seiner eigenen Türe seine Schuhe abstellen und dann auch den Putzvorgang als solchen selber durchführen. Die Ärzte sowie die Heiler sind lediglich nur zur Unterstützung da, um die Hälften, die in Ungleichgewicht geraten sind, mit äußerer Hilfe auszugleichen und den Start ins Gleichgewichtkommen anzustoßen und zu unterstützen. Der Patient ist immer selber gefordert und darf in seine eigene Gesundwerdungskraft wieder kommen. Es ist ja auch sein Wille, der ihn genau zu diesem Heiler, zu diesem Arzt gebracht hat. Diese sind lediglich Hilfsorgane, in die eigene Gesundwerdungskraft zu kommen. Auch die Auswahl der Helfer wirft einen Blick auf den eigentlichen Willen des Patienten, sich wieder wirklich mit seinen geistigen und weltlichen Unwegsamkeiten aussöhnen zu wollen. Nichts muss geschehen. Wenn es im Willen des Patienten ist, für immer krank zu sein, ist es sein Wille und er wird auch genau jene finden, die ihm diesen Wunsch prompt erfüllen werden. Ein Arzt, der die falschen Mittel offeriert, ein Heiler, der die falschen Worte wählt und sich viel lieber an die albernsten Einstufungen und Regeln hält, anstatt sich rein nur auf sein Gefühl zu verlassen und seiner geistigen Führung zu vertrauen. Ein Heiler ist dazu da, die Unwegsamkeiten, die ein Mensch eingeschlagen hat, zu erkennen und in der Urliebe wieder aufzulösen. Er ist dazu da, die Wahrheit im Inneren wiederzufinden und sich mit dieser eigenen Wahrheit wieder auszusöhnen. Jedoch kurbelt durch gezielte Aktionen, Rituale und schamanische Sitzungen der Heiler die Selbstregulation des menschlichen Energiesystems an. Wie schon besprochen kann nur ansatzweise ein Energieungleichgewicht mit einem kleinen

Schubs versucht werden, in die rechte Richtung wieder ausgeglichen zu werden. Das ist die Aufgabe eines Heilers. Sollte jedoch der Heiler über Geist verfügen, kann dieser dem Menschen seine Verfehlungen im Denken und Fühlen vor Augen halten, wodurch lang anhaltende Heilung überhaupt erst möglich ist. Wünschenswert wäre es, wenn ein Mensch als erste Handlung keinen Dritten bräuchte und in der Lage wäre, sich seine Baustellen selbst zu beheben. Es ist ein anderer Beruf gefragt, der eines Lebenslehrers. Die Schulung des Geistes, oder das Wiedererinnern an die geistigen Dimensionen, kann überhaupt auch den Gebrauch von Gesundheitspersonal unnötig machen. Wie wäre eine Welt, wenn man überhaupt nicht krank werden müsste, wenn ständig reflektiert werden würde und somit die volle Sicht auf die göttliche Urmatrix wie ein Blick in ein gutes Buch ermöglicht würde? Doch sind oft Pein und Last auch Triebfeder geworden, sich zu erweitern und die Begrenztheit des Geistes in diesem Körper erfahren zu können, damit die Unbegrenztheit erst somit erfahrbar gemacht wird.

Jetzt schließe ich diese Zeilen und möchte nur noch betonen, dass der Mensch ein Meisterwerk der Natur ist, ausgestattet mit schöpferischem Geist und zumeist klarem Verstand.

Ärzte, Heiler und Patienten sind in allererster Linie Menschen, die über diese Angelegenheiten die Chance bekommen haben, geistig sich wieder zu erinnern, aus welchem Material wir alle letztlich gemacht sind: aus reinem göttlichen Licht.

AMEN

Es sprach Harry Edwards durch den Kanal Kalea.

Danksagung

Mahalo nui loa![71]

Mein größter Dank gilt meinem über alles geliebten Ehemann. Ohne ihn würdest Du dieses Werk nicht in Deinen Händen halten können. Er stand mir zu jeder Zeit zur Seite, unterstützte mich und bekräftigte mich in meinem Tun. Außerdem verfasste er einen Teil der ergänzenden Texte und kontrollierte und lektorierte nach Fertigstellung der Channel-Botschaften meine Niederschriften, u. a. auf ganz normale Tippfehler und Interpunktion, welche leider durch meine geistigen Führer nicht mitgeliefert werden. Vielleicht sollte ich dazu noch einen anderen geistigen Führer anfordern, einen Meister in Interpunktion, um meinen Mann zu entlasten, da diese Kunst, die ich in der Schule hätte lernen sollen, leider an mir vorübergegangen ist.

Ich bedanke mich bei meinen Lebenslehrern Wolfgang T. Müller (mein jetziger Ehemann) und Christian Schwenke, die mich bei meinem spirituellen Wiedererwachungsprozess begleitet haben und maßgeblich dazu beigetragen haben, dass ich wieder den Zugang zum göttlichen Telefon finden konnte.

Mögen durch die Botschaften tiefe Erkenntnisse entstehen.
Ich wünsche Dir viel Licht und Freude!

Deine Silvia Martinek (Kalea)

---

71) KALEA: "Mahalo nui loa" ist eine hawaiianische Dankesfloskel und bedeutet übersetzt etwa: "Ein großes, wichtiges Dankeschön".

Stichwortverzeichnis

Abszess 38
Abwehrreaktionen 50
Acquired Immune Deficiency Syndrome 41
AIDS 41, 120
Akne 47
Allergien 50
Alzheimer 53
Amnesie 56
Anämie 60
Angststörungen 211
Arterienverkalkung 63
Arteriosklerose 63
Arthrose 66
Asthma 68
Asthma bronchiale 50, 68
Atemnot 68
Atmungsorgane 70
Atopisches Ekzem 200
Augenkrankheiten 250
Autoimmunerkrankungen 74

Bandscheibenvorfall 78, 275
Bewegungskrankheit 227
Bindehautentzündung 50

Bläschenkrankheit 136
Blasenentzündung 81
Blutarmut 60
Bluthochdruck 83
Blutmangel 60
Brechdurchfall 180
Bronchitis 86
Brusterkrankungen 89
Bulimie 183
Burnout 92

Cellulitis 95
Chordome 275
Chronische Hautkrankheit 200
Colitis ulcerosa 267

Darmerkrankungen 267
Demenzerkrankung 53
Depression 97
Dermatose 133
Diabetes 100
Dornwarzen 272

Eiteransammlung 38
Ekzem 103
Epilepsie 106

Stichwortverzeichnis

Erkältungskrankheiten 108
Ess-Brechsucht 183

Fallsucht 106
Fehlstellung des Fußes 112
Fehlstellungen 110
Fettwechselstörung 114
Furunkel 38

Gallensteine 256
Gastroenteritis 180
Gedächtnisstörung 56
Gehbeschwerden 116
Gehirnschlag 240
Gelenksbeschwerden 118
Gelenkverschleiss 66
Genitalherpes 136
Geschlechtskrankheiten 120
Geschwulst 222
Gicht 124
Gonorrhoe 120
Grippaler Effekt 108
Grippe 108, 127
Gürtelrose 130

Hautabszess 38
Hautkrankheiten 47, 103, 133
Hepatitis B 120
Herpes 136
Herpes genitalis 120
Herpes Zoster 130
Herzerkrankungen 139
Herzinfarkt 142
Heuschnupfen 50

HI-Virus, HIV 41
Hüftbeschwerden 147
Humanen Papillomviren 120

Immundefektsyndrom 41
Immunsystem 50
Influenza 108
Ischialgie 150
Ischiassyndrom 150

Juckflechte 103

Karbunkel 38
Klingeln der Ohren 260
Knochengerüst-Erkrankungen 153
Knochenschwund 205
Knoten 47
Kopfschmerzen 190
Krampfleiden 106
Krankhafte Angst 211
Krebs 156
Kreislaufstörungen 160
Kreuzschmerzen 163
Krippentod 219

Lähmung 166
Lebensmittelvergiftungen 169
Lebererkrankungen 171
Leberflecken 174
Lippenherpes 136
Lungenentzündung 177
Lungenerkrankungen 177

Magen-Darm-Entzündung 180
Magen-Darm-Grippe 180

Magenprobleme 180
Magersucht 183
Malignom 156
MCS 195
Melanome 174
Menstruationsbeschwerden 187
Migräne 190
Mittelohrentzündung 192
Morbus Alzheimer 53
Morbus Bechterew 275
Morbus Crohn 267
Multiple Chemical Sensitivity 195
Mundschleimhaut-
schwellungen 50
Mykose 216

Nahrungsmittel-
unverträglichkeit 169
Nahrungsmittelunver-
träglichkeitsreaktion 169
Nebenhöhlenentzündung 198
Neurodermitis 50, 200
Nierenerkrankungen 203
Nierensteine 256

Osteoporose 205

Panikattacken 208
Papeln 47
Phobie 211
Pilzerkrankungen 216
Plötzlicher Kindstod 219
Polypen 222
Prostataerkrankungen 225

Psoriasis 244
Pusteln 47
Reisekrankheit 227
Rheuma 229
Rhonchopathie 242
Rückenschmerzen 163, 275
Scheuermann-Krankheit 275
Schilddrüsenerkrankungen:
Überfunktion 231
Schilddrüsenerkrankungen:
Unterfunktion 234
Schlaflosigkeit 237
Schlafstörungen 237
Schlaganfall 240
Schnarchen 242
Schönheitsflecken 174
Schuppenflechte 244
Schwerhörigkeit 247
Seekrankheit 227
Sehkrankheiten 250
Seitabweichung der
Wirbelsäule 253
Skoliose 253, 275
Steine 256
Syphilis 120
Thrombose 258
Tinnitus aurium 260
Trichomonaden 120
Tripper 120
Übergewicht 262
Ulcus molle 120
Urikopathie 124

Vaginalleiden 265
Verdauungsprobleme 267
Verkühlung 108
Verspannungen 270
Vielfache Chemikalien-
unverträglichkeit 195

Warzen 272
Weicher Schanker 120

Welke Haut 95
Wirbelsäulenprobleme 275

Zahnerkrankungen 277
Zellulitis 95
Zeugungsunfähigkeit 280
Zuckerkrankheit 100

Über die Autorin

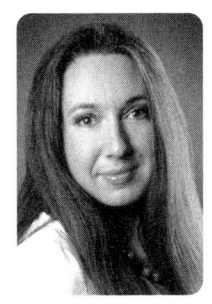

KALEA ist der spirituelle Namen von Silvia Martinek. Sie wurde 1978 in Villach (Kärnten/Österreich) geboren. Sie ist Mutter einer 16-jährigen Tochter.

Nach ihrer Matura in Hermagor/Kärnten mit Schwerpunkt Musik bildete sie sich als Bilanzbuchhalterin und Kostenrechnerin weiter, arbeitete zunächst für die Firma ihres Exmannes in der Buchhaltung und nach der Trennung als alleinerziehende Mutter in einer Salzburger Krankenkasse als Statistikerin.

Silvia Martinek widmete sich schon sehr früh spirituellen Themen, um ihre zunehmenden Panikattacken verstehen und behandeln zu können. Sie absolvierte in ihrer knappen Freizeit Ausbildungen zur geistigen Lebensberaterin und zur spirituellen Heilerin und Energetikerin. Während der Ausbildungen stellte sich heraus, dass sie hochmedial begabt ist und insbesondere Zugang zur geistigen Welt als Channelmedium hat. Danach folgten regelmäßige Channelings zu diversen Krankheitsbildern aufgrund von Aufträgen durch ihre Klienten, die immer zahlreicher wurden. Nach einem privaten wie beruflichen Burnout traf sie die Entscheidung, voll und ganz ihrer Berufung zu folgen und arbeitet heute als freies Channelmedium, Komponistin, Heilerin, spirituelle Lebensberaterin, Filmemacherin spiritueller Dokumentarfilme und als Seminarleiterin der Heilerakademie Europa.

Sie hält Vorträge überall im deutschsprachigen Raum und veranstaltet regelmäßig offene Channelingabende.

www.silvia-martinek.at sowie www.heilerakademie.eu

Der neue Dokumentarfilm von und mit
Silvia Martinek und Wolfgang T. Müller

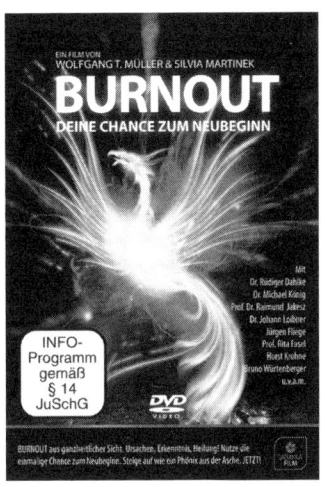

BURNOUT – DEINE CHANCE ZUM NEUBEGINN

Burnout aus ganzheitlicher Sicht. Ursachen – Erkenntnis – Heilung. Nutze die einmalige Chance zum Neubeginn. Steige auf wie ein Phönix aus der Asche. Jetzt!
Burnout ist in aller Munde. Alle reden davon, doch keiner weiß wirklich etwas Genaues. Was genau macht denn das Burnout-Syndrom aus? Woher kommt es? Warum sind alle Bevölkerungsschichten und alle Altersgruppen davon betroffen? Und wie gehen wir damit um? Die Filmemacher Müller-Martinek gehen aufgrund eigener heftiger Burnout-Erfahrungen seit Jahren diesen Fragen nach. Die Erkenntnis: Burnout kann und soll als Chance zum Neubeginn gesehen werden. Der wahrscheinlich erste deutsch-österreichische Dokumentarfilm mit Heilungspotential.

Produktinformationen:
BURNOUT – DEINE CHANCE ZUM NEUBEGINN
EAN: 4260058292123
Laufzeit: ca. 90 Min. Produktionsjahr: 2014
Lanakila Film | Music | Books | www.lanakilafilm.com
Zu bestellen über VAL-Silberschnur www.val-silberschnur.de, www.makani-multimedia.com, www.silenzio.de und natürlich direkt über die Autorin Silvia Martinek www.kalea-healing.com

Musik- und Dokumentarfilm von Wolfgang T. Müller

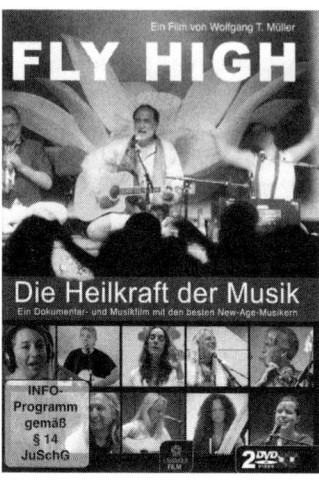

FLY HIGH - Die Heilkraft der Musik (Doppel-DVD).

Musik ist das beste Transportmittel, um direkt die Seele anzusprechen und somit Heilung geschehen zu lassen. Filmemacher Wolfgang T. Müller etwas Außergewöhnliches geschaffen. FLY HIGH ist ein berührender Film über die großen Weltmusiker der heutigen Zeit mit ihren ganz persönlichen, spirituellen Botschaften. Zahlreiche bekannte Musiker lässt Produzent Wolfgang T. Müller zu Wort kommen. Unter anderem KALEA (Silvia Martinek), Peter Makena, Terry Oldfield, Satyaa & Pari, Nhanda Devi, The Love Keys, Merlino, Chris Amrhein, Shoshan und viele mehr. Fly High - Die Heilkraft der Musik thematisiert konkret die heilende Kraft der Musik. Musik öffnet die Seele. Es ist Herzensmusik, die den Zuhörer in einen Zustand der Ursprünglichkeit und reiner Kindlichkeit versetzt. Ein spiritueller Musikfilm, der Himmel und Erde vereint. Die Bonus-DVD zeigt die schönsten Songs der im Film hautnah vorgestellten Musiker in voller Länge - einfach zum Hören, Sehen, Mitsummen und Mitsingen, Mitschweigen und Genießen. Diese Herzensmusik öffnet automatsch ganz weit das Herz und läßt einen fröhlich und leicht das Leben genießen.

Produktinformationen:
FLY HIGH – Die Heilkraft der Musik (Doppel-DVD)
EAN: 4260058292109
Laufzeit: ca. 155 Min. Produktionsjahr: 2013
Lanakila Film | Music | Books | www.lanakilafilm.com
Zu bestellen über VAL-Silberschnur www.val-silberschnur.de, www.makani-multimedia.com, www.silenzio.de und natürlich direkt über die Autorin Silvia Martinek www.kalea-healing.com

Herzmusik zum Träumen und Mitsummen

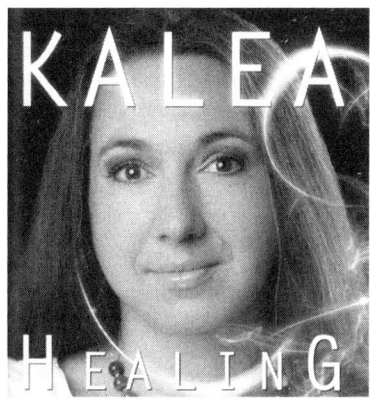

KALEA - HEALING

Mit dem Album "Healing" legt die Ausnahmekünstlerin KALEA (Silvia Martinek) ihre erste komplett gechannelte Musik-CD vor. Es ist Herzmusik zum Träumen und Mitsummen. KALEA steht seit langem als hochmedialer Kanal vielen Hilfe- und Heilsuchenden zur Verfügung. Im Jahre 2011 meldete sich verstärkt ein weiteres lichtvolles Geistwesen bei ihr mit der Botschaft, nun auch Kompositionen aus höherschwingenden Dimensionen entgegenzunehmen und musikalisch umzusetzen. Da KALEA seid ihrer Jugend das Klavierspielen beherrscht, konnte sie die göttlichen Eingebungen sofort an ihrem E-Piano einspielen. In der Tonmeisterin Claudia Kisslinger fand KALEA eine Seelenfreundin, die ihre Kompositionen meisterhaft arrangierte und produzierte. So ist einzigartiges Werk mit acht Titeln entstanden, das eine völlig neue Form von meditativer, neoklassischer Entspannungsmusik darstellt. Alle Songs sind echte Ohrwürmer, gehen über den Hörsinn direkt in die feinstofflichen Energiebahnen und bringen den Zuhörer sofort in eine heitere Gelassenheit.

Produktinformationen:
KALEA - HEALING
EAN: 4260058291133
Laufzeit: 48:26 Min. Produktionsjahr: 2013
Lanakila Film | Music | Books | www.lanakilafilm.com
Zu bestellen über VAL-Silberschnur www.val-silberschnur.de, www.makani-multimedia.com, www.silenzio.de und natürlich direkt über die Autorin Silvia Martinek www.kalea-healing.com

Weiterführende Informationen zu
Büchern, Autoren und den Aktivitäten
des Silberschnur Verlages erhalten Sie unter:
www.silberschnur.de

Natürlich können Sie uns auch gerne den
Antwort-Coupon aus dem beiliegenden
Lesezeichenflyer zusenden.

Ihr Interesse wird belohnt!

Weitere Bücher aus dem Silberschnur Verlag

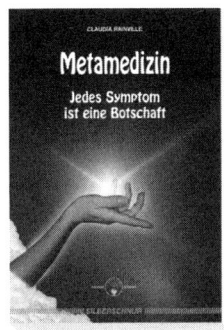

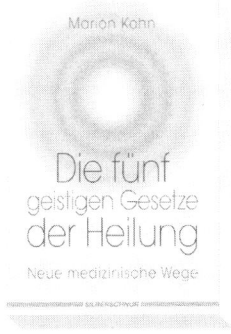

Claudia Rainville
Metamedizin
Jedes Symptom ist eine Botschaft

Warum bin ich krank? – Dieser Frage geht die Autorin in diesem umfangreich dokumentierten Buch nach und kommt zu dem einfachen, aber weit reichenden Schluss, dass die Symptome einer Krankheit als Botschaften des Körpers zu verstehen sind. Dank der vielen Fallbeispiele aus ihrer über zwanzigjährigen Forschungs- und Therapiearbeit liest sich dieses Buch wie eine spannende Dokumentation zum Thema Gesundheit.

498 Seiten, broschiert
ISBN 978-3-89845-196-3 · € [D] 24,90

Marion Kohn
Die fünf geistigen Gesetze der Heilung
Neue medizinische Wege

Ein revolutionärer Ansatz zu einem neuen Verständnis von Heilung!
Mochten Sie wissen, warum man überhaupt »krank« wird? Möchten Sie wissen, warum man mit Krebs oder einer anderen Erkrankung reagiert, wenn man unerwartet aus der Balance gerät? Möchten Sie wissen, wie man wieder gesund werden kann, und brauchen Sie hierfür Unterstützung? Die fünf geistigen Gesetze weisen Ihnen den Weg zu einem neuen Verständnis von Medizin.
Gönnen Sie sich Gesundheit und ein glückliches, harmonisches Leben.

272 Seiten, Klappenbroschur
ISBN 978-3-89845-293-9 · € [D] 16,90

Weitere Bücher aus dem Silberschnur Verlag

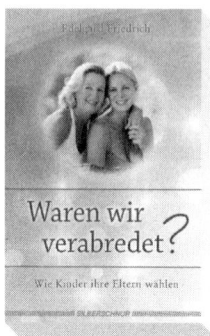

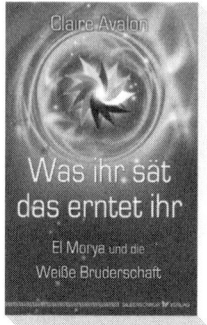

Edelgard Friedrich
Waren wir verabredet?
Wie Kinder ihre Eltern wählen

Die Beziehungen zwischen Eltern und Kindern wird leichter, wenn sie erkennen, dass sie sich bereits aus früheren Leben kennen und der Begegnung vor der Geburt zugestimmt haben – mit dem Ziel, dass beide dabei in ihrer Entwicklung vorankommen mögen. Die Psychoanalytikerin Edelgard Friedrich fächert an zahlreichen Fallbeispielen problematische Eltern-Kind-Beziehungen auf und lässt den Leser die Konflikte in einem neuen Licht sehen. Die Frage »Waren wir verabredet?« werden Betroffene nach der Lektüre dieses Buches daher sicherlich mit »zum Glück« beantworten.

208 Seiten, broschiert
ISBN 978-3-89845-343-1 · € [D] 14,90

Claire Avalon
Was ihr sät das erntet ihr
El Morya und die Weiße Bruderschaft

Ist alles, was mir geschieht, die Konsequenz meines Handelns und meiner Beziehungen früherer Leben? Kann ich mich von den Fesseln meines Karmas befreien?
El Morya macht uns bewusst, wie Karma auf unser Leben wirkt und dass jeder Mensch die Möglichkeit hat, sein Karma positiv zu beeinflussen. Er erklärt sehr anschaulich, wie wir karmische Wunden heilen und zur Karmaerlösung sowohl auf irdischer als auch auf geistiger Ebene gelangen. Einfühlsam zeigt er uns, dass Gott in Güte und Liebe auf die Rückkehr jeder Seele wartet.

248 Seiten, broschiert
ISBN 978-3-89845-418-6 · € [D] 14,95

Weitere Bücher aus dem Silberschnur Verlag

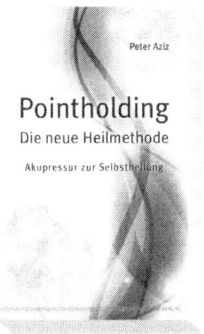

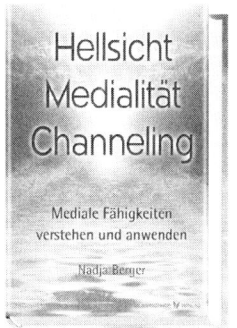

Peter Aziz
**Pointholding
Die neue Heilmethode**
Akupressur zur Selbstheilung

Pointholding transformiert das Bewusstsein und steigert die Vitalkraft des Körpers. Diese wahre Heilung umfasst von der physischen bis zur unbewussten alle Ebenen des Seins. Die leicht zu erlernende Technik Pointholdinghat der Autor nach jahrelangem Studium der Quantenphysik, der Endokrinologie und vieler spiritueller und magischer Traditionen entwickelt. So verbindet diese Technik schamanische Erfahrung mit wissenschaftlicher Forschungsarbeit. Sie geht auf eine sehr alte Methode der Kahunas zurück, in der alle Ebenen optimal zusammenwirken.

160 Seiten, mit Abbildungen,
Klappenbroschur
ISBN 978-3-89845-351-6 · € [D] 16,95

Nadja Berger
Hellsicht, Medialität, Channeling
Mediale Fähigkeiten verstehen und anwenden

Nadja Berger macht Sie mit der Kunst der medialen Wahrnehmung und Kommunikation vertraut und begleitet Sie dabei, diese zu erkunden und auszuüben.
Viele praktische Anleitungen und Übungen zur Schulung eigener sensitiver Fähigkeiten helfen Ihnen Grenzen zu überschreiten, die einem anormalerweise gegeben sind und Dinge zu überschauen, die man aus der alltäglichen Position heraus nicht wahrnehmen kann.
Entdecken Sie Ihre medialen Fähigkeiten, stärken Sie Ihre Intuition und begegnen Sie Ihren geistigen Helfern! Dieses Buch macht es möglich.

256 Seiten, Flexocover
ISBN 978-3-89845-434-6 · € [D] 16,95